Kneipps
Gesundheitsquellen
und Naturapotheke

Verfasserin
Resi Meier, Mauren

Beratung
Schwester Basilia, Kneipp-
therapeutin, ‹kneipp hof›
Kurhotel, Dussnang

Peter Hugentobler, Fachmann
in Diätetik und Vollwerternäh-
rung, Reformgeschäft in Buchs

Claude Roggen, dipl. Drogist
und Kräuterfachmann,
Drogerie in Domdidier

**Gestaltung, Satz
und Illustration**
Atelier Louis Jäger, Vaduz

Fotos
Hanno Meier
Wilfried Kaufmann
Louis Jäger

Druck
Zollikofer AG, St.Gallen

Herausgeber
Schweizer Kneippverband
Weissensteinstrasse 35
3007 Bern
Telefon/Fax 031 / 372 45 43

ISBN 3-9520781-4-x

Resi Meier

Kneipps Gesundheitsquellen und Naturapotheke

Ein nützlicher Ratgeber in Wassertherapie, Heilpflanzen, Ernährung, Lebensordnung und Bewegung von A bis Z – zum Gedenken an den 100. Todestag von Pfarrer Sebastian Kneipp.

Hilfe zur natürlichen Selbsthilfe bei Befindlichkeitsstörungen und leichten Erkrankungen.
Bei akuten oder chronischen sowie schweren Erkrankungen ist der Arzt zu konsultieren.

«Kneipps Gesundheitsquellen und Naturapotheke» ist eine Ergänzung zur Broschüre «Praktische Kneipp-Anwendungen», in der alle Techniken zu den empfohlenen Anwendungen illustriert und leicht verständlich beschrieben sind.

Kneipp
Natürlich leben!

Inhaltsverzeichnis

Einleitung

«Je länger ich mich mit dem Kranken abgebe, um so klarer wird mir, dass Gott der Schöpfer aller Dinge, uns die halbe Apotheke im Wasser und die andere Hälfte in den Kräutern bestimmt hat. Wie das Wasser richtig angewendet, das unschuldigste Heilmittel ist, so haben nicht minder auch die ausgewählten Kräuter eine grosse Heilwirkung, wovon ich mich durch die unzählig vielen Erfolge, die ich seit Jahren gesehen, vollständig überzeugt habe. Es darf der Kranke nicht vergessen, dass ein erst entstandenes Übel schnell beseitigt werden kann, während ein altes, eingenistetes Leiden auch seine gewisse Zeitdauer zur Heilung verlangt.»
Sebastian Kneipp

«Kneipps Gesundheitsquellen und Naturapotheke» ist für alle, die nicht bei jeder kleinen Gesundheitsstörung gleich zur Pille greifen und Symptome behandeln möchten, ein nützlicher Ratgeber. Bei leichten Beschwerden bringt die Tasse Tee schnelle und gute Hilfe. Ist aber der Körper durch jahrelange, ungesunde Lebensweise geschwächt, sind gezielte ergänzende Massnahmen nötig. Hier nutzt Kneipps Gesundheitsquellen und Naturapotheke in ihrer Beratung die natürlichen Heilfaktoren aller fünf Kneipp-Säulen, die durch ein sinnvolles Zusammenwirken grosse Heilkraft und den bestmöglichen Heilerfolg entwickeln. Es sind dies die bekannte und bewährte Wassertherapie, spezifisch wirksame Heilpflanzen, gesunde Kneippkost mit besonderen Empfehlungen sowie nützliche Hinweise zur Bewegungs- und Ordnungstherapie. Mit erprobten Angaben stärkt sie das Vertrauen in die Selbstbehandlung und ermuntert dort, wo der Einsatz von Chemie nicht nötig ist, zur Eigeninitiative. Bei schwereren Erkrankungen oder undefinierbaren Schmerzen ist der Arzt zu konsultieren. Meist ist dann die medizinische Behandlung nötig. Hier gibt sie Anregungen zur Förderung des Heilungsprozesses. Im besonderen berücksichtigt sie die Gesundheitsvorsorge und Interessierte erfahren, wie sie sich gesund erhalten oder sich nach Krankheit schützen und vorbeugend das Immunsystem stärken können.

«Kneipps Gesundheitsquellen und Naturapotheke» ist eine sinnvolle Ergänzung zu der Broschüre «Praktische Kneipp-Anwendungen», in der die Anleitungen zu den empfohlenen Kneipp-Wasseranwendungen illustriert und leicht verständlich beschrieben sind.

Zentralvorstand
Schweizer Kneippverband
Marcel Achermann,
desig. Zentralpräsident

Vorwort

In den vergangenen Jahren erlebten wir von seiten der medizinischen Technik, der Akut-, Intensiv- und Transplantationsmedizin einerseits ausserordentliche Fortschritte, andererseits jedoch stehen wir vor immer grösseren sozialpolitischen Problemen im Gesundheitswesen, weil sich die machbare Medizin als immer unbezahlbarer erweist. Damit wird es immer offensichtlicher, dass wir einen wesentlichen Teil der stets knapper werdenden Mittel längerfristig wohl besser und nutzbringender in die Aufklärungsarbeit, Prävention und zur Förderung der Eigenverantwortung der noch gesunden Bevölkerung investieren. Ein nicht zu unterschätzender Teil leichterer akuter und chronischer Leiden könnte so wohl verringert oder sogar vermieden werden, den Patienten also Leiden und unserem Gesundheitswesen bedeutende Summen erspart bleiben. Das Gedankengut und das therapeutische Konzept von Sebastian Kneipp scheinen mir hierzu besonders geeignet. Auch aus der Sicht der heutigen, modernen Komplementärmedizin scheint diese ganzheitliche, regulative Therapie höchst fortschrittlich und mehr als 100 Jahre Erfahrungen beweisen, dass sie wirksam ist. Allerdings verlangt dieses Konzept eine gewisse Disziplin und eine Haltung im Leben, welche sich mit der Konsumhaltung im heutigen Gesundheitswesen schlecht verträgt. Gerade dieser Konflikt ist möglicherweise nötig, könnte er doch zur Heilkraft für unser krankes Gesundheitswesen werden. So gesehen, birgt der vorliegende Kneipp-Ratgeber für Gesunde und Kranke mit leichteren Leiden ein umfassendes und wertvolles Potential für die gesamte Bevölkerung, für Politiker, Krankenkassen und Behörden. Aus dieser Sicht sind die Aussagen von Pfarrer Kneipp höchst aktuell und vermutlich bedeutungsvoller denn je.

«Kneipps Gesundheitsquellen und Naturapotheke» und dem Ratgeber «Praktische Kneipp-Anwendungen» wünsche ich eine möglichst grosse Verbreitung; dies ebenso zum Wohle der Gesunden wie zur Gesundung unseres Krankenwesens.

Dr. M. Brander, Chefarzt Äskulap-Klinik, Brunnen
Präsident Union Schweizerischer
Komplementärmedizinischer Ärzteorganisationen

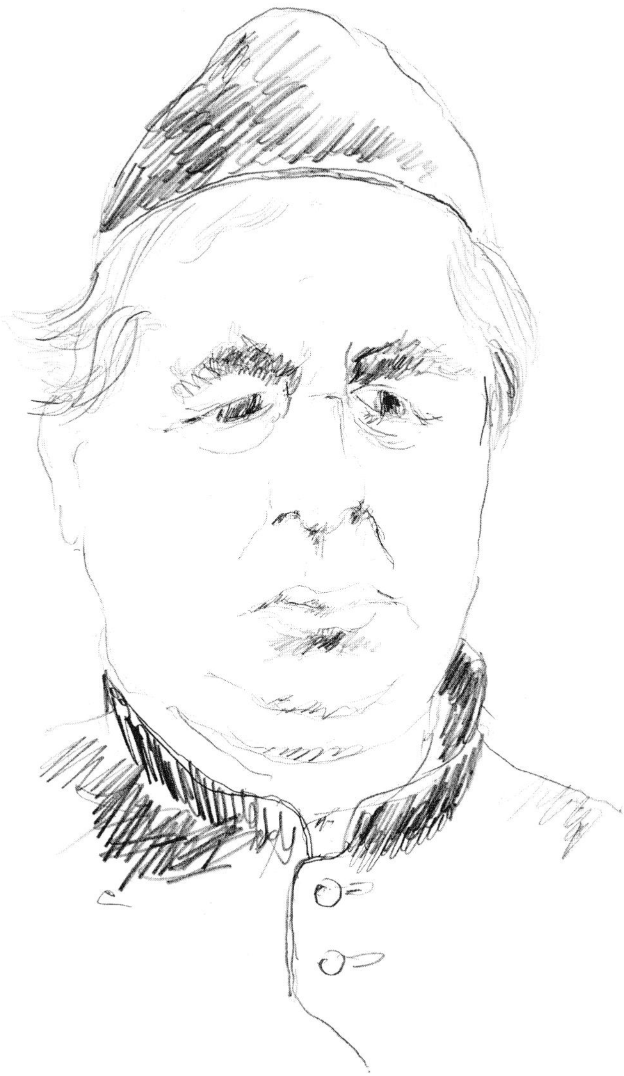

Pfarrer Sebastian Kneipp, Zeichnung nach einem zeitgenössischen Foto

Kurzer Lebenslauf von Pfarrer Sebastian Kneipp

Sebastian Kneipp, der Begründer der Kneipp-Methode war ein bayrischer Pfarrer (1821–1897). Er wuchs in einer armen Weberfamilie auf und musste von Kindheit an hart arbeiten. Während seiner Studienzeit erkrankte er an Lungentuberkulose. Von den Ärzten aufgegeben und als mittelloser Student auf sich selbst gestellt, fand er im Büchlein über die Kraft und Wirkung des Wassers von Dr. Johann Siegmund Hahn seine Krankheit beschrieben. «Wenn es für mich noch ein Heilmittel gibt, so wird es das Wasser sein», sagte er und ging zwei- bis dreimal wöchentlich zum winterlich kalten Fluss. Nach einem Fussmarsch kam er gut durchwärmt zur Badestelle und nahm für ein paar Sekunden ein kaltes Tauchbad. Ein Handtuch besass er nicht, so streifte er das Wasser mit der Hand ab, bekleidete sich rasch und kehrte im Laufschritt wieder heim. Die anderen Tage verabreichte er sich mit der Giesskanne kalte Güsse. Langsam ging es ihm besser. Das blieb nicht verborgen, und ebenfalls an Tuberkulose erkrankte Mitstudenten fragten ihn um Rat. Sie machten die von ihm empfohlenen Anwendungen und genasen ebenfalls.

Sebastian Kneipp erprobte dann jahrelang die Wasseranwendungen und verfeinerte die schroffen Anleitungsvorschriften seiner Vorgänger fortlaufend. In seiner Kurpraxis in Wörishofen wendete er sie später an in Kombination mit Heilkräutern, Ernährungs- und Bewegungsempfehlungen und baute sie zu einem umfassenden Behandlungssystem aus, in das er als Priester und Seelsorger auch die Lebensordnung mit einbezog. Seine persönlichen Erfahrungen prägten die heutige Kneipp-Methode grundlegend.

Umfassende Kneipp-Methode

Die Kneipp-Methode ist ein modernes und zeitgemässes Naturheilverfahren und wird von der Medizin anerkannt. Sie ist heute ein ausgereiftes Programm, das sich bewährt hat. Ihr Erfolg beruht vor allem auf einem ganzheitlich orientierten Naturheilverfahren. Der Einsatzbereich geht von gesunderhaltenden Massnahmen bis zur Wiedereingliederung nach medizinischen Eingriffen. Ihr vornehmstes Ziel ist die Gesundheitsvorsorge. Sie besticht durch ihren Reichtum an gesundheitsfördernden Ideen und Behandlungsmöglichkeiten und setzt sich ein für die aktive Gesundheitspflege für die ganze Familie durch ein naturgemässes Leben, zudem motiviert sie zur Selbstverantwortung für das eigene Wohlbefinden.

Die Kneipp-Methode umfasst fünf Säulen, die sich gegenseitig in ihrer Wirkung unterstützen und ergänzen:

Wasser

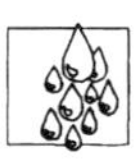
Umfassendes Wasserheilverfahren

Heilkräuter

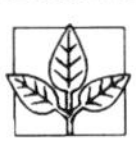
Nutzung der pflanzlichen Wirkstoffe

Kneippkost

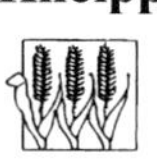
Ausgewogene vital- und faserstoffreiche Vollwert-Ernährung

Lebensordnung

Positive Lebensweise im Einklang mit den Naturgesetzen

Bewegung

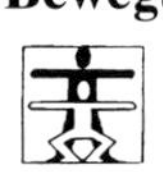
Regelmässiges, leistungsangepasstes Beweglichkeits- und Ausdauertraining

Wassertherapie

«Ein vortreffliches Mittel zur Erhaltung und Vermehrung der Kräfte ist und bleibt von der Kindheit bis an das Ende des Lebens das Wasser.
Wie eine Mühle durch den Wasserstrom getrieben wird, so wird durch die Wasseranwendung die ganze Natur in grössere Thätigkeit gesetzt und bekommt mehr Frische. Störungen im Blutlauf schaden dem Körper ungemein, aber durch das kalte Wasser wird der Blutlauf am besten geregelt, wieder in Ordnung gebracht und darin erhalten. Wie das Wasser zu grosse Hitze dämpft, so wird es hingegen, wo Naturwärme fehlt, dem Mangel daran abhelfen, und wenn es ein Schutzmittel gibt vor Krankheiten aller Art, so ist dies das Wasser, welches als ein wachsamer Schutzmann nicht leicht Schädliches in den menschlichen Organismus eindringen lässt.»
Sebastian Kneipp

Sebastian Kneipp baute auf einfache Naturgesetze und sah in der Entstehung von Krankheit vor allem eine Störung in der Blutverteilung. Die gute Funktion von Blutzufluss und -abfluss wertete er als eine wichtige Voraussetzung für die Gesundheit, und er war Meister in der Heilung über den Weg der Blutbewegung. Seine Anwendungen wirken sicher und schonend auf die Blutzirkulationsvorgänge und die Blutverteilung ein. Sie aktivieren und stärken das Immunsystem, wirken harmonisierend und festigend auf das vegetative Nervensystem und erzielen eine regulierende und ausgleichende Wirkung auf alle unsere unbewussten Grundfunktionen wie Atmung, Herzschlag, Kreislauf, Blutdruck, Stoffwechsel, Verdauung, Wärmehaushalt, Nerven- und Hormonsystem, Leistungskraft und Lebensfreude.

Das Wasser als Träger von thermischen, mechanischen und chemischen Reizen veranlasst den Organismus zu gesundheitsfördernden Reaktionen. So übt das kalte Wasser auf warmer Haut einen gezielten Reiz aus, den kleinste Nervenpunkte auf der Haut weiterleiten zum zentralen und vegetativen Nervensystem. Als Reaktion ziehen sich auf den Kältereiz die Blutgefässe wiederholt zusammen und erweitern sich wieder. Dieses Gefässtraining verbessert die Durchblutung von Haut und Organen. Die Strömungsgeschwindigkeit des Blutes nimmt zu, die Sauerstoffaufnahme und der Sauerstofftransport zu den Organen auf dem Blutwege wird verbessert und die Zellatmung und Zellernährung sowie der Stoffwechsel in den Zellen, Geweben und Organen intensiviert. Die Stoffwechselendprodukte werden mit dem rascher strömenden Blut leichter an die Ausscheidungsorgane geleitet und über die Nieren, Lungen, Haut, Leber und Darm ausgeschieden.

Kneipps Therapiesystem

Kneipps Hydrotherapie-System bietet eine Vielfalt von Anwendungsmöglichkeiten. Alle Kneipp-Anwendungen können in ihrer Stärke fein dosiert und auf das eigene Kräftevermögen abgestimmt und gezielt bei Beschwerden oder zur Abhärtung eingesetzt werden. Für Neueinsteiger, Kleinkinder oder Schwerkranke sind kleine und milde Anwendungen angebracht. Kreislaufstabile, Gesunde, Trainierte und Sportler bevorzugen starke und stärkste Anwendungen im Wechsel mit den milden. Es sind aber unbedingt die Goldenen Regeln zu beherzigen.

Kneipps Abhärtungsübungen

Wassertreten, Tau-, Schnee- und Barfusslaufen, Trockenbürsten, Licht- und Sonnenbad und Sauna gehören zu Kneipps Abhärtungsprogramm. Sie stärken das Immunsystem und sind beste gesundheitsfördernde bzw. krankheitsvorbeugende Massnahmen. Die Reaktion nach der Anwendung ist genau zu beobachten. Vorsichtig soll hier bei guter Reaktion und Wohlbefinden nach einer Anwendung die Reizstärke allmählich gesteigert werden.

Kalte Waschungen

Sie erfrischen und beleben den Kreislauf und kräftigen das gesamte Organ- und Nervensystem. Mit grossem Erfolg können die kalten Waschungen bei fast allen Gesundheitsstörungen gezielt eingesetzt werden. Dank ihrer Milde eignen sich die Waschungen besonders gut für Kneipp-Neueinsteiger, Kleinkinder, ältere Menschen und Schwerkranke. Beliebt ist die Serienwaschung zur schonenden Fiebersenkung.

Bei der Waschung wird ein gefaltetes Leinentuch in frisches Wasser getaucht, leicht ausgedrückt und damit ein Wasserfilm über die warme Haut gezogen, je nach Bedürfnis und Befinden in Form einer Teil- oder Ganzwaschung. Anschliessend nicht abtrocknen und für Erwärmung sorgen: im Bett oder durch Bekleidung und Bewegung.

Kneipps Bädervielfalt

Warme, kalte, wechselwarme oder ansteigende Voll- und Teilbäder werden je nach Bedarf eingesetzt. Sie haben ein grosses Spektrum von Anwendungs- und Heilungsmöglichkeiten. Das warme Voll- oder Teilbad mit Kräuterzusatz dient in erster Linie zur guten Durchwärmung, Beruhigung, Entspannung und Entkrampfung. Das kalte Halb- oder Teilbad wird gezielt eingesetzt zur Erfrischung, guten Durchblutung, zur Anregung oder Beruhigung, zur Abhärtung und Kräftigung von Körper, Organ- und Nervensystem.

Kneipp-Güsse

Sie können zur Abhärtung oder bei Beschwerden ganz gezielt eingesetzt werden. Sie wirken kräftig anregend auf den Kreislauf und die Stoffwechselfunktionen. Sie sind daher eine gute vorbeugende Massnahme aber auch eine Therapie bei zahlreichen Beschwerden. Kneipp-Neueinsteiger beginnen mit kleinen Güssen und gehen erst nach einem gewissen Training über zu den grösseren.

Die Güsse sind Kneipps Erfindung. Er goss damals mit der Giesskanne und erreichte mit dem drucklosen, gebündelten Wasserstrahl einen einzigartigen Kaltwasserreiz. Dieser wird heute mit einem speziellen Giessrohr oder Giess-Naturgummischlauch bei guter Körper- und Hautwärme am rechten Bein oder Arm beginnend hochgezogen. Dabei bildet der Wasserstrahl rund um das Bein oder den Arm einen glatten Wassermantel und der Kältereiz des Wassers kommt voll zur Entfaltung. Nach dem Giessen nicht abtrocknen, das Wasser mit flacher Hand abstreifen und für gute Wiedererwärmung im Bett oder durch Bekleidung und Bewegung sorgen.

Kneipp-Wickel

Sie sind gute therapeutische Massnahmen zur Vorbeugung sowie bei verschiedenen Befindlichkeitsstörungen und Krankheiten. Beim Wickeln werden drei Tücher verwendet: ein Leinentuch, das nass auf die warme Haut kommt. Dann wird dieses mit einem Baumwolltuch und anschliessend mit einem Wolltuch gut und satt umwickelt.

Der Kneipp-Wickel entfaltet je nach Liegedauer eine andere Wirkung. So wirkt er

- bei kurzer Liegedauer, bis zum Warmwerden, wärmeentziehend, z.B. bei Entzündungen;
- bei einer Liegedauer von einer guten Stunde wärmestauend, z.B. zur Beruhigung, bei vegetativ bedingten Beschwerden, zur Vorbeugung;
- bei längerer Liegedauer von fast zwei Stunden schweisstreibend, z.B. zur Fiebererzeugung.

Kräuterdämpfe und Inhalationen

Sie sind bei Erkältung der Atemwege und Ohren wirksam als Kopf-, Nasen oder Ohrendampf.
Der Gesichtsdampf mit Kräuterzusatz ist auch beliebt bei Hautunreinheiten oder als Schönheitsdampf.

Dampfkompresse oder heisse Auflage

Sie führt Wärme zu und wirkt krampflösend, beruhigend und schmerzlindernd, die bekannteste ist der heisse Heublumensack.

Kalte Auflage

Die kalte Auflage mit kaltem Wasser, mit Lehm, Quark, Kohl oder Zwiebeln wirkt abschwellend, entzündungshemmend und schmerzdämpfend.

Goldene Regeln für kalte Kneipp-Anwendungen – Waschungen, Wickel, Güsse und Bäder

1. Kaltanwendungen nur am warmen Körper vornehmen. Auf kalte Haut oder fröstelnden Körper nie eine Kaltanwendung!
2. Je kälter das Wasser, desto kürzer die Anwendung. So kalt wie möglich und so warm wie nötig. Lauwarme Anwendungen sind nur bei hohem Fieber sinnvoll, um einen Kälteschock zu vermeiden.
3. Die Stärke der Anwendung ist der körperlichen Verfassung und dem Wärmehaushalt anzupassen. Schwache Reize fördern die Lebenskräfte, überstarke hemmen.
4. Nach jeder Kaltanwendung ist die Wiedererwärmung wichtig: Rückkehr ins warme Bett oder Naturfaserkleidung anziehen und sich ausgiebig bewegen.
5. Nach Waschungen, Wassertreten, Güssen und kalten Teilbädern wird nicht abgetrocknet. Das Wasser nur von Hand abstreifen. Gesicht und Hände sowie stark behaarte Körperstellen abtrocknen.
6. Eine Stunde vor oder nach den Mahlzeiten keine Wasseranwendung vornehmen. Ausgenommen ist eine kleine Teilanwendung oder eine Leibauflage zur Verdauungsförderung.
7. Nie zwei Anwendungen gleichzeitig durchführen. Die Pausen zwischen den einzelnen Anwendungen sollen zwei bis vier Stunden betragen. Ausnahme bildet die wärmeentziehende Anwendung in Serien als Waschung oder Wickel bei Fieber und Entzündungen.
8. Aktive Bereitschaft ist wichtig. Alle Kaltanwendungen ohne Zwang in positiver, konzentrierter und ruhiger Verfassung durchführen.
9. Als Dauer für die Kaltanwendung gilt das individuelle Reaktionsvermögen: Rötung oder Kälteschmerz. Kalte Anwendungen sind Sekunden-Anwendungen.
10. Vor jeder grösseren Anwendung Blase und Darm entleeren.

Warum nicht abtrocknen?

Durch das Nichtabtrocknen wiederholt der Kaltwasserreiz seine Wirkung durch die entstehende Verdunstungskälte. Die peripheren Blutgefässe stellen sich abwechselnd weit und wieder eng, bis die Haut ganz trocken ist. Damit wird ein aktives und optimales Blutgefässtraining erreicht.

Goldene Regeln für warme Kneipp-Anwendungen

Badedauer

Warmes Voll- und Teilbad	5–20 Minuten.
Temperaturansteigendes Bad	12–20 Minuten.
Wechselbad	zuerst 5–10 Minuten warm und dann 10 Sekunden kalt. Wechselbad zweimal wiederholen und kalt enden.

Wassertemperatur

Kaltes Bad	brunnenfrisch.
Warmes Bad	36–38 Grad. Bei Rheumatikern darf die Temperatur etwas erhöht sein.

Nachbehandlung

Bad oder Teilbad warm	kalte Abwaschung oder Abguss der benetzten Körperteile.
Bad oder Teilbad ansteigend	benetzte Körperteile abtrocknen.
Bad warm und ansteigend	Bettruhe von ein bis zwei Stunden unbedingt einhalten.

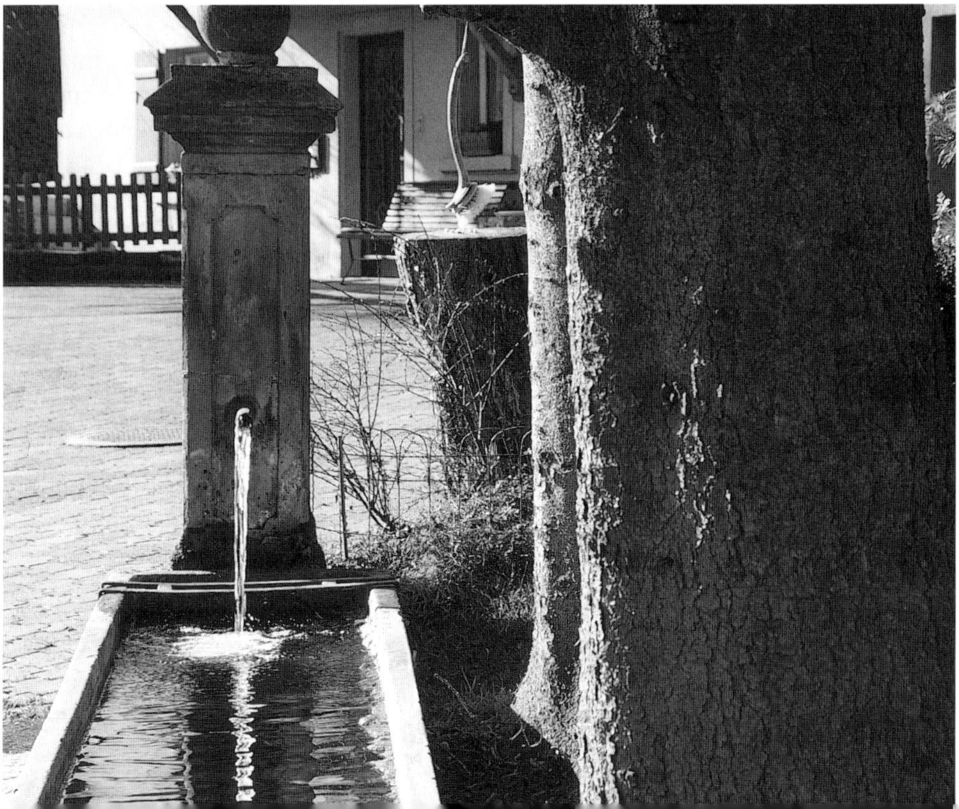

Heilkräuter

«Ich habe viele Jahre hindurch zum grössten Theil mit Kräutern und weniger mit Wasser kuriert und dabei die schönsten Erfolge erzielt. Ich habe die Überzeugung gewonnen, dass die Kräuter und manche Hausmittel noch immer die besten Heilmittel sind.»
Sebastian Kneipp

In Kneipps Phytotherapie wird die ganze Heilpflanze mit ihrem naturgegebenen Wirkstoffkomplex verwendet: innerlich als Heilkräutertee, Frischpflanzensaft, Kräuterwein, Gewürz, Kräuteressig und äusserlich als Kräuterzusatz für Bäder, Dämpfe und Inhalationen, als Heublumensack, Kräuterkissen, Kräutersalben und -tinkturen und noch vieles mehr. Gezielt und sinnvoll eingesetzt bei allen nicht lebensbedrohlichen Krankheiten, so bei leichteren Beschwerden und Unpässlichkeiten zur Selbstbehandlung in jedem Alter, zur Beruhigung, als Verdauungshilfe usw. entfalten sie ohne unliebsame Nebenwirkungen ihre sanfte, heilungsfördernde Kraft.

Kneipps Gesundheitsquellen und Naturapotheke gibt in ihrer Beratung oft mehrere und vor allem einheimische Heilpflanzen mit ähnlicher Wirkung an, die, sofern nicht speziell angegeben, einzeln verwendet oder beliebig gemischt werden können. Die Anwendungsform, ob Tee, Tropfen, Frischpflanzensaft, Spray usw. bleibt dem Ratsuchenden offen und seiner Neigung, seinem Bedürfnis und Befinden überlassen. Die einfachste und schon im Altertum bekannte und in Kneipps Phytotherapie gebräuchlichste Anwendungsform ist der Heilkräutertee. Er ist ein gesundes Getränk, das auch Kindern gut bekommt und bei vielen Gesundheitsstörungen genügt.

Heilkräuter oder spezielle Teemischungen

gibt es im Fachgeschäft, in der Drogerie, Apotheke oder im Reformgeschäft zu kaufen. Heilkräuter selber sammeln kann viel Freude bereiten, jedoch muss der Sammler einiges wissen. Er muss die Pflanze richtig bestimmen können, deren heilkräftigen Teil, ob Blüten, Beeren, Blätter, Rinden oder Wurzeln kennen und über Erntezeitdaten, Trocknen, Aufbewahren Bescheid wissen, ebenso den Standort, auf dem sie gewachsen ist, kennen, auf dem weder gegiftet noch frisch gedüngt sein darf. Als Naturfreund wird er auch nur soviel sammeln, wie er im kommenden Jahr wirklich benötigt und keine geschützten Pflanzen pflücken.

Teezubereitung

Heilpflanzen beinhalten verschiedene Wirkstoffe. Damit diese bei der Zubereitung eines Gesundheitstees nicht zerstört werden und verlorengehen, sind die Eigenschaften dieser Wirkstoffe zu beachten, z.B. verflüchtigen sich die ätherischen Öle bei höheren Temperaturen und wenn sie beim Ziehenlassen nicht zugedeckt sind. Andere Wirkstoffe wie die Gerbstoffe können nur durch Kochen ausgelaugt werden und wieder andere wie Schleime und Stärke zersetzen sich beim Kochen. Der Gesundheitstee wird täglich frisch zubereitet. Grössere Mengen in Thermoskrug abfüllen.

Dosis
Tasse: ein Teelöffel getrocknete oder frische Kräuter.
Liter: ein gehäufter Esslöffel getrocknete oder frische Kräuter.

Teeaufguss
aus Blüten und Blättern: heisses Wasser über die Kräuter giessen und zugedeckt 10 Minuten ziehen lassen. Abseihen und langsam schluckweise trinken.

Teeabkochung
aus Wurzeln, Hölzer und Rinden: mit kaltem Wasser ansetzen, langsam erwärmen, kurz aufkochen und zugedeckt etwas ziehen lassen.

Kaltauszug
aus schleimhaltigen Drogen wie Leinsamen, Quitten- und Hagebuttenkernen: mit kaltem Wasser ansetzen und ca. 12 Stunden lang ziehen lassen.

Kalt-Warm-Auszug
aus verschiedener Zusammensetzung wie Blüten, Blätter, Rinden, Hölzer, Wurzeln: mit der Hälfte kaltem Wasser ansetzen, 12 Stunden ziehen lassen, abseihen, Drogenrest mit der anderen Hälfte Wasser kurz aufkochen, zugedeckt ziehen lassen und beide Auszüge zusammengiessen.

Teetrinken
Tee nicht zuckern, eventuell mit etwas Honig süssen.

«Ich habe den Honig vielfach verwendet und stets gefunden, dass er von vorzüglicher Wirkung ist. Er wirkt lösend, reinigend, stärkend. Als Beimischung zu Thee für Katarrhe und Verschleimungen benützt man den Honig seit langer Zeit. Manche Leute geben Zucker an den Thee, das ist nichts. Also den Zucker soll man vom Thee fortlassen und soll sich nicht nach den beiden Häutlein oben und unten im Gaumen richten. Richtet euch lieber danach, was dem Magen gut thut.»
Sebastian Kneipp

Den Gesundheitstee langsam, schluckweise trinken, goutieren und möglichst lange im Mund behalten. So werden die Wirkstoffe unverändert über die Schleimhäute aufgenommen. Nur eine Tasse Tee auf einmal trinken. Sebastian Kneipp empfahl, den Gesundheitstee mit dem Esslöffel einzunehmen und zwar viertel-, halb- oder stündlich einen bis drei Esslöffel voll, je nach Störung und Bedarf. Von Nierentees, die den Organismus durchspülen müssen, zwei bis drei Tassen hintereinander trinken. Die Tasse Bittertee regt den Appetit an, wenn der Tee vor dem

Essen getrunken wird, und unterstützt die Verdauung, wenn er nach dem Essen getrunken wird.

Teekur

Für die Teekur eignen sich offene Teekräuter besser als Teebeutel. Dabei werden je nach Bedarf täglich ein bis drei Tassen warmer Tee getrunken. Die Teekur dauert eine oder mehrere Wochen und nicht länger als drei Monate. Dies hängt ab von der Teezusammensetzung, der Person, die sie durchführt und der Art der Krankheit. Nach Beendigung der Teekur kann nach Belieben mit anderen Heilkräutern, die eine ähnliche Wirkung haben, gewechselt und die Teekur fortgesetzt werden. Die Teekur wirkt individuell. Nach drei Wochen Teekur sind gute Wirkungen zu erwarten, dies kann aber auch schon nach wenigen Tagen sein. Die Teekur zur Entschlackung dauert ein bis drei Wochen, dabei trinkt man täglich bis zu einem Liter Tee.

Die wichtigsten Wirkstoffe der Heilkräuter

«Es gibt kaum zwei Pflanzen, die denselben Geruch haben, und wir können wohl annehmen, dass auch jede eine besondere Wirkung haben muss.»
Sebastian Kneipp

Die einzelne Heilpflanze besitzt meist mehrere Wirkstoffe in einem nicht nachahmbaren Mischverhältnis, die erst in ihrem Zusammenwirken ihre hervorragenden heilenden Kräfte entfalten, wobei die Wirkstoffkompositionen der verschiedenen Heilpflanzen sehr unterschiedlich und ebenso vielfältig sind, wie es Heilkräuter gibt.

Ätherische Öle wirken bakterienhemmend, durchblutungsfördernd, funktionsunterstützend auf Leber, Galle, Verdauung, Nieren und Nervensystem.
Beispiel: Gewürze, Pfefferminze, Kamille, Eukalyptus, Latschenkiefer, Senf, Fenchel und viele andere.

Bitterstoffe schmecken bitter, steigern die Speichel- und Magensaftproduktion und Leber-Gallenfunktion.
Sie wirken verdauungsfördernd und appetitanregend, beeinflussen die Erneuerung der roten und weissen Blutkörperchen günstig.
Beispiel: Wermut, Tausendguldenkraut, Löwenzahn, Bitterklee, Artischocke, gelber Enzian.

Gerbstoffe wirken zusammenziehend, gewebeabdichtend, blutstillend, bakterienhemmend, durchfallwidrig, kreislaufstärkend. Kein Dauergebrauch. Überdosieren führt zu Magen-Darm-Reizungen.
Beispiel: Eichenrinde, Tormentill, Walnussblätter und andere.

Saponine wirken allgemein schleimlösend, drüsensekretionsanregend, entzündungswidrig. Keine Überdosierung. Die saponinhaltige Pflanze in Teemischungen steigert die Resorption anderer Pflanzenwirkstoffe.
Beispiel: Schlüsselblumen, Seifenkraut, Gänseblümchen und andere.

Schleimstoffe quellen im Wasser auf und wirken verdauungsanregend, auf die Schleimhäute einhüllend und reizmildernd, darunter liegende Entzündungen klingen daher rascher ab, so bei Reizhusten, Magen-Darm-Schleimhautentzündung, Hautentzündung, Wunden.
Beispiel: Leinsamen, Bockshornklee, Spitzwegerich, Huflattich, Malvenblüten, Königskerze, Isländisch Moos und andere.

Cumarin, Riechstoff, wirkt beruhigend.
Beispiel: Heublumen und andere.

Flavone, Glykosoyde, Antibiotika, Pflanzenenzyme, Aminosäuren, organische Säuren, Inulin, Alkaloide und andere. Stark alkaloidhaltige Pflanzen wirken giftig und werden entsprechend dosiert medizinisch verwendet.
Beispiel: Tollkirsche, Rauwolfia, Eisenhut.

Vitamine

Zum Beispiel sind die Brennessel, Hagebutten, Brunnen- und Kapuzinerkresse, Sanddorn-, Heidel- und Holunderbeeren vitaminreich. Sie enthalten Vitamin C und teils auch die Vitamine E, A, der B-Gruppe, Karotin und andere.

Mineralsalze

wie Kalium, Eisen, Jod und andere sind in unterschiedlicher Kombination meist reichlich enthalten.
Zum Beispiel sind die Brennessel (Eisen), der Löwenzahn, die Hagebuttenkerne, das Zinnkraut (Kieselsäure), der Vogelknöterich und andere mineralstoffreiche Heilpflanzen.

Kräuter-Haltbarkeit

Nach einem Jahr verlieren getrocknete Heilkräuter sehr viel an Heilkraft und sind als Heiltee zu schwach wirksam. Machen Sie sich davon ein warmes Kräuterbad. Füllen Sie die Kräuter in ein Baumwoll- oder Leinensäckchen, legen es in die Badewanne und lassen dann zuerst das heisse Wasser einlaufen.

Kneippkost

Vollwert-Ernährung

«Man lebt nicht, um zu essen und zu trinken, sondern man isst und trinkt, um zu leben. Die Nahrung ist nur dann zuträglich und gesund, wenn sie der Natur des Menschen zuträglich ist und von ihr verarbeitet wird. Man kann die Natur an alles gewöhnen, und auch so, dass sie nach dem verlangt, was sie umbringt»
Sebastian Kneipp

Die Kneippkost empfiehlt

eine ausgewogene, vitalstoffreiche Vollwertkost aus möglichst frischen und biologisch angebauten Lebensmitteln. Die Hälfte der täglichen Nahrungsmenge soll aus Rohkost bestehen: Obst, Salat und Gemüse je nach Jahreszeit, gekeimtes Getreide, Frischkornmüesli, Nüsse, Vorzugsmilch, Milchprodukte mit Milchsäure (L+), kaltgeschlagene Öle.
Vitalstoffe beinhalten Vitamine, Enzyme, Mineralstoffe, Spurenelemente, Aromastoffe, Faserstoffe und ungesättigte Fettsäuren.

Zu meiden sind

raffinierte und denaturierte Nahrungsmittel wie Auszugsmehle, isolierte Zucker, gehärtete Fette und raffinierte Öle, chemische Zusätze in der Nahrung, zu hoher Fleischkonsum, vor allem Schweinefleisch und Wurstwaren.

«Wie unvernünftig und nachtheilig ist es, wenn gerade den Mehlspeisen der Hauptnährwerth in unserer luxuriösen Zeit entzogen wird! Soll es bei der Menschheit besser werden und Blutarmuth und Gebrechlichkeit wieder mehr verschwinden, so muss grosse Sorge darauf verwendet werden, dass unverfälschte Nahrungsmittel überhaupt und besonders gutes Naturmehl in die Küche kommen... Absolut und entschieden spreche ich mich gegen all diese Schleckereien aus, mögen dieselben was immer für einen Namen und Ruf haben.»
Sebastian Kneipp

Tips rund um das Essen

Essen Sie in Ruhe und langsam. Gut kauen! Bei einer Reduktionskost geniessen Sie das Wenige. Essen Sie vor der Hauptspeise einen Salatteller. Bei Gewichtsproblemen erzielen Sie auf Langzeit den grössten Erfolg mit reduzierter Kneippkost und durch das Einschalten von wöchentlich einem Entlastungstag.

Beginnen Sie den Tag mit einem vollwertigen Frühstück. Es entscheidet über den Blutzuckergehalt und über das Wohlbefinden für den ganzen Tag.

Bereiten Sie die Speisen mit wenig Wasser schonend zu, d.h. bei niedriger Hitze zugedeckt garen oder köcheln lassen, z.B. Gemüse, Vollkornteigwaren, Vollkornreis, Buchweizen-, Hirsegerichte. Wenn nötig beim Kochen oder Quellenlassen etwas Wasser nachgiessen. Salzen Sie sparsam mit wenig Meersalz oder würzen Sie mit frischen oder getrockneten Kräutern oder Hefeflocken.

Prüfen Sie besonders die Nahrungsmittel, die Sie täglich in kleinen Mengen verwenden wie z.B. Essig, Fertigsaucen, Saucenbinder, Streuwürze, Senf, Tomatenmark und andere Fertigprodukte. Lesen Sie die Zusammensetzung und beachten Sie versteckte Salze, Fette, Zucker und anderes mehr.

Verwenden Sie zum Süssen anstelle von Zucker wenig Honig, Vollrohrzucker, Rosinen.

Trinken Sie genug und das Richtige: zwei Liter pro Tag, (Mineral-)Wasser, Kräuter- oder Früchtetee, verdünnte, ungezuckerte Frucht-, Beeren- und Gemüsesäfte.

Die Kneippkost sorgt für eine regelmässige und gute Verdauung. Ansonsten finden Sie Anregungen unter «Verdauungshilfen».

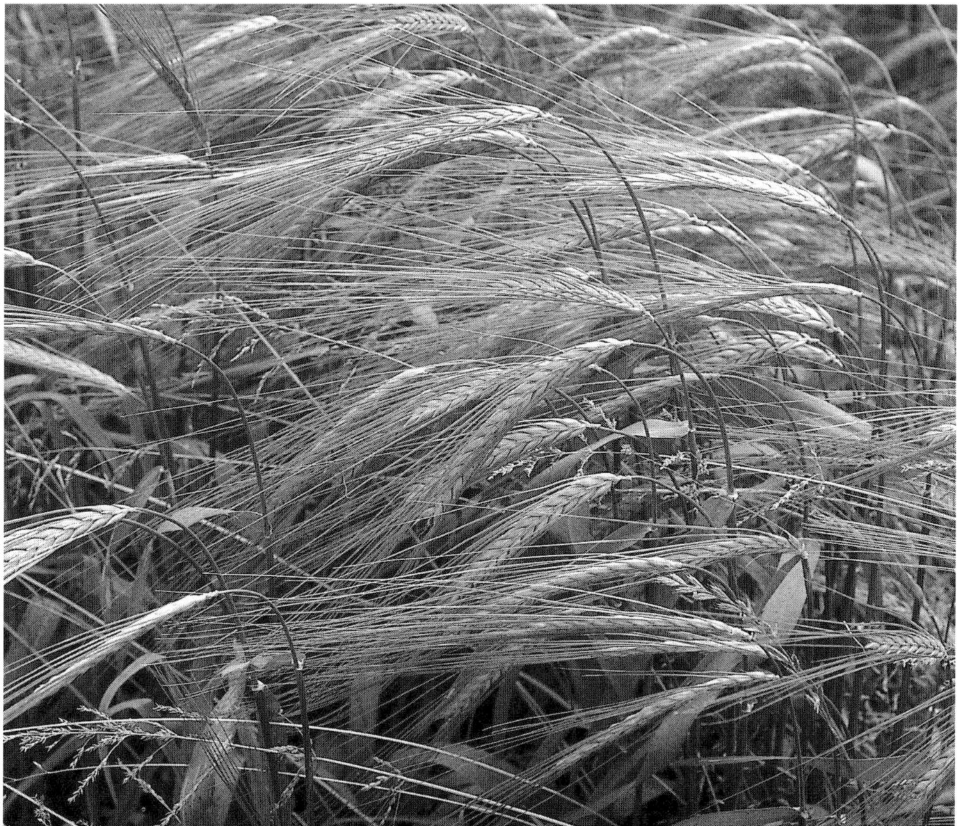

Vitamine

Die ausgewogene und vitalstoffreiche Kneippkost deckt den normalen Bedarf an nötigen Vitaminen und Mineralstoffen. In aussergewöhnlichen Lebenssituationen wie Stress, Erschöpfung, Krankheit, nach Operation usw. empfiehlt Kneipps Gesundheitsquellen und Naturapotheke an den entsprechenden Stellen die zusätzliche Einnahme eines natürlichen Vitamin- oder Mineralstoffpräparates.

Es gibt die fettlöslichen Vitamine A, D, E, K und die wasserlöslichen Vitamine des B-Komplex, C, H, P u.a.
Vitamine kann der Körper nicht selbst bilden. Sie werden ihm regelmässig mit einer gesunden, ausgewogenen und abwechslungsreichen Kost zugeführt. In der Schwangerschaft, Stillzeit, Krankheit, Rekonvaleszenz usw. kann der Bedarf eines oder mehrerer Vitamine erhöht sein. Dann ist die Ernährung besonders darauf auszurichten, oder es ist die Einnahme eines speziellen, natürlichen Vitaminpräparates sinnvoll.

Kleine Vitaminübersicht

Vitamine sind Bausteine und wirken im Team, doch hat jedes Vitamin seine bestimmten Aufgaben zu erfüllen.

Vitamin A

bzw. Provitamin A (Karotin), Axerophtol (licht- und sauerstoffempfindlich, zerkleinertes Gemüse nicht offen stehen lassen, beim Kochen oder Garen zudecken).
Augenvitamin, Seh- und Gehörfunktion, Schutz für Haut, Schleimhaut, Haare, normales Wachstum, Immunsystem, Schilddrüsenfunktion, Leberschutz.
Enthalten in Pflanzen als Provitamin (Karotin): Karotten, Kohl, Kresse, Löwenzahnblättern, Spinat, Bohnen, Erbsen, Gerste, Salat, Tomaten, Aprikosen, Pfirsichen, Orangen, Brombeeren, Hagebutten, schwarzen Holunder-, Sanddorn-, Stachel- und Ebereschebeeren, Milch, Butter, Eigelb, Käse, Lebertran.

Vitamin B1

Thiamin, Antiberiberivitamin (luft- und lichtempfindlich).
Nervensystem, Zellatmung, Kohlenhydrat-, Fett- und Eiweiss-Stoffwechsel.
Enthalten in Bierhefe, Vollgetreide, Getreidekeimen, Kartoffeln, Vollreis, Hülsenfrüchten, Früchten, Hagebutten, Rosinen, Leinsamen, Sesam- und Kürbissamen, Pinienkernen, Nüssen, Milch, Leber, Blütenpollen.

Vitamin B2

Riboflavin (lichtempfindlich, schonend dünsten oder kurz kochen).
Wachstum, Entwicklung, Gewicht, Stoffwechsel, Zellatmung, Nervensystem, Sehkraft (besondere Bedeutung in der Schwangerschaft und Stillzeit).

Enthalten in Hefe, Getreidekeimen, Gemüse, Früchten, Leinsamen, Nüssen, Ei, Milch, Käse, Fisch, Blütenpollen.

Vitamin B6
Pyridoxin (lichtempfindlich, kühl und dunkel lagern).
Eiweiss-, Zell- und Gewebestoffwechsel der Leber, des Nervensystems, Haut und Haar.
Enthalten in Hefe, Getreide, grünem Gemüse, Hülsenfrüchten, Kartoffeln, Bananen, Milch, Eigelb, Muskelfleisch.

Vitamin B12
Antiperniziosaprinzip – enthält als einziges Vitamin das Spurenelement Kobalt.
Blutbildung, Funktion Zentralnervensystem, Magensekretion.
Enthalten in Milch, Käse, Fisch, Eigelb, Randen, Milchsäuregemüse (L+), Leber.

Vitamin B13
Orotsäure, Vracil-4-Carbonsäure.
Wachstum, Eiweissaufbau, Nukleinsäurestoffwechsel.
Enthalten in Schaf- und Ziegenmilch, Hefe, Leber.

Vitamin B15
Pangaminsäure.
Zelloxydation, Herz, Kreislauf, Atmung.
Enthalten in Aprikosenkernen, pflanzlichen Samen, Reiskleie.

Vitamin C
Ascorbinsäure (licht-, sauerstoffempfindlich, kühl und dunkel lagern, schonend kochen).
Zellstoffwechsel, Immunsystem, verbessert Eisenaufnahmefähigkeit, Funktion Blutgefässe, Knochenbildung und -wachstum.
Enthalten in frischen Zitrusfrüchten, Früchten, Beeren, vor allem in Sanddorn, Hagebutten und schwarzen Johannisbeeren, Kartoffeln, Gemüsen, Salaten, allen Kohlarten, Broccoli, Spinat, Kresse, Meerrettich, Paprika, Peterli, Milch.

Vitamin D
Calciferol, kommt vor als Provitamin D in pflanzlichen Lebensmitteln, entwickelt sich unter Sonnenlichteinwirkung im Körper zu Vitamin D (sauerstoff- und säureempfindlich).
Reguliert Phosphor- und verbessert Kalkstoffwechsel, Resorption und Einlagerung von Kalzium in Knochen und Zähnen, Bildung und Wachstum von Knochen und Knorpeln.
Enthalten in Milch, Butter, Emmentaler, Ei, Pilzen, Bierhefe, Lebertran, Aal, Lachs, Crevetten, Kalbs- und Hühnerleber.

Vitamin E

Tokopherol, Fruchtbarkeits- und Antisterilitäts-Vitamin.

Muskel- und Keimdrüsenfunktion, reguliert u.a. Fett-, Kohlenhydrat-, Wasser- und Muskelstoffwechsel, Herz- und Haargefässe, Bindegewebe, Nerven.

Enthalten in Getreidekeimen, Getreidekeimöl, pflanzlichen Ölen, besonders Leinöl, Leinsamen, Kürbiskernen, Sesam, Haselnüssen, Mandeln, Gemüse, Salaten, Eigelb, Milch, Butter.

Folsäure

Vitamin M, Vitamin Bc (sonnen- und lichtempfindlich).

Mit B12 Bildung roter Blutkörperchen, Funktion Schleimhäute Magen-Darm, Wachstum.

Enthalten in Milch, Quark, Käse, Leber, Randen, Erbsen, Kohl, Spinat, Blumenkohl, Nüssen.

Vitamin H

Biotin – Vitamin-B-Komplex

Fermentbaustein, Eiweiss-, Fett- und Kohlenhydratstoffwechsel, Haut, Wachstum.

Enthalten in Blattgemüsen, Blumenkohl, Linsen, Sojabohnen, Früchten, Reiskleie, Milch, Hefe, Nüssen, Eigelb.

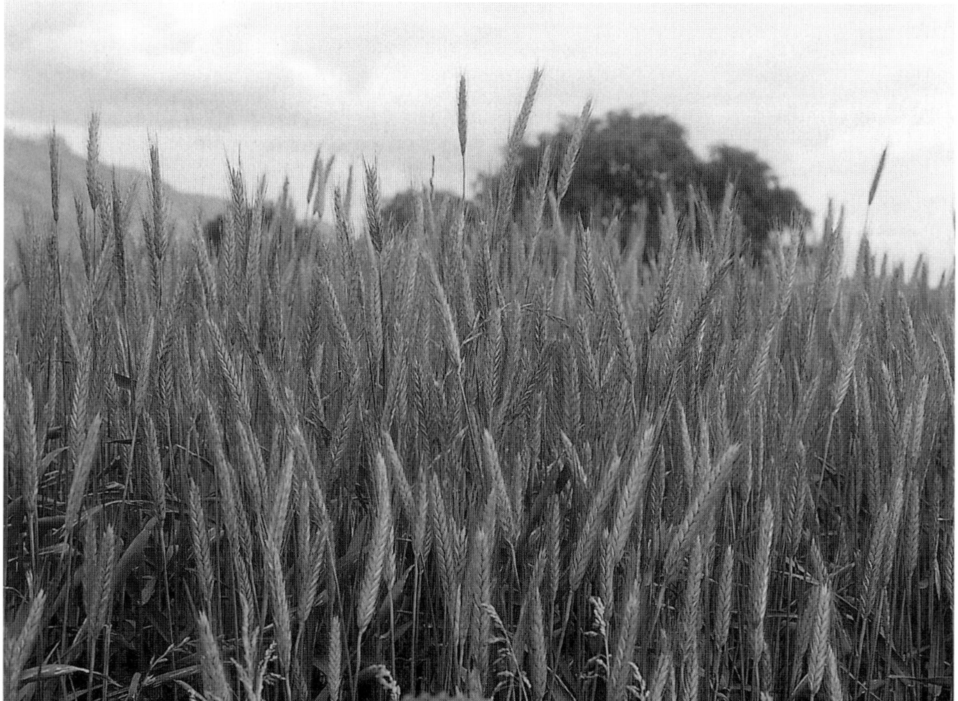

Vitamin K

Blutgerinnungsvitamin (lichtempfindlich).
Fördert die Blutgerinnung, hemmt Blutungen.
Enthalten in grünem Gemüse, besonders Spinat und Kohl, Kartoffeln, Tomaten, Getreide, Hagebutten, Erdbeeren, Leber.

Niacin

Nikotinsäureamid, PP-Faktor (Pellagra-Präventiv)
Beteiligt an Blutbildung, Stoffwechsel, Verdauung, Nervensystem, Haut.
Enthalten in Hefe, Getreide, Früchten, Gemüse, Milch, schwarzen Holunderbeeren, Schlehenbeeren, Innereien.

Pantothensäure

Filtratfaktor, Vitamin B5
Eiweiss- und Fettstoffwechsel, Gewebefunktion, Abwehrkraft, Haut und Schleimhäute, Haare.
Enthalten in Hefe, Soja, Reiskleie, Kartoffeln, Getreide, Gemüse, Früchte, Leber, Niere, Muskelfleisch, in kleinen Mengen überall.

Vitamin P

Kapillarenfestigkeit, Immunsystem, Zellatmung, verstärkt Wirkung des Vitamins C bei der Abdichtung der Blutgefässe.
Enthalten mit Vitamin C zusammen in Blättern, Buchweizen, Paprika, Zitrusfrüchten, Früchten, schwarzen Johannisbeeren, Hagebutten.

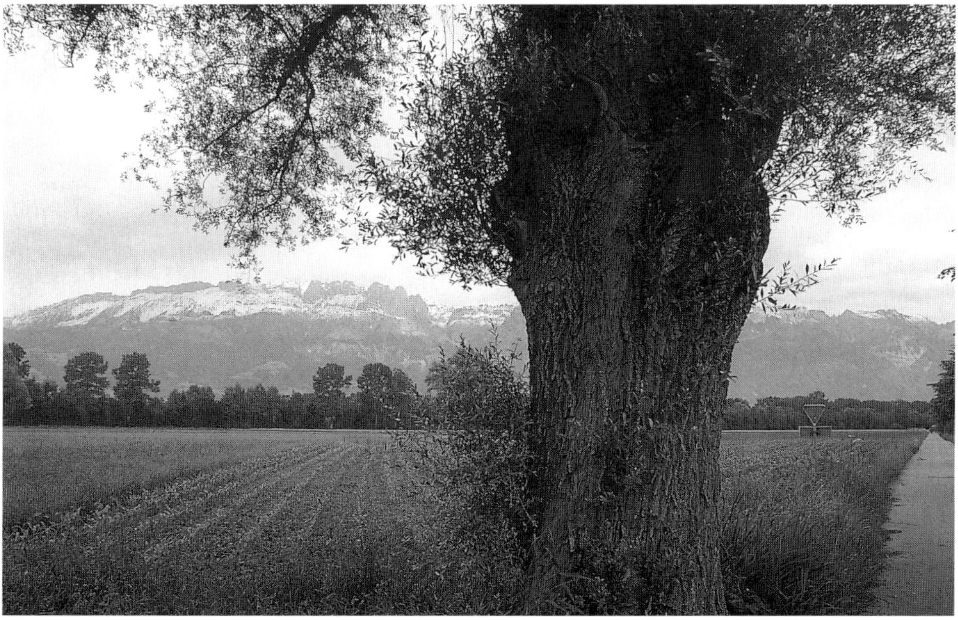

Mineralstoffe / Spurenelemente

Spurenelemente und Mineralstoffe kommen nur in winzigsten Mengen im Körper vor, sie haben dennoch wichtigste Funktionen und spielen Schlüsselrollen in unserem alltäglichen Leben.

Chlor

ist reichlich in vielen Lebensmitteln vorhanden und es gibt keine speziellen Ernährungsempfehlungen.
Chlor kommt meist mit Natrium als Natriumchlorid (Kochsalz) vor, fördert die Entwässerung.
Enthalten in Früchten, Gemüse, Vollgetreide, Milch.

Chrom

verstärkt blutzuckersenkende Wirkung des Insulins bei Diabetes, Fettstoffwechselstörung, Alterungsprozessen.
Enthalten in Bierhefe, Weizenkeimen, Weichkäse, Vollgetreide, Kartoffeln, Kopfsalat, Zwiebeln, Honig, Haselnüssen, Mandeln, Kalbsleber.

Eisen

ist ein zentraler Baustein des roten Blutfarbstoffes Hämoglobin, mit dem die roten Blutkörperchen Sauerstoff transportieren, Bestandteil lebenswichtiger Enzyme.
Enthalten in Milch, Vollgetreide, Keimlingen, Randen, Spinat, Kresse, Karotten, Soja, Linsen, Kichererbsen und weissen Bohnen, Sesam-, Lein- und Mohnsamen, Kürbis-, Pinien-, Pistazien- und Sonnenblumenkernen, Hagebutten, schwarzen Johannisbeeren, Preisel- und Himbeeren, Brennessel, Thymian, Hefe, Fisch, Fleisch und besonders Wild.

Fluor

härtet Knochen und Zähne. Fluorid im Speichel fördert die Widerstandskraft des Zahnschmelzes, ist Karies hemmend.
Enthalten in Hirse, Hafer, Weizen, Erbsen, im Trink- und Mineralwasser, Schwarztee und fluoridiertem Kochsalz, Leber.

Jod

findet sich überwiegend in der Schilddrüse und ist dort Baustein der Schilddrüsenhormone. Auf Mangel reagiert die Schilddrüse mit Kropfbildung und der Körper mit verschiedenen unspezifischen Befindlichkeitsstörungen.
Enthalten in Milch, Weizen, Roggen, Soja, Kicher- und Zuckererbsen, Spinat, Broccoli, Grünkohl, Feldsalat, Karotten, Steinpilzen, Morcheln, Erd- und Cashewnüssen, Seefisch, Muscheln, Schellfisch, Algenprodukten, Mineral- und Meerwasser.

Kalium
regelt zusammen mit dem Natrium den Wasserhaushalt und den osmotischen Druck in den Körperzellen, fördert die Entwässerung, unterstützt die Entlastung von Herz und Kreislauf.
Enthalten in Milch, besonders in Molke, Roggen und Weizen, Soja, Linsen, Kicher- und grünen Erbsen, weissen Bohnen, Randen, Kartoffeln, Grünkohl, Spinat, Broccoli, Rosenkohl, Steinpilzen, Pfifferlingen, Bananen, Datteln, Feigen, Aprikosen, Melonen und Rosinen, Hagebutten, schwarzen Holunderbeeren, schwarzen Johannisbeeren, Erdnüssen, Rind- und Hasenfleisch, Forelle, Lachs, Langusten.

Kalzium
Baustein für Knochen, Zähne, Haut, Haare, Nägel, Nerven und Muskeln, hilfreich bei Menstruations- und Wechseljahrbeschwerden.
Enthalten in Milch und Milchprodukten, Vollgetreide, Feigen, Datteln, Haselnüssen, Sesam, Mandeln, Grünkohl, Kohlrabi, Soja, Bohnen, Randen, Broccoli, Kresse, Spinat.

Kobalt
Bestandteil des Vitamins B12, unterstützende Funktion bei der Blutzellenbildung.
Enthalten in Getreide, Hülsenfrüchten, Milch, Ei, Leber.

Kupfer
beschleunigt die Bildung roter Blutkörperchen durch verbesserte Eisenaufnahme. Kupfermangel tritt praktisch nicht auf.
Enthalten in Milchprodukten, Eigelb, Erbsen, Linsen, Randen, Grünkohl, Kresse, Broccoli, Spinat, Tomaten, Roggen, in fast allen Beerenfrüchten, Fleisch, Fisch.

Magnesium
ist bei allen Enzymreaktionen beteiligt – wichtig für Muskelkontraktion und Nerven.
Enthalten in Gemüse, Soja, Kichererbsen, Randen, Weizen, Naturreis, Milchprodukten, Kakao, Nüssen, Sonnenblumen- und Sesamsamen, Feigen, Datteln.

Mangan
wirkt mit bei der Aktivierung von Enzymen, sorgt für eine verbesserte Verwertung von Vitamin B1.
Enthalten in Hülsenfrüchten, Randen, Beerenfrüchten wie Brombeeren, Heidelbeeren, roten Johannisbeeren, Preiselbeeren, Milch, Getreide wie Hafer und Weizen, Leber. Die ausgewogene Mischkost deckt den Bedarf.

Molybdän
begünstigt die Fluorspeicherung und unterstützt so den Kariessschutz.
Enthalten in Hülsenfrüchten, Nüssen, Hafer, Weizen.

Natrium
reguliert den Wasserhaushalt.
Reichlich enthalten in Kochsalz und sehr vielen Lebensmitteln.

Phosphor
ist eine zelluläre Energiequelle.
Enthalten in nahezu allen Lebensmitteln, Vollkorn, Hülsenfrüchten, Nüssen, Milch, Fleisch, Pudding, Cola, Käse usw. Ein Zuviel stört das Kalzium-Phosphor-Verhältnis in den Knochen.

Schwefel
ist in der Nahrung als Baustein wichtiger Eiweisse enthalten.
Enthalten in Ei und Fleisch.

Selen
bremst die Wirkung zellschädigender Sauerstoffverbindungen.
Enthalten in Fisch, Getreide, Trinkwasser. Der Selengehalt ist abhängig von der Bodenbeschaffenheit.

Silizium
steigert die Gewebefestigkeit.
Enthalten in Hirse, Zinnkraut, Randen.

Zink
beschleunigt die Wundheilung und ist wichtig für Zellteilung, Immunsystem, Aufbau der Fermente, Eiweisstoffe, Fortpflanzungsorgane.
Enthalten in Milch, Ei, Vollgetreide, Keimlingen, Erbsen, Leber, Meeresfrüchten, Kürbiskernen, Nüssen. Der Gehalt hängt jedoch von der Bodenbeschaffenheit und der Düngung ab.

Lebensordnung

«Im Masse liegt die Ordnung; jedes Zuviel und jedes Zuwenig stört den Frieden, die Eintracht, bewirkt Zwietracht, setzt an Stelle der Gesundheit Krankheit.»
Sebastian Kneipp

Diese anspruchsvolle Säule ist Grundlage der anderen Säulen und umfasst die ganze Lebensführung. Ein gesundheitsorientierter Mensch denkt und handelt positiv, er lebt in Einklang mit den Gesetzen der Natur und fügt sich in die von Gott gegebene Schöpfungsordnung. Unser Leben braucht Ordnung, einen vernünftigen Rhythmus zwischen aktiver Leistung und ausgleichenden Ruhezeiten. Sie greift über den einzelnen Menschen in den ökologischen Bereich ein und verlangt eine sinnvolle Nutzung von Licht, Luft, Wasser, Erde und ein ernsthaftes

Bemühen, eine saubere Lebens- und Umwelt zu erhalten. Im sozialen Bereich fordert sie Hilfsbereitschaft und Nächstenliebe. Im geistigen Bereich hat Pfarrer Sebastian Kneipp die Religion als Lebenshilfe und Energiequelle in die Lebensordnung miteinbezogen.

«Sonnenblumen erwarten am Morgen die Sonne im Osten und bleiben ihr zugewandt, bis sie Abends im Westen untergeht. Wie viele Blumen schliessen am Abend ihren Kelch, wie der Krämer seinen Laden! Wenn aber am Morgen die Sonne kommt, dann öffnen sie sich wieder. Wie bei Pflanzen ähnlich, ist es auch bei den Thieren. Schwindet das Tageslicht, dann verlangen sie nach Ruhe; kommt das Morgenlicht, so ist alles neu gekräftigt und neu gestärkt. Fast kein Vogel singt am Abend; was singen kann, beginnt am Morgen seinen Gesang.»
Sebastian Kneipp

Bewegung

Die leistungsangepasste Bewegung wirkt einer ganzen Reihe von chronischen Krankheiten entgegen und ist daher ein wesentlicher Bestandteil in der Gesundheitsförderung. Die Kneipp-Bewegungstherapie umfasst alle Möglichkeiten der aktiven und passiven Bewegung. Zum Ausgleich soll mit Freude und, je nach Neigung des Einzelnen, regelmässig Ausdauertraining betrieben werden. Flottes Marschieren und Wandern mit vernünftigem Schuhwerk, Gymnastik, ausgleichende Sportarten wie Radfahren, Schwimmen und Langlaufen werden empfohlen, besonders wenn sie an frischer Luft durchgeführt werden können. Hochleistungssport wird nicht verlangt. Bewegungs- und Atemübungen werden in der Kneipplehre sinnvoll mit den Wasseranwendungen kombiniert.

«Wenn das Wasser immer ruhig und stille steht, wird es bald faul; Wenn ein Pflug nicht gebraucht wird, wird er bald rostig; wenn eine Maschine lange der Witterung ausgesetzt ist und nicht verwendet wird, so wird sie bald ihre Dienste versagen; sie wird zuletzt gebrechlich werden und zerfallen, ohne dass man sie gebraucht hat. Gerade so geht es mit dem menschlichen Körper.»
Sebastian Kneipp

Heilanzeigen einer Kneippkur

Zur Gesunderhaltung und Immunstärkung

Zur Erholung und Kräftigung

bei seelischen und körperlichen Erschöpfungszuständen, Schlafstörungen, Unausgeglichenheit, vegetativ-nervösen Störungen, psychosomatischen Erkrankungen und Verspannungen, Kopfweh, Migräne

Zur unterstützenden Behandlung oder Nachsorge

Örtliche entzündliche Prozesse:
Furunkel, Sehnenscheidenentzündung, Quetschung, Sportverletzung usw.

Erkältungskrankheiten und Entzündungen:
Atemwege, Bronchien, Rippenfell, Lungen, Nieren, Blase, Fieber

Herz- und Kreislaufstörungen:
Blutdruckschwankungen, Durchblutungsstörungen

Verdauungsstörungen, Leber-Galle-Funktion:
Unterfunktion, Blähungen, Koliken

Stoffwechsel- und Drüsenfunktionsstörungen:
Übergewicht, Diabetes, Gicht, Rheuma
Erkrankungen des Bewegungsapparates:
Akute Gelenkentzündung (Arthritis), Chronische Gelenkentzündung (Arthrose), Verschleisserkrankung, Osteoporose (Knochenschwund)

Nach Operationen zur postoperativen Nachsorge
z.B. Hüfte-, Knie-, Rückenoperation

Kinderkrankheiten

Gynäkologische Funktionsstörungen

Wechseljahr- und Prostatabeschwerden

Nicht bei schweren akuten oder chronischen Erkrankungen

Kneipps Hausapotheke
nebst der üblichen Unfall-Hausapotheke

Kneipp-Artikel
Leinenwaschtuch
Lenden- und Brustwickelset mit Leinen-, Baumwoll- und Wolltuch
Leinen- und Wollsocken oder Wadenwickel
Giessrohr oder Giessschlauch und Holzrost
Fussbadewanne, eventuell Armbadewanne

Kräuter
Getrocknete Kräuter für Tee, Dampf oder Auflage, z.B. Pfefferminze, Lindenblüten, Salbei, Kamille, Melisse, Zinnkraut, Brennessel
Badezusätze, z.B. Lavendel, Rosmarin, Heublumen
Johannisöl, Kräutersalbe, z.B. von Ringelblumen, Kamillen, Echinacea oder Käslikraut
Gel oder Tinktur von Arnika, Beinwell oder Essigsaure Tonerde
Frischpflanzensaft von Meerretich oder Thymian

Diverses
Lehm, getrocknet oder anwendungsfertig in der Tube
Holzkohle, z.B. Lindenkohle
Erste Hilfe bei Verbrennungen, z.B. Erste-Hilfe-Spray
Im Haushalt meist zur Hand oder rasch frisch besorgt sind Zwiebeln, Kohl, Kartoffeln, Quark.

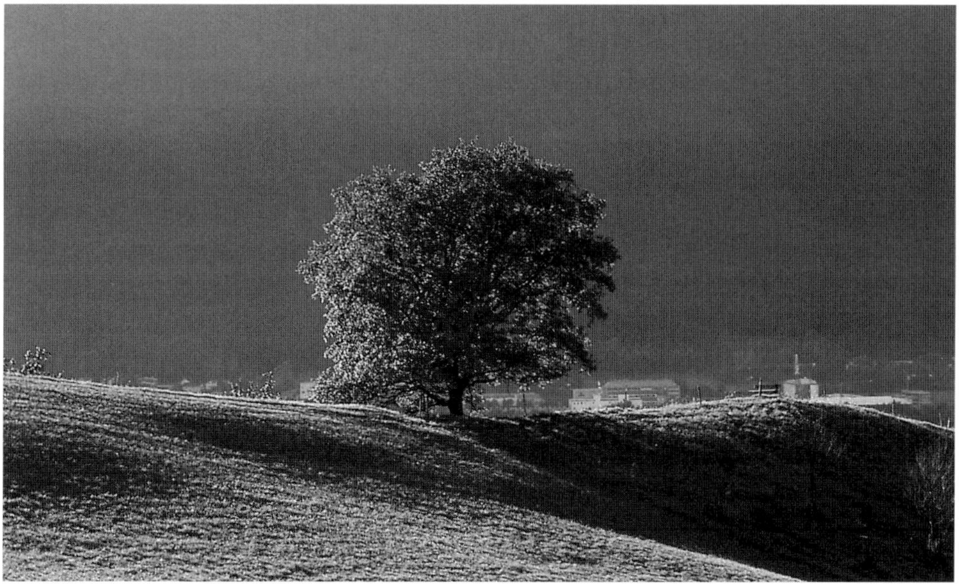

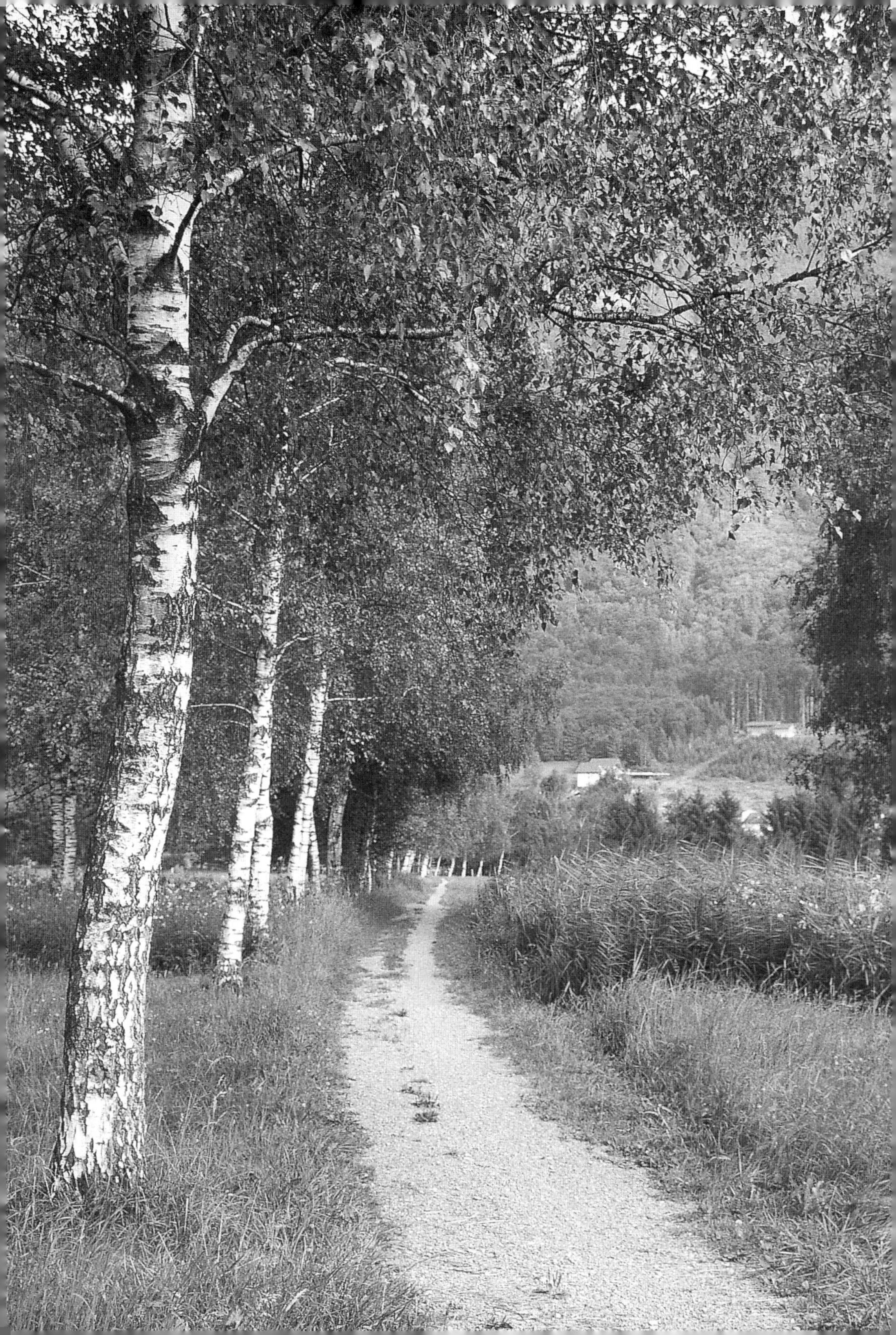

Abgeschlagenheit
Müdigkeit

Schlafmangel, Wetterumschlag, seelische Kränkung, Vitalstoffmangel durch falsche Ernährung und vieles mehr kann die Ursache sein, dass Sie sich lustlos und müde fühlen.

Morgens beleben Sie Ihren Kreislauf gleich nach dem Aufstehen mit Trockenbürsten oder einer kalten Oberkörper- oder Ganzwaschung. Auch das Taulaufen, besonders wenn Sie es mit einer kleinen Morgenwanderung verbinden, erfrischt Körper und Geist.

Tagsüber oder im Verlauf des Nachmittags bekämpft das kalte Armbad, die «Tasse Kaffee» der Naturheilkunde die Müdigkeit. Ebenso regt der kalte Gesichts-, Arm- oder Brustguss die Blutzirkulation in den Brust- und Kopforganen stark an und weckt müde Geister. Auch das Wassertreten oder das kalte Fussbad tonisieren den Kreislauf und sind herrliche Muntermacher, wenn Sie sich nach der Anwendung tüchtig bewegen.

Abends haben das Wassertreten oder das kalte Fussbad eine beruhigende Wirkung und sind gute Einschlafhilfen unter der Bedingung, dass Sie nach der Anwendung gleich ins Bett gehen.

Trinken Sie morgens für einen guten Start eine Tasse mild anregenden grünen Tee oder den Vitamin-C-reichen Hagebuttentee oder eine Tasse kreislaufanregenden Rosmarintee. Vielleicht hilft ein Schlückchen Rosmarinwein im Verlauf des Vormittags. Der Kräutertee von Thymian, Oregano oder Salbei wirkt tonisierend. Auch der Tee von Pfefferminze wirkt anregend, wenn Sie den Aufguss nur kurz, etwa drei Minuten, ziehen lassen.

Kneippkost. Als Frühstück vitalisiert das Frischkornhafermüesli mit Weizenkeimen und Sanddornmark. Nahrungsergänzend empfehlen wir Ihnen ein natürliches Aufbaupräparat mit Hefe und Eisen sowie zwischendurch Vitamin-C-reiche Früchte, Beeren- oder Fruchtsaft in kleinen Mengen oder verdünnt wie von der schwarzen Johannisbeere, Orange, Zitrone oder Grapefruit.

Bewegung an frischer Luft, leistungsangepasster Sport, Wandern oder Gartenarbeit vitalisieren Körper und Geist und sind Balsam für die Seele. Frönen Sie als Tagesausgleich Ihrem Lieblingshobby, dem Musizieren, Malen, Lesen, Basteln, Handarbeiten. Gönnen Sie sich auch die nötige Ruhe.

Abszess
Aissen, Furunkel

Tiefergelegene Abszesse müssen mitunter vom Arzt behandelt werden.

Bringen Sie bei einem roten und schmerzhaft entzündeten Abszess die Eiteransammlung zum Erweichen und Reifen. Hier hilft die kleine heisse Auflage mit Leinsamen oder Bockshornklee oder die heisse Kräuterauflage mit Käslikraut, Sanikel, Storchenschnabel oder Klette (Wurzel). Auch beschleunigt das Auftragen einer Zugsalbe oder die Kohlblatt- oder Zwiebelauflage die Reifung. Und noch ein altes Rezept aus Kneipps Zeiten: Legen Sie eine heisse, gekochte und zerdrückte Kartoffel auf. Nachbehandeln mit einer Kräutersalbe oder Kräuterpuder.

Kur mit Blutreinigungstee oder Frischpflanzensaft von Stiefmütterchen, Zinnkraut, Birke, Brennessel, Goldrute oder Klettenwurzeln.

Fleischlose Kneippkost, keine Süssigkeiten und Weissmehlprodukte, nahrungsergänzendes Hefepräparat. Sorgen Sie mit natürlichen Verdauungshilfen (siehe dort) für regelmässigen Stuhlgang.

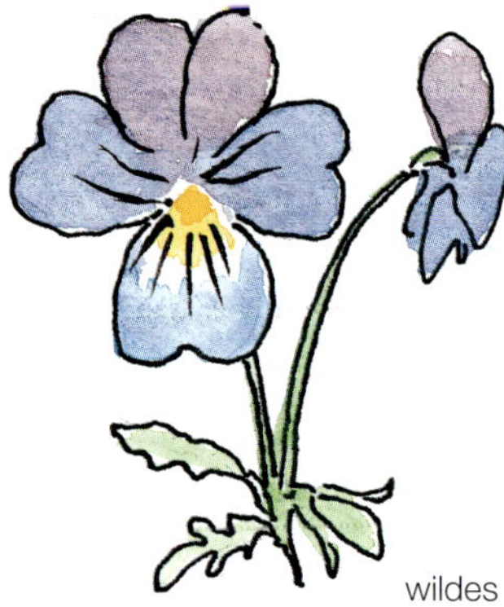
wildes Stiefmütterchen

Akne

Vorwiegend tritt diese Hauterkrankung in den Entwicklungsjahren auf, kann aber bei ungewöhnlicher Belastung, vitalstoffarmer Ernährung oder ungesundem Lebenswandel auch reifere Jahrgänge betreffen. Sie wird verursacht durch vereiterte Mitesser in Gesicht, mitunter auch Rücken und Brust. Ihre Behandlung braucht viel Geduld.

Mild, entzündungshemmend und leicht desinfizierend wirkt das warme Bad mit Kleie, Molke, Kamille oder Thymian. Betupfen Sie sorgfältig die Haut mit einem reizlindernden Tee von Stiefmütterchen, Klettenwurzeln, Walnussblättern, Kamille, Sanikel, Storchenschnabel, Salbei oder Thymian, oder machen Sie sich davon eine Kräuterauflage oder einen Gesichtsdampf. Im Gesicht wirkt auch die Quarkauflage sehr gut. Reinigen und pflegen Sie Ihre Haut nur mit milden und natürlichen Produkten.

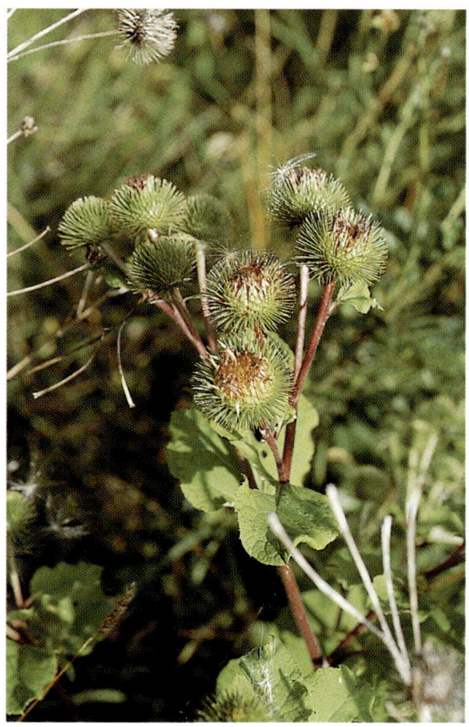
Klette

Sie können sich selbst eine entzündungshemmende, reinigende und entfettende Gesichtsmaske zubereiten: Wasser oder Tee mit einem der obigen Heilkräuter und Kleie oder Lehm anrühren, eventuell etwas Honig dazugeben und auftragen. Nach dem Trockenwerden abnehmen, lauwarm abwa-

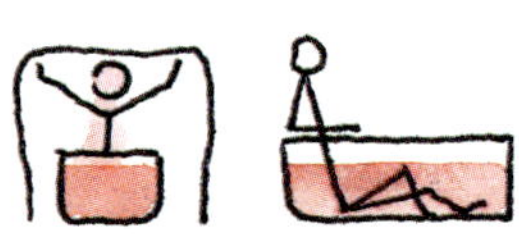

schen und mit Propolis- oder Kräutersalbe nachbehandeln.

Kur mit Blutreinigungstee, Frischpflanzensaft oder Tropfen von Stiefmütterchen, Brennessel, Löwenzahn, Zinnkraut, Klette oder Birke.

Salzarme und fleischlose Kneippkost, viel Frischkost und Früchte wie besonders Äpfel und Bananen, nahrungsergänzendes Hefepräparat. Milchkonsum einschränken, als Ersatz Mandelmilch, ungesüssten Apfelsaft oder verdünnte Beerensäfte trinken. Zitrusfrüchte und -saft bis zur Besserung meiden. Keine Süssigkeiten, Weissmehlprodukte und scharfe Gewürze. Verwenden Sie Meersalz und frische oder getrocknete Gewürzkräuter anstelle von Kochsalz. Sorgen Sie bei Verstopfung mit natürlichen Verdauungshilfen (siehe dort) für eine regelmässige Verdauung.

Streben sie eine ausgeglichene Lebensweise an. So soll Ihre Freizeitbeschäftigung den Alltag Ihrem Bedürfnis entsprechend kompensieren: erholsame Ruhe oder Aktivität in Gesellschaft, Spiel und Spass.

Allergie

Die Allergie ist eine Überempfindlichkeit bzw. Reaktion auf bestimmte Stoffe in Umwelt, Luft, Nahrung, Bekleidung usw. Hier gilt es, mit allen Massnahmen die Stoffwechselfunktionen und damit das Hauptentgiftungsorgan, die Leber, zu pflegen und sie in ihrer Tätigkeit zu unterstützen sowie das körpereigene Immunsystem zu aktivieren. Desensibilisierungsprogramm durch den Arzt.

Das reizlindernde warme Bad oder Fussbad mit Zusatz von Kleie, Molke oder Zinnkraut oder die warme Auflage mit Tee von Stiefmütterchen, Schafgarbe, Zinnkraut, Salbei, Lindenblüten sind im Akutfall bewährte Hilfen. Reinigen und pflegen Sie Ihre Haut nur mit milden und natürlichen Produkten. Übertreiben Sie es nicht mit der körperlichen Sauberkeit. Zu viel Hygiene zerstört den Säureschutzmantel der Haut und kann die Allergieanfälligkeit erhöhen. Bei sehr trockener Haut beugt das Kräuterölbad (Heilpflanzen siehe oben) einer eventuellen Hautallergie vor.

Nach dem Essen unterstützt die Dampfkompresse oder der heisse Heublumensack (wenn keine Blütenpollenallergie) auf die Lebergegend die Leberfunktion und den Stoffwechsel. Die morgendliche Kaltwaschung kräftigt das Immun- sowie das vegetative Nervensystem.

Kur mit Heilkräutertee oder Frischpflanzensaft, die gezielt die Stoffwechsel- und Nierenfunktion unterstützt: mit Birke, Zinnkraut, Goldrute, Löwenzahn, Schafgarbe oder Artischocke.

Basenreiche, vegetarische und salzarme Kneippkost, bevorzugen Sie Dinkelgetreide, eventuell Milchkonsum einschränken und als Ersatz Soja- oder Reisdrink verwenden, nahrungsergänzend gezielt Schutzstoffe wie Magnesium einnehmen. Mit natürlichen Hilfen wie Leinsamen, Pflaumen, Feigen Verdauung unterstützen.

Meiden Sie unbedingt Süssigkeiten, Weissmehlprodukte, scharf gewürzte Speisen und, falls bekannt, das Allergie auslösende Nahrungsmittel. Um dies herauszufinden, beobachten Sie Ihre Essgewohnheiten genau und führen Sie Tagebuch auch über

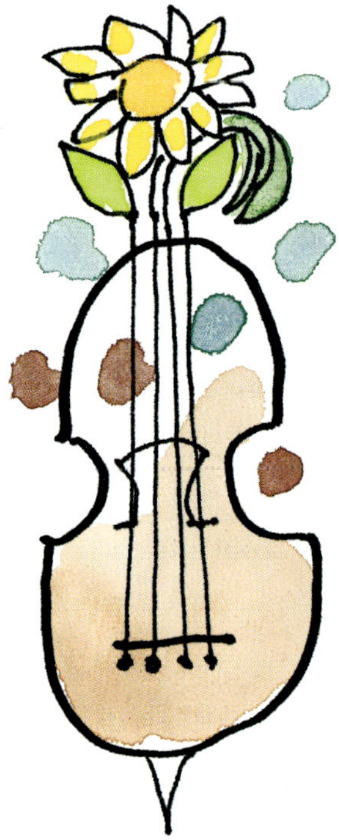

Kleinigkeiten, die Sie zwischendurch essen. Beachten Sie, dass auch Bekleidung, Bettzeug, Waschmittel und vieles mehr Ursache sein können.

Hier sind vor allem Lockerungsübungen nützlich: entspannende Atemgymnastik,

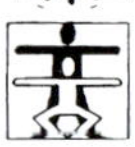
Autogenes Training, Gymnastik mit Musik und Tanz oder frohes, unbeschwertes Wandern. In gesunden Tagen kräftigen Sie vorbeugend mit Kneipp-Anwendungen das Immunsystem und beziehen konsequent die anderen vier Wirkprinzipien der Kneippschen Gesundheitslehre mit ein.

Altersbeschwerden

Unspezifische Symptome wie Vergesslichkeit, Konzentrationsschwäche, herabgesetzte Leistungsfähigkeit und Lebensfreude sind oft schwer zu diagnostizieren. Hier kann unter anderem eine leichte Fehlfunktion der Schilddrüse Ursache sein. Bei Unklarheit Arzt konsultieren.

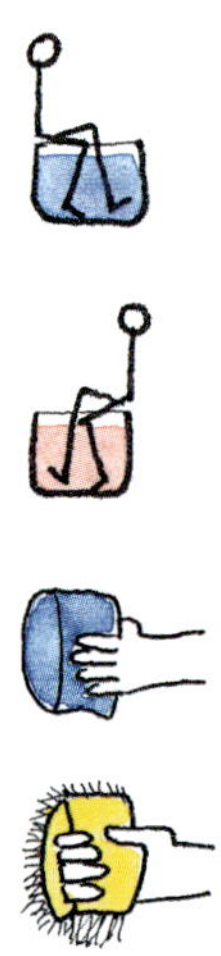

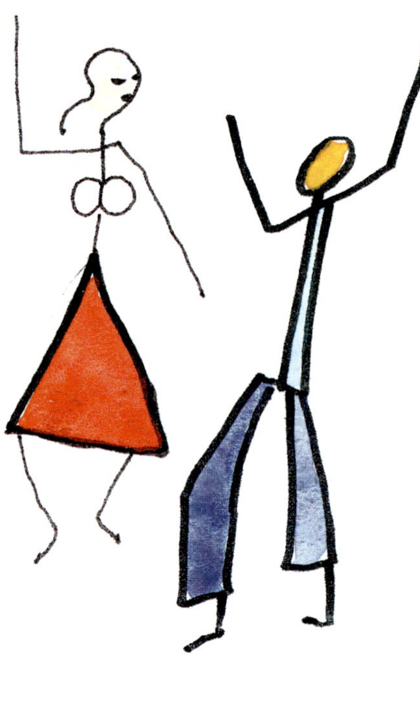

Regelmässiges Kneippen ist das beste Fitnesstraining und die Chance, die geistige
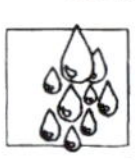
und körperliche Vitalität bis in das hohe Alter zu erhalten oder bereits bestehende Altersbeschwerden zu lindern. Mit wenig Aufwand und ohne unliebsame Nebenwirkungen sorgen Sie damit für eine gute Blutzirkulation sowie Durchblutung und Kräftigung aller Organe. Nachstehend geben wir Ihnen aus Kneipps grossem Angebot praktische und bewährte Anregungen. Wenden Sie die kalten Anwendungen bei guter Körperwärme an, morgens am besten auf den bettwarmen Körper, oder sorgen Sie mit warmem Wasser für gute Vorerwärmung. Widerstrebt Ihnen anfangs das kalte Wasser, so verwenden Sie

die ersten paar Tage leicht temperiertes, zimmerwarmes Wasser und gehen dann allmählich über zu brunnenfrischem Wasser. Sie werden dann bald spüren, wie wohl es Ihnen tut.

«Was dem Alter gewöhnlich abgeht und viele Gebrechen nach sich zieht, ist der Mangel an gehöriger Naturwärme. Diese aber wird am leichtesten und sichersten vermehrt und erhalten durch Anwendungen mit Wasser. Darum möge jeder Mensch von der Wiege bis zum Sarge das Wasser in Ehren halten, dem Schöpfer für diese Gabe dankbar sein und sie vernünftig gebrauchen.»
Sebastian Kneipp

Morgens: Beginnen Sie den Tag mit einer kreislaufstimulierenden Übung wie Taulaufen, Trockenbürsten oder mit der kalten Teil- oder nach etwas Übung mit einer Ganzwaschung. Eine weitere Abwechslung bildet der kalte Lendenwickel am frühen Morgen, da er dann die Stoffwechselfunktionen optimal anregt. Zudem ist er eine gute Präventivmassnahme. Er beruhigt, wirkt kräftigend und harmonisierend auf das vegetative Nervensystem und hat eine ganze Reihe von Heilanzeigen.

Abends beruhigt und durchwärmt das warme Fussbad oder Wechselfussbad mit Melissen oder Lavendel. Das Wechselfussbad trainiert verstärkt die peripheren Blutgefässe. Falls Sie einer kalten Anwendung den Vorzug geben, so haben die kalte Unterkörperwaschung, das kalte Fussbad, das Wassertreten, der kalte Knieguss oder der Wechselknieguss eine ableitende und beruhigende Wirkung. Bedingung ist: Sie gehen nach der Anwendung schlafen.

Tagsüber, besonders im Verlaufe des Vor- oder Nachmittags, erfrischt das kalte Armbad oder der kalte Arm- oder Gesichtsguss Körper und Geist (nicht anwenden bei Angina pectoris).

Wichtig: Wählen Sie die Anwendung, die Ihnen am besten bekommt. Dosieren Sie die einzelne Anwendung mild, passen Sie sie Ihrem eigenen Kräftevermögen und Tagesrhythmus an. Wechseln Sie ab mit den Anwendungen. Machen Sie jeden Tag eine andere und nie zwei Anwendungen gleichzeitig. Der Zeitabstand sollte bis zu vier Stunden betragen.

Zur Erhaltung der Gesundheit oder bei leichteren gesundheitlichen Störungen gibt es eine Reihe wirksamer Heilpflanzen. Verwenden Sie nach Bedarf oder Belieben Frischpflanzensaft oder Heilpflanzentee in Mischung oder einzeln, im Wechsel oder als Kur.

Als Frühstücks- und Haustee eignen sich besonders Zitronenmelisse, Apfelschalen, Hagebutten, Brombeer-, Himbeer- und Erdbeerblätter, Malve, Pfefferminze und Kamille einzeln oder in Mischung mit etwas Honig, Sanddorn- oder Zitronensaft. Reichlich trinken ist für ältere Menschen sehr wichtig.

Zur allgemeinen Stärkung des Immunsystems empfehlen wir Ihnen die Echinacea als Tropfenzugabe in den Tee, die Kapuzinerkresse oder Taigawurzel.

Kreislauf- und Herzbeschwerden: Ein vorzügliches Mittel bei Beschwerden ist die Einnahme des bewährten Ginkgopräparates und die Kur mit Weissdorn, eventuell kombiniert mit Baldrian. Der Weissdorn stärkt das Herz, und der Baldrian beruhigt die Herztätigkeit. Als eventuelle Ergänzung eignet sich ein Knoblauchpräparat.

Der Knoblauch verbessert die Durchblutung der Herzkranzgefässe bei Arterienverkalkung.

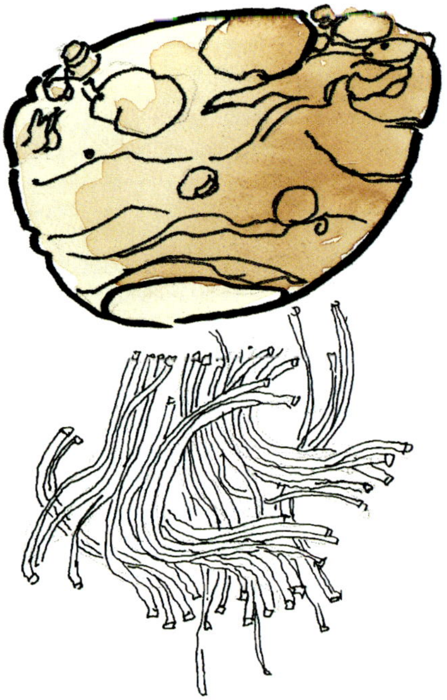

Zur Entschlackung und Entgiftung eignet sich die Tee- oder Frischpflanzensaftkur mit Brennessel, Löwenzahn, Birke oder Schafgarbe.

Bei Magenbeschwerden und Verdauungsschwäche sind der Leinsamen oder der Tee von Schafgarbe, Pfefferminze, Fenchel, Anis, Kümmel, Bitterklee oder Enzian gute Verdauungshilfen. Beruhigend und besänftigend auf den nervösen Magen wirken Melisse und Kamille. Bei akuten Schmerzen hilft die Tasse Tee von Wermut, Tausendguldenkraut oder Gänsefingerkraut in kleinen Schlückchen getrunken.

Gegen Alterungsbeschwerden sind der Ginseng oder die Taigawurzel wirksam. Die Taigawurzel ist volkstümlich bekannt als der «russische Ginseng» und besonders geschätzt bei Altersdiabetes, da sie den Zuckerstoffwechsel positiv beeinflusst. Bei Gedächtnisschwäche ist das kleine Immergrün in Form eines Präparates aus dem Fachgeschäft eine gute Hilfe. Bekannt ist der Ginkgo als gutes Aufbaupräparat und hilfreich bei Altersbeschwerden wie Vergesslichkeit, Kopfschmerzen.

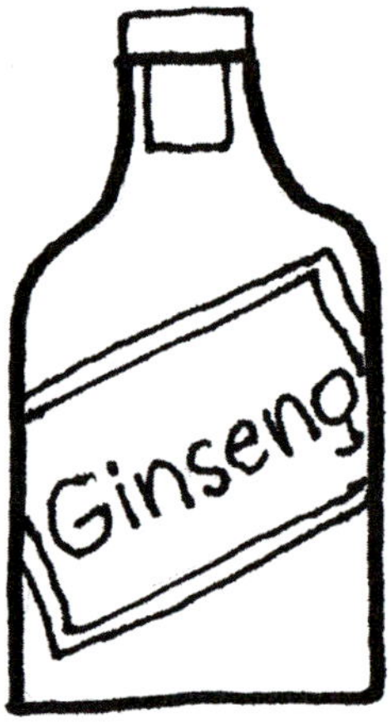

Bei verschiedenen Befindlichkeitsstörungen wirkt die Zitronenmelisse besonders durch ihre ätherischen Öle nervenstärkend, krampflösend und tonisierend auf das Gehirn, Herz, Magen und Darm.

Bei Altersflecken äusserlich Brunnenkressecreme auftragen, innerlich Vitamin C, A und E.

Bei langwierigen Erkältungskrankheiten wirkt die Flechte Isländisches Moos entzündungshemmend auf die Schleimhäute der Atmungsorgane, hustenreizmildernd und schleimlösend bei zähem Schleim. Salbeitee zum Gurgeln oder für Mundspülungen bei leichten Hals-Rachen-Erkrankungen, Thymian-, Kamillen- oder Rosmarintee wirken entzündungshemmend. Zinnkraut stärkt die Schleimhäute und festigt das Gewebe.

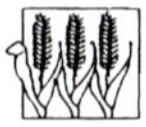

Salz- und fleischarme Kneippkost hält lange frisch und aktiv. Essen Sie keine voluminösen Mahlzeiten, essen Sie gleichmässig auf den Tag verteilt vier bis fünf kleinere Mahlzeiten. Achten Sie vor allem auf Qualität. Wir empfehlen Ihnen als Frühstück ein Frischkornhafermüesli mit Hirseflocken, Weizenkeimen und Sauermilch (L+), nahrungsergänzend natürliche Vitamine, besonders Pro-Vitamin A (Beta-Karotin), enthalten im Rüeblisaft oder Rüeblikonzentrat, Vitamin C der Sanddornfrucht und Vitamin E, enthalten in kaltgepresstem Weizenkeimöl sowie Mineralstoffe, vor allem Magnesium und Selen. Ergänzen Sie Ihren Speiseplan mit Vollkornbrei, -Suppe und -Müesli und wechseln Sie dabei ab mit Weizen, Dinkel, Hafer, Hirse, Mais, Gerste, Buchweizen, Nüssen und frischem Obst. Ein besonders wertvolles, vitalstoffreiches Gemüse ist der Sellerie. Er macht leistungsfähig, stärkt die Nerven und erhält jung und froh. Täglich zwei Äpfel schützen vor hohen Cholesterinwerten und regen die Verdauung an. Verwenden Sie vorwiegend und sparsam pflanzliche, kaltgepresste Fette und Öle. Vermeiden Sie Übergewicht, verwenden Sie bei Verstopfung natürliche Verdauungshilfen (siehe dort).

Das natürliche Durstgefühl lässt im Alter etwas nach, so ist besonders auf genügend Flüssigkeitszufuhr zu achten, insgesamt etwa zwei Liter täglich: (Mineral-)Wasser, Tee, verdünnte Obst- und Gemüsesäfte wie z.B. Tomaten- oder Karottensaft, Buttermilch, Molke. Als Süssmittel und Energiequelle ist der Honig in mässiger Dosis, ca. ein Esslöffel pro Tag, sehr empfehlenswert.

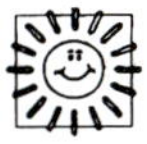

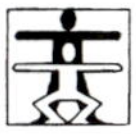

Regelmässige, leistungsangepasste Bewegung, Gymnastik, Wandern oder Sport an frischer Luft. Besonders eignet sich für ältere Menschen der tägliche, flotte Spaziergang. Der Körper braucht besonders im Alter viel Sauerstoff für die Stoffwechselfunktionen. Ferner sind bejahende Lebenseinstellung, Zufriedenheit, gute Laune und viel Humor natürliche Kräfte gegen Altersbeschwerden. Damit Ihre geistige Beweglichkeit nicht zu kurz kommt, halten Sie sie auf Trab mit Lesen, Rätsellösen usw. Bleiben Sie interessiert am aktuellen Geschehen. Vergessen Sie die Diätetik der Seele nicht, sie ist besonders wichtig. Ebenso meiden Sie oder gehen Sie weise um mit Genussgiften und geniessen Sie diese vernünftig dosiert.

Analekzem

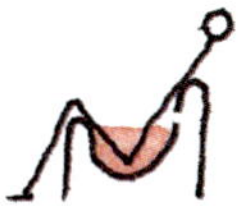

Analfissuren

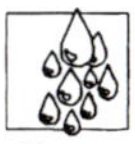

Das warme Sitzbad oder die warme Kräuterauflage mit Zinnkraut, Thymian, Kamille, Stiefmütterchen oder Meersalz desinfiziert und fördert die Heilung. Angenehm kühlend und reizmildernd wirkt die kalte Quarkauflage. Nach Stuhlgang sorgfältig reinigen, mit Haartrockner fönen und nachbehandeln mit Kräutersalbe oder -puder. Arzt konsultieren.

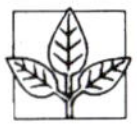

Kur mit Blutreinigungstee oder Frischpflanzensaft von Brennessel, Zinnkraut und Ehrenpreis.

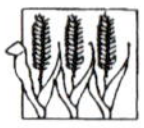

Fleischlose, faserstoffreiche Kneippkost, täglich Milchsäure in den Speiseplan einbauen in Form von Sauermilchprodukten, milchsauer vergorenem Gemüse oder Saft wie rohes Sauerkraut oder Sauerkrautsaft. Sorgen Sie mit natürlichen Hilfen wie Gold-Leinsamen (Edelleinsamen), Feigen oder Pflaumen für einen regelmässigen, weichen, glatten Stuhlgang.

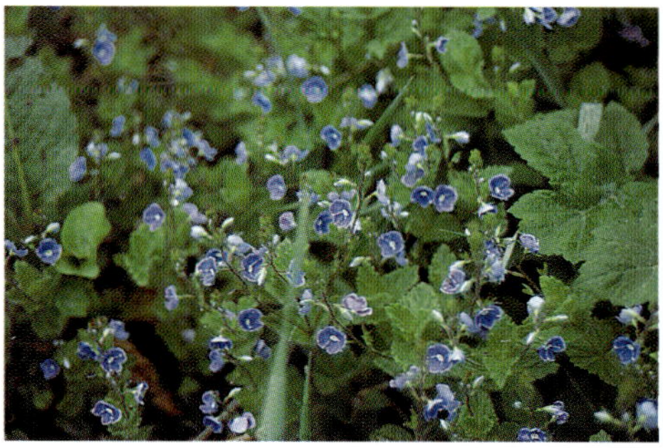

Ehrenpreis

Tragen Sie lockere Naturfaserkleidung. Zu enge und zu warme Kleidung hindert den Heilungsprozess.

Appetitmangel

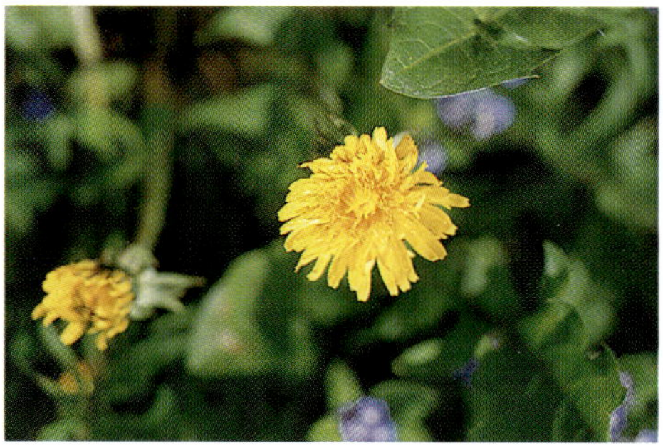

Löwenzahn

Bei fieberhafter Krankheit verlangt der Körper nach Flüssigkeit und reagiert mit Appetitmangel, eine normale und natürliche Reaktion. Der Körper schützt sich so vor zusätzlicher Belastung. Bei Appetitmangel in der Rekonvaleszenz oder als Ausdruck körperlicher oder seelischer Belastung ist die Kneipptherapie nützlich, manchmal bringt Luftveränderung oder die individuelle Kneippkur im Kurhaus den gewünschten Erfolg. Bei ernsthafteren Formen Arzt konsultieren.

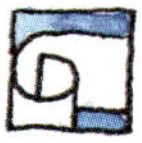

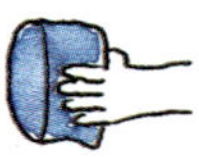

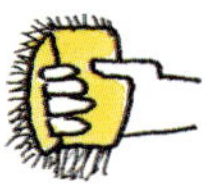

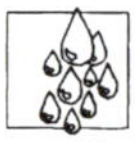

Wichtig ist, dass Sie mit Kneipps Abhärtungsübungen die körpereigene Widerstandskraft mobilisieren. Zur allgemeinen Kräftigung ist die morgendliche Kaltwaschung vom Bett aus eine bewährte Anwendung. Anschliessend gehen Sie zur Wiedererwärmung zurück in das warme Bett. Oder Sie aktivieren mit einer anderen morgendlichen Übung wie Trockenbürsten, Taulaufen oder Wassertreten Ihr Immunsystem. Sehr zu empfehlen ist der Lendenwickel und das wöchentliche Saunabad. Appetit- und stoffwechselanregend wirkt die

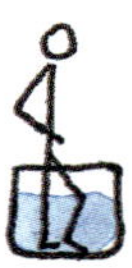

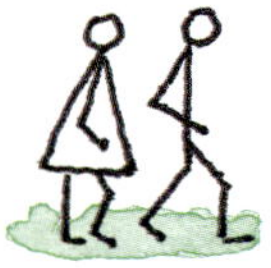

Dampfkompresse auf die Lebergegend vor dem Essen.

Kur mit Tee oder Frischpflanzensaft, einzeln oder kombiniert, mit bitterstoffreichen Heilpflanzen, die die Verdauungssäfte und den Appetit anregen: Löwenzahn, Wermut, Enzian, Schafgarbe, Pfefferminze, Artischocke, Tausendguldenkraut, Engelwurzel, Benediktenkraut, Fieberklee oder Meisterwurz. Trinken Sie langsam und schluckweise vor dem Essen eine Tasse Tee oder verdünnten Saft. Das regt die Verdauungssäfte und damit den Appetit an.

Sebastian Kneipp rät, täglich langsam und schluckweise eine Tasse Tee zu trinken von Salbei, Bitterklee und Wermut oder aus Tausendguldenkraut, Spitzwegerich und Schafgarbe. Auch empfahl er die Einnahme oder Teezugabe von täglich zwei mal fünf Tropfen «Spiköl», das ist das ätherische Lavendelöl.

Kneippkost, morgens ein kräftigendes und aufbauendes Frühstück mit Vollkorn-Haferflocken, angereichert mit Weizenkeimen und Sanddornmark, mittags bitterstoffreiche Kräuter und Salate wie Chicoree, Endivien, im Frühling Löwenzahn-, Brennessel-, Bärlauch- und Schafgarbenblätter, Kresse, Brunnenkresse, Kapuzinerkresse. Eventuell Ernährung mit einem natürlichen, vitalstoffreichen Aufbaupräparat ergänzen.

Viel Bewegung an frischer Luft, z.B. ausdauernde Spaziergänge, eventuell auch Luftveränderung verbunden mit einer revitalisierenden Kneippkur im Kurhaus.

Arteriosklerose

Arterienverkalkung

Mit zunehmendem Alter verlieren die Arterien an Elastizität, die Arterienwände verhärten sich. So lagern sich bei zu hohem Blutdruck oder hohen Cholesterinwerten Fette und sukzessiv auch andere Stoffe wie z.B. Kalzium an den Arterienwänden ab und behindern den Blutfluss. Dieser Alterungsprozess verläuft meist beschwerdefrei, doch ist es sinnvoll, mit einer zirkulationsanregenden Kneipptherapie Folgeerkrankungen vorzubeugen und den Blutdruck zu kontrollieren.

Beginnen Sie die Kneipptherapie mit kleinen und milden Anwendungen, die Sie langsam steigern. Passen Sie diese Ihrem eigenen Kräftevermögen an. Beachten Sie auch, dass Sie nur eine oder zwei Anwendungen pro Tag machen, wobei der Zeitabstand bis zu vier Stunden beträgt.

Bevorzugt werden warme Wasseranwendungen wie das warme Bad oder das warme und ansteigende Fuss- oder Armbad mit Heublumen, Thymian oder Zinnkraut. Wir empfehlen Ihnen zu wechseln. Probieren Sie einmal das Wechselfussbad und anderntags das Wechselarmbad. Beides wirkt verstärkt auf die Blutzirkulation. Sie können die Intensität der Anwendung noch steigern, indem Sie einen Wechselguss machen wie z.B. den Wechselarmguss, Wechselknieguss oder Wechselschenkelguss. Dann, am folgenden Tag, wenden Sie die milde Waschung an. Im täglichen Wechsel mit der Reizstärke trainieren Sie Ihren gesamten Organismus optimal.

Eine Reihe spezifischer Heilpflanzen stehen zur Vorbeugung oder zur Behandlung zur Verfügung, die wichtigsten sind

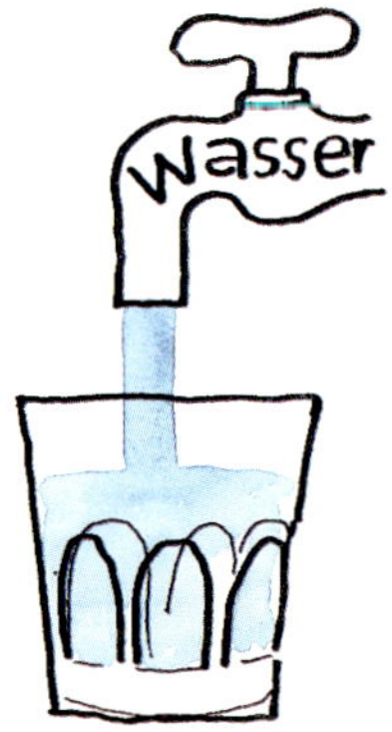

Mistel und Knoblauch. Machen Sie damit eine Kur und ergänzen Sie diese mit Kräutertee oder Frischpflanzensaft, einzeln oder zwei bis drei kombiniert von Zinnkraut, Brennessel, Löwenzahn, Weissdorn, Artischocke oder Schafgarbe. Ergänzend empfehlen wir Ihnen die Einnahme eines Ginkgopräparates in Tropfenform, das Sie gut dem Tee zugeben können.

Salzarme oder kochsalzfreie und fleischlose Kneippkost, reichlich Obst und (Roh-)Gemüse wie rohes Sauerkraut, Sellerie, Tomaten, Buchweizen (kurz aufkochen und quellen lassen). Dreimal wöchentlich sollte ein Vollreisgericht auf Ihrem Menüplan stehen. Verwenden Sie bitterstofffreiche Kräuter und Gewürze wie z.B. frische oder getrocknete Löwenzahn-, Pfefferminz- oder Schafgarbenblätter. Vorbeugen mit Knoblauch und Bärlauch als Frischpflanzensaft oder Präparat. Unsere Empfehlung: Trinken Sie morgens vor dem Frühstück ein grosses Glas frisches Wasser und sorgen Sie auch tagsüber für genügend Flüssigkeitszufuhr. Vermeiden Sie Übergewicht. Recht heilsam wirkt die Saftkur mit Obst- oder Gemüsesäften.

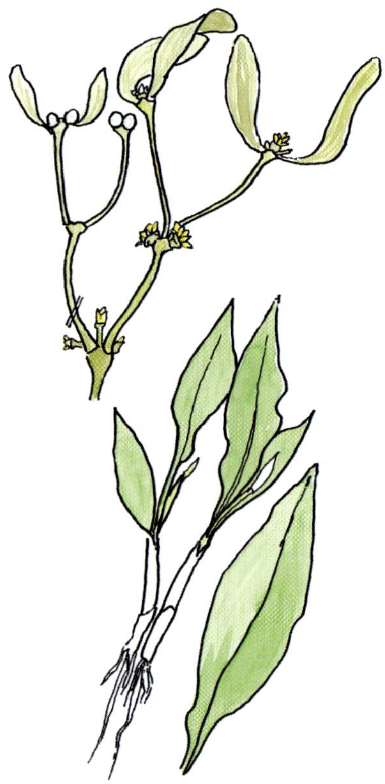

Täglich körperliche Bewegung, entspannende Atem- oder Gymnastikübungen, erholsame Spaziergänge und Wanderungen. Nicht rauchen. Zu empfehlen ist die individuell angepasste Kneippkur im Kurhaus.

Arthritis

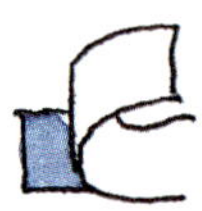

Akute Gelenkentzündung

Die akuten Beschwerden behandeln Sie am besten mit einer lauwarmen Auflage mit Heublumen oder Lehm oder mit der zimmerwarmen Kohl- oder Quarkauf-

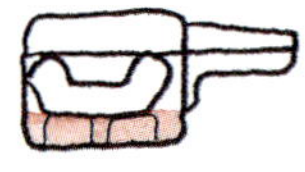

lage. Anschliessend mit kühlender Kräutersalbe einreiben.

Kur mit Entwässerungstee oder Frischpflanzensaft von Goldrute, Brennessel, Birke, Zinnkraut, Hauhechel, Karde, Quecke, Schlehenblättern und -blüten oder Maisgriffel. Sie können mehrere Pflanzen gemischt oder einzeln verwenden und nach Belieben wechseln.

Basenreiche, salz- und fleischarme Kneippkost (siehe Übersäuerung), Sesamprodukte in den Speiseplan einbauen in Form von Sesamöl, Sesambrot, Sesamhonig. Der Sesamsamen enthält hochwertige, leicht verdauliche pflanzliche Eiweisse und wertvolle hochungesättigte Fettsäuren. Nahrungsergänzend Mineralstoffmischung einnehmen. Entlastende Molke- oder Vollreisdiättage einschalten, Meerrettichsaft in ganz kleinen Dosen einnehmen. Wir empfehlen Ihnen die Kur mit den Frischpflanzensäften von Kartoffeln, Sellerie und Rüebli, einzeln oder kombiniert sowie die Kur zur Darmpflege mit Senfkörnern. Unbedingt Übergewicht abbauen, wenn nötig mit natürlichen Verdauungshilfen (siehe dort) für regelmässige Verdauung sorgen.

Leistungsangepasste Gymnastik an frischer Luft, keine Dauerleistung. Zu empfehlen ist die Kneippkur im Kurhaus, die Kur am Meer oder am Toten Meer.

Arthrose

Degenerative Knochenabnützung mit chronischen Schmerzen

Abnützung, Verschleiss des Knorpels der Gelenke oder der Bandscheiben der Wirbelsäule durch Bewegungsarmut oder Überlastung eines Gelenkes, z.B. bei Extremsport oder Verformung durch Unfall, frühere Meniskusoperation oder falsche Ernährung.

Hier empfehlen wir Ihnen das warme Bad oder Teilbad mit Heublumen oder zweimal wöchentlich eine heisse Auflage mit Heublumen, Kartoffeln oder Lehm. Beliebt ist auch die heisse Auflage mit Hirse- oder Maisbrei, da sie lange warm bleibt. Sie kochen den Brei ohne die üblichen Zutaten, geben ihn in einen Leinensack und legen ihn so heiss wie erträglich auf. Ebenfalls hat sich die Auflage mit gequetschten Kohlblättern bewährt. Reiben Sie das Gelenk mehrmals täglich mit einer durchblutungsfördernden Kräuter-, Kohl- oder Wallwurzsalbe ein. Wechseln Sie ab mit diesen Anwendungen. Ideal ist eine individuell abgestimmte Kneippkur im Kurhaus.

Kur mit Entwässerungstee oder -Frischpflanzensaft von Goldrute, Birke, Brennessel, Hauhechel, Zinnkraut, einzeln oder kombiniert.

Basenreiche, salz- und fleischarme Kneippkost (siehe Übersäuerung), Sesamprodukte in Form von Sesamöl, Sesambrot, Sesamhonig in den Speiseplan einbauen. Der Sesamsamen enthält hochwertige, leicht verdauliche pflanzliche Eiweisse und wertvolle hochungesättigte Fettsäuren. Nahrungsergänzend Mineralstoffmischung einnehmen. Entlastende Molke- oder Vollreisdiättage einschalten, Meerrettichsaft in ganz kleinen Dosen einnehmen. Wir empfehlen Ihnen die Kur mit den Frischpflanzensäften von Kartoffeln, Sellerie und Rüebli, einzeln oder kombiniert sowie die Kur zur Darmpflege mit Senfkörnern. Unbedingt Übergewicht abbauen, wenn nötig mit natürlichen Verdauungshilfen (siehe dort) für regelmässige Verdauung sorgen.

Belastungsfreie, leistungsangepasste Gymnastik an frischer Luft, keine Dauerlei-

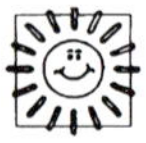

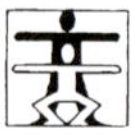

stung. Die intensive, tägliche Bewegung der Gelenke sorgt für Nährstoffzufuhr zu den Gelenken. Kur am Meer oder am Toten Meer.

Asthma bronchiale

Asthma- und Allergieerkrankungen haben in letzter Zeit drastisch zugenommen. Durch bestimmte äussere Einflüsse wie erhöhte Schadstoffbelastung in Luft und Nahrung werden die Bronchien stark gereizt und ein Asthmaanfall ausgelöst. Bei einer medikamentösen Behandlung ist die natürliche Behandlung eine sinnvolle Unterstützung und Ergänzung.

Der Kopfdampf, das warme Bad und das warme oder ansteigende Arm- oder Fuss-

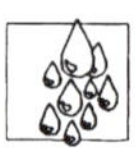

bad mit Thymian, Fichten, Eukalyptus oder Pfefferminze entspannen wohltuend. Die ätherischen Öle werden über die Haut und die Atmung aufgenommen und wirken entkrampfend, beruhigend und desinfizierend. Krampflösend und beruhigend wirken die Dampfkompresse oder der heisse Heublumensack, die während eines Anfalles nur locker aufgelegt und nicht eingewickelt und bei Bedarf erneuert werden, bis zum Abklingen des Anfalles.

«Kann der Kranke liegen, so legt man ihm ein sechsfaches Tuch, welches vorher in heisses Wasser getaucht wird, auf die Brust, und zwar so warm, als es der Patient ertragen kann; es wird dann nicht mehr lange dauern, so wird der Krampf nachlassen. Reicht eine Auflage nicht aus oder wird das Tuch bald kühl, so kann man es nach fünfzehn bis zwanzig Minuten nochmals eintauchen.

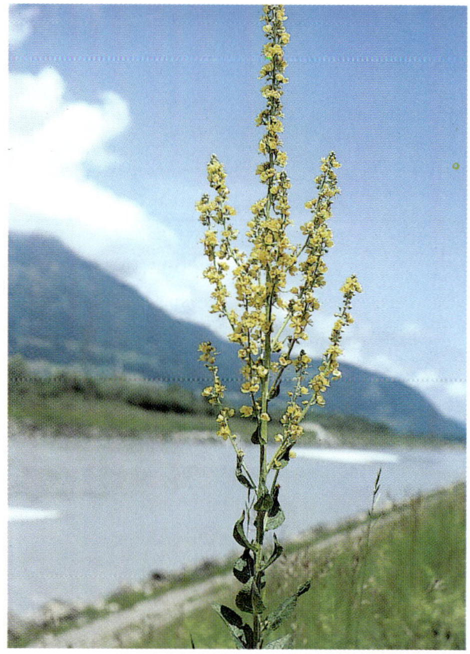

Königskerze

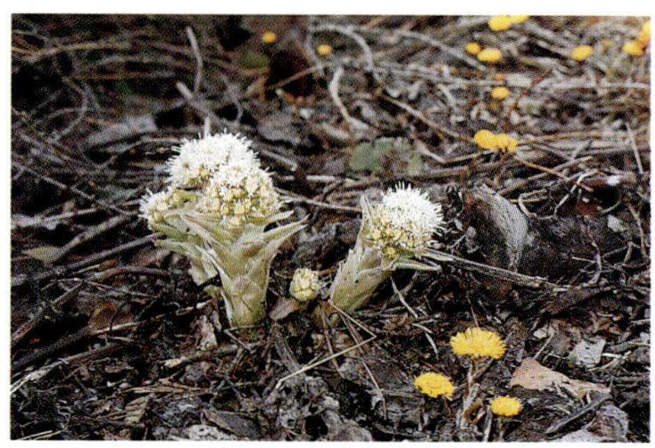

Pestwurz

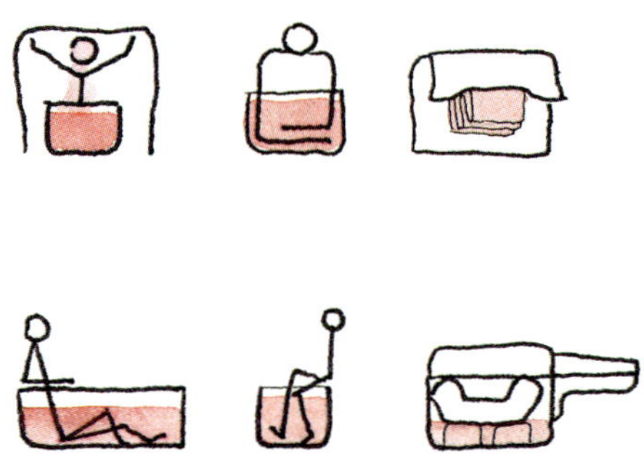

Hat der Krampf nachgelassen, so wird das Tuch beseitigt.»
Sebastian Kneipp

Entzündungshemmend, schleim- und hustenlösend wirken Sonnentau, Königskerzenblüten, Thymian, Huflattich, Spitzwegerich, Tannenknospen, Malvenblüten, Isländisch Moos, Pestwurz. Für den Hustentee eignet sich jede Pflanze einzeln oder gemischt, gesüsst mit etwas Thymianhonig und Echinacea-Tropfen. Die Zugabe von Pestwurztropfen beruhigt, entspannt und dämpft die Angst und Erregung bei einem Asthmaanfall. Eine bewährte Teekombination ist auch Lungenkraut mit Passionsblume. Für Kleinkinder eignet sich besonders der Tee mit Huflattich und Pestwurz.

«Zur Erwärmung und besonders auch zur Stillung des Krampfes eignet sich am besten Thee von Anserine, Kamillen und Minze; Milch mit Fenchel gesotten und so warm, als man es ertragen kann, getrunken, ist ebenfalls ein vorzügliches Mittel.»
Sebastian Kneipp

Salzarme und fleischlose Kneippkost, vorwiegend Rohkost, Gerichte mit Vollreis, Hirse und Buchweizen. Nahrungsergänzend ein Magnesium- und eventuell ein Kalkpräparat einnehmen und in kleinen Dosen Knoblauch- oder Meerrettichsaft. Schleimfördernde Speisen wie Milch vorübergehend oder längerfristig ersetzen mit Soja-, Reis- oder Mandelmilch. Eine Kur mit schwarzem Holunder- oder Johannisbeersaft kräftigt und entgiftet die Atemwege. Ausserdem empfehlen wir Ihnen das Trinken von täglich mindestens einem Liter (Mineral-)Wasser. Wenn nötig mit natürlichen Verdauungshilfen (siehe dort) Verdauung unterstützen.

Entspannungsübungen, Autogenes Training. Die Bronchien reizende und belastende Stoffe wo immer möglich meiden. Kein Nikotin. Rauchen Sie nicht in Gegenwart eines zu Asthma neigenden Kindes. Zimmer gut lüften. Gestandener Rauch kann die Bronchien reizen. In krankheitsfreiem Zustand vorbeugend sehr zu empfehlen ist die gezielte Kneipptherapie in einem Kurhaus oder mit Kneipps Abhärtungsübungen Atemwege und Immunsystem kräftigen.

«Die Lungengymnastik kann mit dem Spaziergange leicht verbunden werden. Man bleibe unterwegs einige Minuten stehen und ziehe ganz langsam, tief Athem holend die frische Luft ein, halte sie ein wenig in den Lungen zurück und athme sie dann ebenso langsam wieder aus. Am günstigsten geschieht Dieses in einem Walde, besonders in einem Fichtenwalde. Anfangs mache man diese Lungenübung nur einige Male hintereinander und strenge sich vor Allem nicht zu sehr dabei an; später kann man es öfters thun.»
Sebastian Kneipp

Augenentzündung

Bindehaut- oder Lidrandentzündung
Gerstenkorn

Wenn Sie bei durch Zugluft, Staub, gleissende Sonne im Schnee oder auf See geröteten, entzündeten Augen mit der natürlichen Behandlung nach 24 Stunden keinen Erfolg haben, Arzt konsultieren!

Einen Wattebausch, Papiertaschentuch oder kleines, gefaltetes Leinentuch in lauwarmen Tee mit Augentrost, Fenchel, Brennessel oder Kamille tauchen und locker auflegen. Oder Sie machen eine kleine Auflage mit Quark oder Eischnee (leicht geschlagenes Eiweiss) und legen diese locker auf.

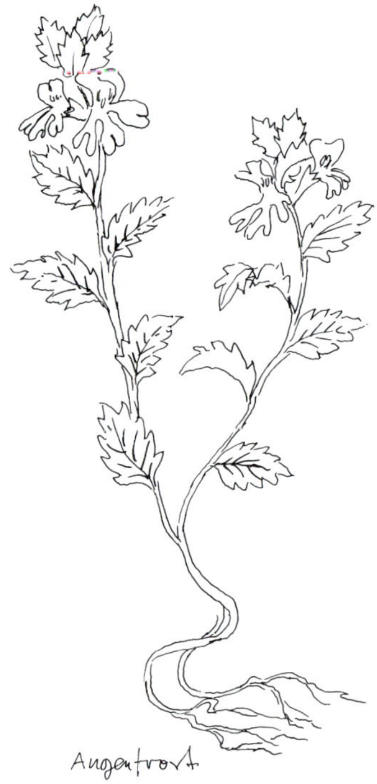

Augen, Verbesserung der Sehkraft

Müde Augen durch Überanstrengung.

Der kalte Gesichts- oder Augenguss oder das kalte Augenbad wirken intensiv durchblutungsfördernd auf die Kopforgane, beleben und erfrischen müde Augen und stärken die Sehkraft. Das kalte Augenbad – dazu füllen Sie ein passendes Geschirr oder ein spezielles vom Fachgeschäft mit frischem Wasser – dauert ein paar Sekunden, dabei mit den Augen zwinkern oder auf und zu machen. Sebastian Kneipp empfiehlt das kalte Augenbad zur Verbesserung der Sehkraft und vorbeugenden Kräftigung und Abhärtung der Augen. Oder Sie machen eine kleine augenentspannende Auflage mit dünnem, lauwarmem Augentrost- oder Fencheltee.

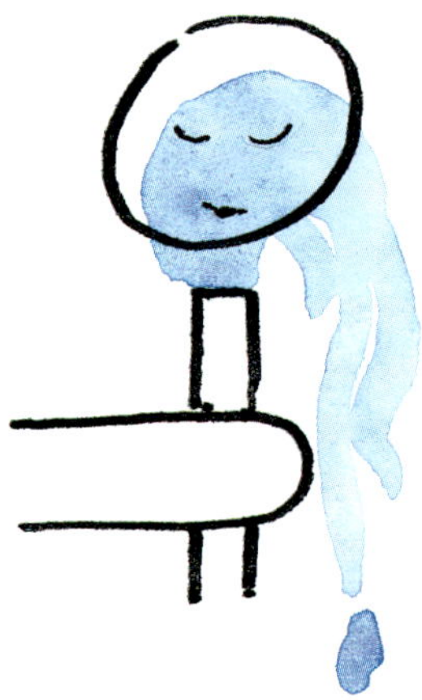

Ein besonders nützliches und wirksames Heilkraut ist der Augentrost mit französischem Namen «casse lunettes» und deutsch übersetzt «Brillenbrecher». Verwenden Sie den Augentrost innerlich als Tee und äusserlich in Form einer lauwarmen Kompresse oder eines Augenbades.

«Zum Lohn und aus Dankbarkeit für treue Dienste haben unsere Voreltern diesem kleinen Kräutchen den schönen Namen ‹Augentrost› gegeben. Wenn oft kein Mittel mehr helfen wollte, spendete dieses Blümchen den Augen den letzten Trost. Ich habe dasselbe schon recht häufig gerathen und mit guten Erfolgen. Mit dem Thee wäscht man zwei- bis dreimal die Augen gut aus, oder man taucht in denselben kleine Fleckchen, die

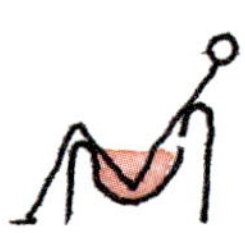

man über Nacht auf's Auge legt... Das Auge wird so gereinigt, geklärt, die Sehkraft gestärkt.»
Sebastian Kneipp

Kneippkost. Saftkur mit Karotten, Heidelbeeren oder schwarzen Johannisbeeren. Nahrungsergänzend Vitamin A, Gelee royal und Blütenpollen.

Eine gute Hilfe bietet die gezielte Augengymnastik und das Sehtraining. Bei augenbelastender und -anstrengender Tätigkeit wie z.B. Computerarbeit Augen zwischendurch entspannen, beruhigender Blick in die Ferne. Augen beim Lesen nicht überanstrengen, eine gute Lichtquelle ist sehr wichtig. Lassen Sie Ihre Augen von Zeit zu Zeit vom Augenarzt oder Optiker überprüfen oder die Brille neu anpassen.

Ausfluss

Weissfluss

Die nachfolgenden Empfehlungen gelten für den harmlosen Katarrh. Andernfalls ist der Arzt zu konsultieren, wobei die natürliche Behandlung die medizinische sinnvoll ergänzt und unterstützt. Ursache ist oft Blutarmut, Nervosität, Erschöpfung.

Das warme Sitzbad mit Zinnkraut, Haferstroh oder Kamille fördert die Durchblutung und kräftigt die Schleimhäute, es wirkt desinfizierend und entzündungshemmend. Milder aber ebenfalls gut wirkt die lauwarme Waschung mit Absud von Kamille, Taubnessel, Sanikel, Haferstroh oder Salbei.

Teekur mit der weissen Taubnessel kombiniert mit Goldmelisse, Brennessel und Schafgarbe. Diese Teekur kann mit Salbei, Silber- und Frauenmantel gut abgewechselt werden.

Mineralstoffreiche Kneippkost, zum Frühstück Frischkornmüesli mit Hirseflocken, nahrungsergänzend ein Kalziumpräparat sowie ein natürliches Eisenpräparat einnehmen, am besten kombiniert mit Vitamin B in Form von Hefe.

Mit warmer Fussbekleidung und Unterwäsche Unterleibserkältung vorbeugen.

Bauchspeicheldrüse

Die Bauchspeicheldrüse produziert Insulin zur Verbrennung der Zuckerstoffe sowie Pankreassaft, der zusammen mit der Galle durch den Pankreasgang in den Zwölffingerdarm fliesst und Fette zerlegt. Ursache für Störung und Entzündung, die den gesamten Stoffwechsel beeinträchtigen, ist oft zu kalorien-, eiweiss- und fettreiche Nahrung, übermässiger Alkoholgenuss. Arzt konsultieren.

Die Heilkräuter Löwenzahn, Taigawurzel und Artischocke in Form von Tee, Frischpflanzensaft oder eines Präparates vom Fachgeschäft unterstützen die ärztliche Behandlung sinnvoll.

Ausgewogene, fettarme Kneippkost, Früchte und Gemüse, Milchsäureprodukte.

Konsequent Alkohol meiden.

Beinbeschwerden

siehe auch Krampfadern

Müdigkeit, Schwere, Kribbeln oder Schmerzen in den Beinen, geschwollene Knöchel und Füsse sind erste Anzeichen von Abfluss-Stauungen, die die dünnwandigen Venen überfüllen und überdehnen. Hier sind kalte Kneipp-Anwendungen eine vorzügliche Hilfe.

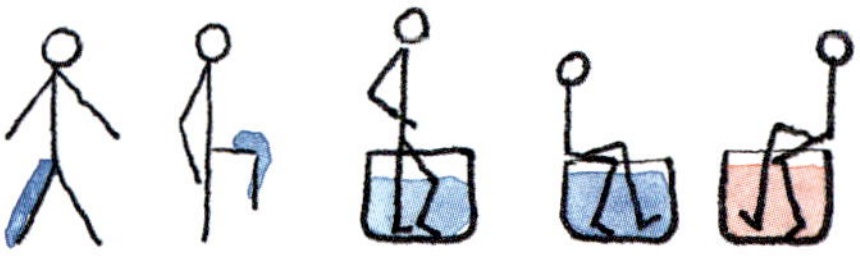

Gehen Sie so oft wie möglich barfuss. Regen Sie die Blutzirkulation in den Beinen an mit

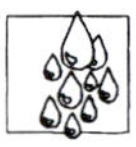

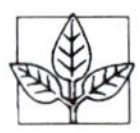

täglich gezielter Gymnastik und einer Kaltwasseranwendung wie Wassertreten, kaltes Fussbad, nasse Socken mit etwas Essigzusatz, Knie- oder Schenkelguss. Das warme Fussbad (bei Krampfadern nicht zu warm, höchstens 36 Grad) mit Zinnkraut, Heublumen oder Kartoffelabsud mit abschliessend kurzer Kaltanwendung ist zur Abwechslung ebenfalls eine gute Hilfe. Tonisieren und straffen Sie anschliessend Ihre Beine mit einer Kräutercreme von Rosskastanien, Wallwurz, Arnika oder mit Johannisöl, dabei Beine sanft von unten nach oben einmassieren.

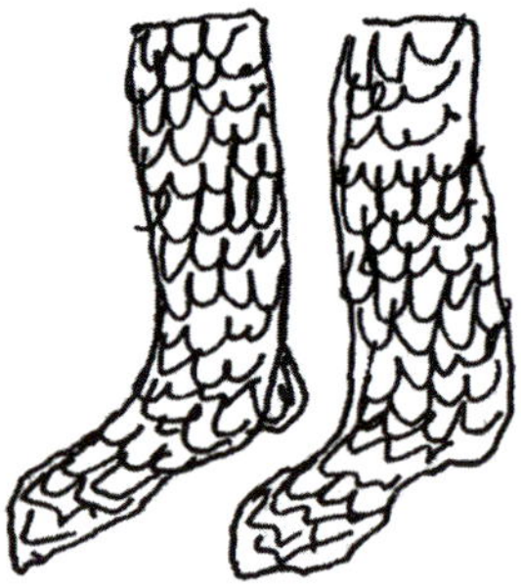

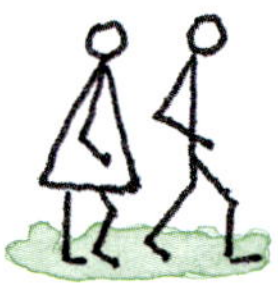

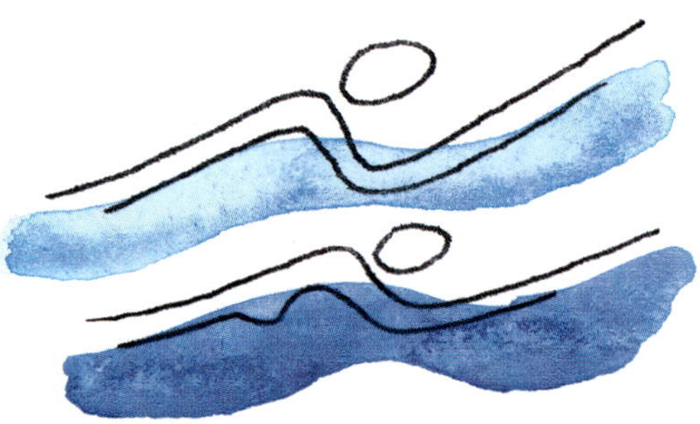

Die Einnahme eines pflanzlichen Präparates in Form von Tropfen oder Tabletten von Rosskastanie oder Mäusedorn aus dem Fachgeschäft unterstützen die äusserlichen Anwendungen wirksam.

Wasser in den Beinen: Kur mit Zinnkraut festigt die Venen, Kur mit nierenanregendem, harntreibendem Tee oder Saft mit Brennessel, Birke, Spargel, Ananas oder Artischocke. Wasser in den Beinen kann aber auch Anzeichen gesundheitlicher Störung wie Herz-Nierenleiden, Leberschaden usw. sein. Arzt konsultieren.

Geschwollene Beine, meist durch langes Stehen, grosse Wärme oder Übergewicht (siehe dort). Hier sind obige Hilfen nützlich, so auch das Mäusedornpräparat innerlich und äusserlich oder Tee von Mäusedorn für Waschung oder Auflage.

Bei einem Wadenkrampf Bein gegen Krampfrichtung dehnen. Feuchte Wärme in Form eines warmen Fussbades entspannt, lockert die Muskulatur und regt die Hautdurchblutung an. Anschliessend Bein einreiben mit wärmender Kräutersalbe oder Farnöl. Herstellung: Olivenöl mit Farnkraut und/oder Farnwurzeln ansetzen und zwei Wochen stehen lassen. Nahrungsergänzend Magnesium einnehmen.

Salzarme Kneippkost. Sorgen Sie für regelmässige Verdauung und Normalisierung des Körpergewichtes. Bei Übergewicht reduzierte Kneippkost oder regelmässig wöchentlich z.B. entlastende Vollreistage kombiniert mit Frischmolke (siehe Fastenkur) einschalten.

Beugen Sie tatkräftig dem Venenleiden und der Krampfadernbildung (siehe dort) vor mit regelmässigen Kneippanwendungen und gezielter Gymnastik und Sport wie Wandern, Schwimmen, Radfahren, Tanzen. Beine öfters hochlagern. Tragen Sie keine zu engen Schuhe mit hohen Absätzen oder Fussbekleidung mit einengendem Gummiband. Alkohol, Nikotin, Kaffee meiden.

Beruhigung

siehe auch Nervosität

Beruhigend, entspannend und als gute Einschlafhilfe wirkt abends das warme Bad oder Fussbad mit Lavendel, Melisse, Hopfen oder Baldrian. Sehr beliebt sind auch die nassen Socken, da sie ohne grossen Aufwand und auch selbst angelegt werden können. Eine weitere gute, wenn auch etwas aufwendigere Massnahme ist der kalte Lendenwickel mit seinem beruhigenden und regulierenden Einfluss auf das vegetative Nervensystem, die Psyche und den Körper.

Beruhigungstee mit Orangenblüten, Melisse, Johanniskraut, Baldrian oder Hopfen oder Tee mit Kamillenblüten und einem Teelöffel Johannisöl. Frischpflanzenpräparat mit Passionsblume aus dem Fachgeschäft.

Kneippkost, als Frühstück Frischkornhafermüesli mit Weizenkeimen.

Entspannende Gymnastik- oder Atemübungen, Abendspaziergang.

Bettnässen

Sind keine organischen Fehler diagnostiziert, so sind meist seelische Störungen oder eine leichte Erkältung oder Schwäche der Harnorgane die Ursache. Hier gilt es, die Harnorgane, das vegetative Nervensystem sowie das Selbstvertrauen des Kindes zu stärken.

Achten Sie darauf, dass die Füsse des Kindes beim Zubettgehen warm sind. Mit einem warmen Fussbad mit Zinnkraut stärken Sie die Harnorgane und sorgen zugleich für warme Füsse. Kalte Füsse sind oft die Ursache für Einschlafstörungen sowie eine latente Unterleibserkältung. Die Dampfkompresse auf die Blasengegend stärkt durch ihre durchblutungsfördernde Wirkung die Blase, wirkt beruhigend und

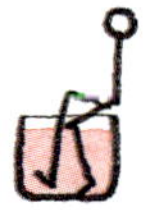

heilungsfördernd bei einer leichten Schwäche oder Erkältung. Die morgendliche kalte Waschung stärkt das Immunsystem und das vegetative Nervensystem.

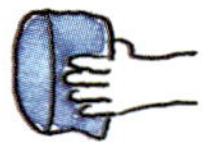

Kur mit Kräutertee oder Frischpflanzensaft von Zinnkraut. Ein bewährtes Volksheilmittel rät: Das frische, kaltgepresste Baumnussöl hat eine besondere Kraft, es stärkt die Blase und den Blasenschliessmuskel. Bestreichen Sie das Abendbrot mit ein bis zwei Esslöffeln Baumnussöl und massieren Sie vor dem Schlafengehen die Blasengegend Ihres Kindes mit Baumnussöl sanft ein.

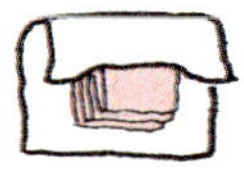

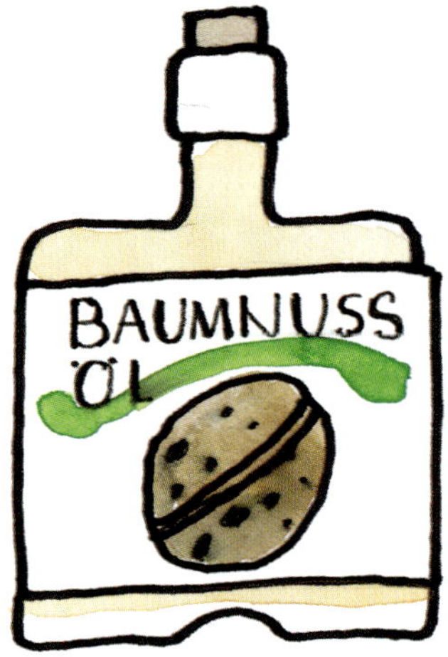

Kneippkost. Nahrungsergänzend kaltgepresstes Weizenkeimöl als natürlicher Vitamin-E-Spender in kleinen Dosen einnehmen. Zwischendurch Kürbiskerne knabbern stärkt die Blase, für Kleinkinder ist das Kürbiskerngranulat bestens geeignet. Abends die Getränkezufuhr kontrolliert begrenzen.

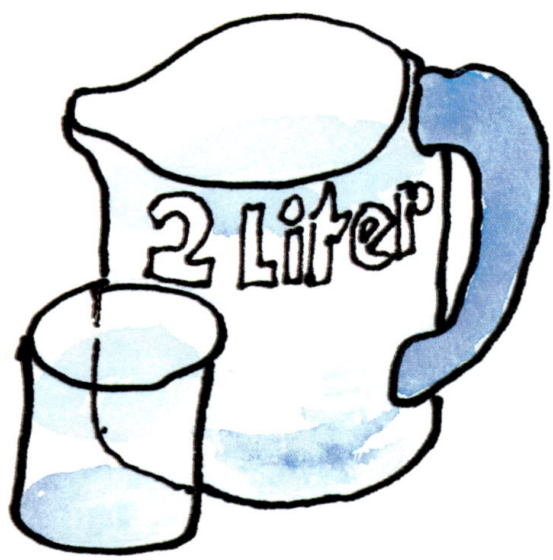

Ist Ihr Kind über Nacht trocken geblieben, so verdient es Lob, und tadeln Sie es bei Misserfolg nicht.

Blähungen

Bewegungsmangel, falsche und zu reichliche, vitalstoffarme Ernährung schwächen die Kräfte der Verdauung und der allgemeinen Abwehr. Es kann aber auch die Ernährungsumstellung auf Vollwertkost bei geschwächter Verdauung vorübergehend Blähungen verursachen. Bei unklaren Bauchbeschwerden Arzt konsultieren.

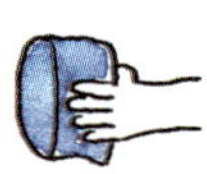

Eine schnelle und zuverlässige Hilfe ist die kalte Bauchwaschung oder die Dampfkompresse auf die Bauch- oder Leber-

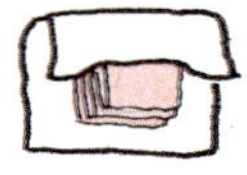

gegend. Beim Säugling und Kleinkind bringt das sanfte Einmassieren von Kümmelöl rund um den Bauchnabel meist sofort Hilfe. Falls nötig, legen Sie nach dem Einmassieren eine warme Kompresse auf.

Für Kleinkinder eignet sich der Fencheltee am besten. Allgemein gut windtreibend wirkt der Heilkräutertee mit Kümmel, Fenchel, Anis, Schafgarbe, Löwenzahn, Pfefferminze, Engelwurz oder Meisterwurz. Sie können auch verdünnten Frischpflanzensaft von Artischocke, Schafgarbe oder Löwenzahn einnehmen. Im Akutfall wirkt der Tee von Tausendguldenkraut oder Wermut ausgezeichnet, bei Krämpfen entspannt der Tee oder Saft von Anserine (Gänsefingerkraut).

Vorübergehend, bis zur Besserung, fleischlose Kneippkost. Achten Sie darauf, dass Sie langsam essen, gründlich kauen und während des Essens nicht trinken. Trinken Sie als kleinen Apéro vor den Mahlzeiten ein wenig Heidelbeersaft unverdünnt. Die Heidelbeere wirkt entzündungs- und blähungswidrig. Bevorzugen Sie das leicht verdauliche Dinkelgetreide, z.B. zum Frühstück Dinkelbrot oder Dinkelflocken mit Heidelbeerkonfitüre. Bei Beschwerden nach dem Essen trinken Sie eine Tasse verdauungsfördernden Tee (siehe oben) oder nehmen Sie einen Teelöffel voll Heilerde oder Lindenkohle ein, die Sie vorher in etwas Wasser auflösen. Dies hilft gegen Blähungen und zur Darmentgiftung.

Vorübergehend keine Rohkost und blähende Speisen wie Kohlarten, Hülsenfrüchte, Knoblauch, Zwiebeln. Keine Süssigkeiten und keine Weissmehlprodukte.

Atemübungen, Gymnastik und Wandern.

Blasenentzündung

Blasenkatarrh

Erkältung, chronisch kalte Füsse, Nässe und Unterkühlung können die Ursache sein. Sehr oft aber ist primär ein gestörter Säuren-Basen-Haushalt durch Fehlernährung die Ursache, da die latente Übersäuerung die Blasenschleimhaut reizt und schwächt. Bei schweren Beschwerden ist der Arzt zu konsultieren.

Das warme oder ansteigende Fuss- oder Sitzbad mit Zinnkraut, Heublumen oder Haferstroh fördert die Durchblutung des Unterleibes und ist wohltuend bei Blasen- und Nierenleiden. Es wirkt gewebestärkend, entzündungshemmend und heilungsfördernd. Entspannend und schmerzlindernd wirkt auch die Dampfkompresse oder der heisse Heublumensack auf die Blasengegend.

Mit viel Flüssigkeit in Form von (Mineral-) Wasser und harntreibendem Tee Blase anregen, damit sich die Keime im Harn nicht zu stark konzentrieren. Dazu verwenden Sie einen gemischten Nieren-Blasen-Tee, oder Tee von Goldrute einzeln oder gemischt mit Malvenblüten, Thymian, Birken-, Brennessel- oder Bärentraubenblättern mit Zugabe von Echinaceawurzeln oder -tropfen. Bärentraubenblätter wirken harnwegdesinfizierend und antiseptisch.

Basenreiche (siehe Übersäuerung), fleischarme Kneippkost, viel Rohkost und sparsam dosiert kaltgepresstes Weizenkeimöl. Mit pflanzlichen Hilfen wie Gold-Leinsamen (Edelleinsamen), Feigen, Pflaumen Verdauung unterstützen. Zwischendurch in kleinen Dosen Meerrettichsaft verdünnt mit Wasser und dreimal täglich einen

Esslöffel Preiselbeersaft unverdünnt einnehmen. Dieser wirkt antibakteriell und entzündungswidrig auf Nieren und Blase. Kürbiskerne kräftigen Blasenfunktion und Reizblase.

Mitunter ist bei akuter Blasenentzündung die mehrtägige Bettruhe erforderlich. Er-kältung vorbeugen mit warmer Fussbekleidung und auch Blase mit Bekleidung warmhalten. Schützen Sie sich vor Unterkühlung und Nässe. Nach Abklingen der Entzündung Blase stärken mit Kneippen.

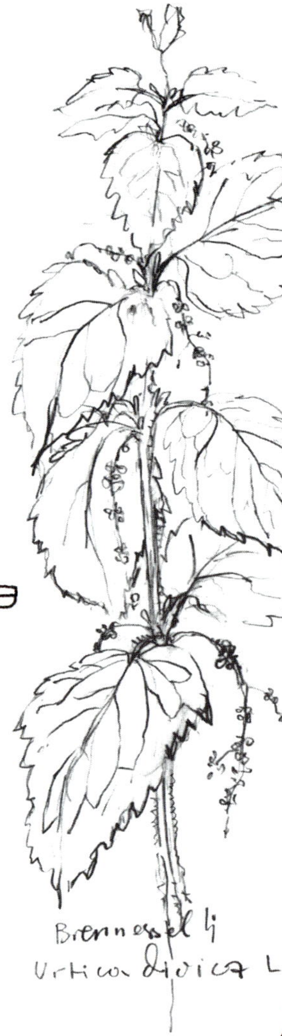

Blasengriess

Blasensteine

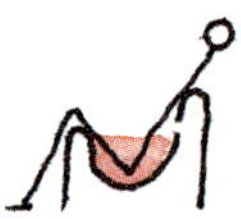

Arzt konsultieren!

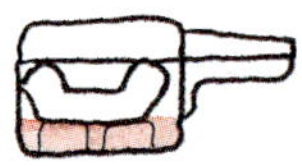

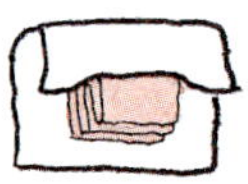

Das warme oder ansteigende Sitzbad mit Zinnkraut, Haferstroh oder Heublumen 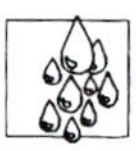 lockert und lindert Beschwerden. Die Dampfkompresse oder der heisse Heublumensack auf die Blasengegend wirkt krampf- und schmerzlösend.

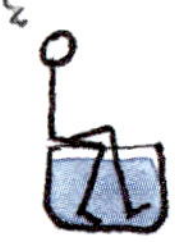

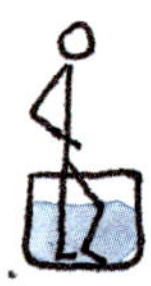

Intensive Trinkkur mit (Mineral-)Wasser und wassertreibendem Tee von Hauhechel, 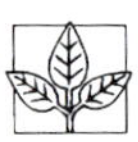 Zinnkraut, Goldrute, Brennessel, Birke, Quecke oder Vogelknöterich.

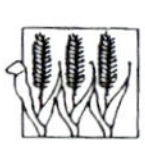 Basenreiche Kneippkost (siehe Übersäuerung).

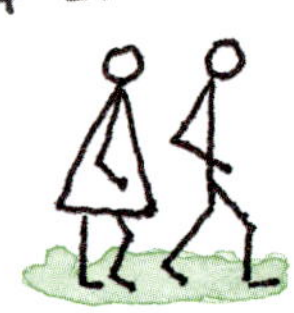

Blasenschwäche

Der Arzt stellt die Diagnose. Je nach Ursache – häufig Erschlaffung des Beckenbodens nach Operation oder Geburt oder auch Gewebeveränderung im Alter – kann Inkontinenz mit gezielten Übungen geheilt werden. Betroffen sind vor allem Frauen.

Das warme Bad oder Sitzbad mit Zinnkraut – besonders zu empfehlen ist das Wechsel-Sitzbad – oder die Dampfkompresse auf die Blasengegend wirken durchblutungsfördernd und gewebestärkend.

Kur mit Kräutertee oder Frischpflanzensaft von Zinnkraut, Vogelknöterich.

Basenreiche Kneippkost (siehe Übersäuerung), ergänzend täglich in kleinen Dosen kaltgepresstes Weizenkeimöl als natürlicher Vitamin-E-Spender einnehmen. Regelmässig ein paar Kürbiskerne knabbern kräftigt die Blase. Getrocknete Malagatrauben essen, Übergewicht abbauen, Verstopfung mit natürlichen Verdauungshilfen (siehe dort) vermeiden.

Gezieltes Muskeltraining der Beckenbodenmuskulatur.

Blutandrang zum Kopf

Blutdruck kontrollieren! (Siehe dort)

Hier sind ableitende Anwendungen nützlich wie das kalte Armbad, das kalte oder warme Fussbad, das Wassertreten, Taulaufen, die nassen Socken oder der Knieguss.

Kur mit Tee oder Frischpflanzensaft von Weissdorn, Knoblauch, Lavendel, Mistel oder Schafgarbe.

Salz- und fleischarme Kneippkost, davon zwei Drittel Rohkost, entlastende Vollreistage einschalten, Sojaprodukte einbauen.

Ausgeglichener Lebenswandel, Alkohol und Nikotin meiden.

Blutarmut

Anämie

Kann in verschiedenen Formen erscheinen und auch viele Ursachen haben: Blutverlust durch Verletzung, Operation, Krankheit, Infektion oder Ernährungsfehler, d.h. durch eine einseitige vitalstoffarme Nahrung. Äussere Zeichen sind Blässe, Frösteln und allgemeine Müdigkeit. Eine eventuell nötige medikamentöse Behandlung wird erfolgreich mit natürlichen Heilmitteln ergänzt und unterstützt.

Selbstheilungskräfte mobilisieren, anfangs mit warmen Anwendungen, da Blutarme leicht frösteln. Ein guter Aufwärmer ist das warme oder wechselwarme Fussbad am Abend. Für eine gute Durchblutung und Aktivierung des Immunsystems eignet sich das morgendliche Trockenbürsten kombiniert mit dem Luftbad oder am anderen Tag die kalte Teil- oder Ganzwaschung. Nach Training und positiver Reaktion kann die Reizstärke mit einem Guss oder einem kalten Teilbad allmählich gesteigert werden.

Kur mit Kräutertee oder Frischpflanzensaft von Brennesseln. Ihr hoher Chlorophyll- und Eisengehalt wirkt anregend auf die Blutbildung und Vermehrung des roten Blutfarbstoffes der roten Blutkörperchen. Weitere nützliche Kräuter sind das Tausendguldenkraut und die Schafgarbe.

Kneippkost, Luzernehonig auf das Frühstücksbrot, vitalstoffreiche getrocknete Bananen und Aprikosen als Aufbaunahrung. In der Saison frische Erdbeeren, roher Randensalat. In der Wintersaison sind milchsauer eingelegte Gemüse oder milchsauer vergorene Säfte wertvoll, da sie das für die Blutbildung wichtige Vitamin B12 enthalten.

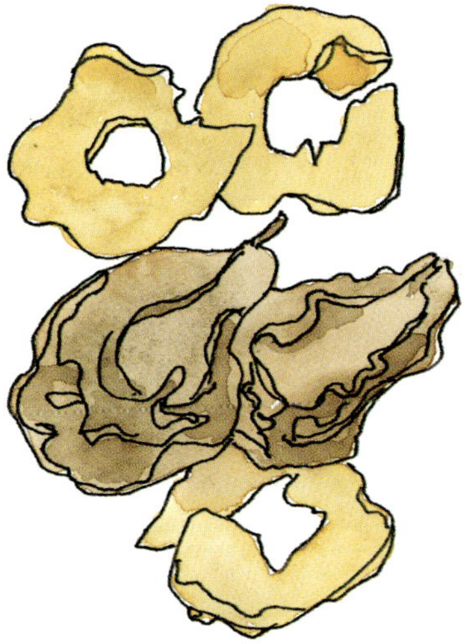

Nahrungsergänzend ein natürliches Eisenpräparat am besten in Kombination mit Vitamin C und B, Weizenkeime mit Vitamin E, Blütenpollen, Gelee royal. Kur mit Randensaft zur Regeneration und Aktivierung der roten Blutkörperchen. Oder essen Sie nach altem Rezept täglich ein bis zwei gedörrte, in Rotwein oder Malaga eingelegte Weichspeckbirnen. Für Kleinkinder Birnen in Wasser einlegen und in kleinen Mengen püriert oder klein zerschnitten zu essen geben. Getrocknete Malagatraube oder Pflaumen essen. Zwischendurch oder als Apéro verdünnten Trauben-, Tomaten-, Karotten- oder Zwiebelsaft aus biologischem Anbau in kleinen Portionen trinken.

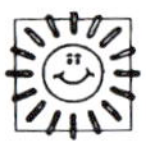

Viel Aufenthalt an der frischen Luft, Höhensonne.

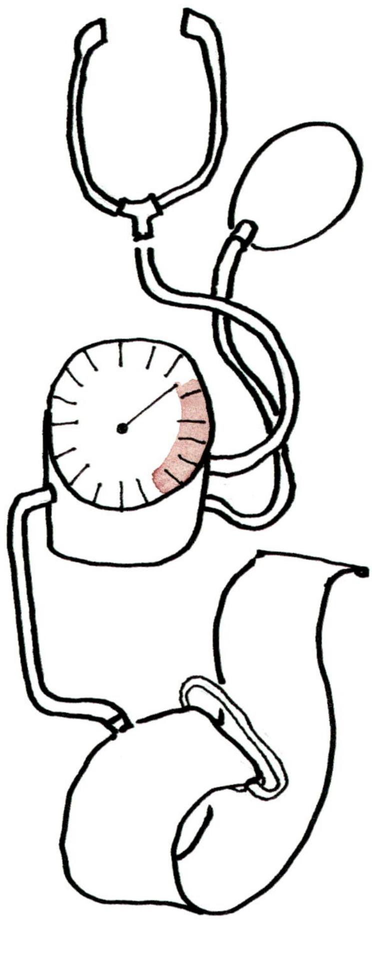

Blutdruck, hoch

Hypertonie

Bei extrem hohem Blutdruck Arzt konsultieren. Ursachen: Erbanlage, falsche Ernährung, Bewegungsmangel und damit verbunden Übergewicht.

Richtlinien: oberer Blutdruck 110 und Hälfte der Lebensjahre, Abweichung 10 %. Normaler Blutdruck 140/90 mm Hg, hoher Blutdruck ab 160/95 mm Hg .

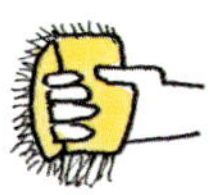

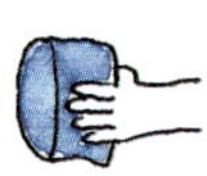

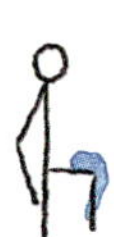

Hier ist eine ganze Reihe regulierender Kneipp-Anwendungen nützlich. Wechseln

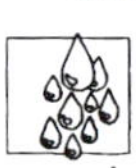

Sie ab mit diesen Anwendungen, täglich eine andere: Morgens empfehlen wir Ihnen das Trockenbürsten oder die kalte Unterkörper- oder Ganzwaschung, mittags den kalten Armguss oder das kalte Armbad. Abends beruhigt das warme Bad, Fuss- oder Armbad mit Zusatz von Melisse, Lavendel, Fichte, Baldrian oder Hopfen.

Als blutdruckscnkende, kalte Anwendung eignet sich vor allem der kalte Knieguss, das kalte Fussbad, das Wassertreten oder die nassen Socken. Als blutdruckregulierende Massnahme ist ein bis zweimal wöchentlich der kalte Lendenwickel zu empfehlen. Die Sauna ist eine gute Massnahme, nicht aber bei extrem hohem Blutdruck.

Kur mit Frischpflanzensaft oder -präparat von Mistel, Knoblauch und Weissdorn, Taigawurzel oder Ginseng. Weitere hilfreiche Heilkräuter sind Zinnkraut, Birke, Olivenblatt, Löwenschwanz, Bärlauch, Maisgriffel oder Berberitze. Tee bei Übererregbarkeit ergänzen mit Johanniskraut oder Pestwurz.

Salz- und fleischarme, wenn nötig reduzierte Kneippkost. Vollreis- und Buchweizengerichte, schonend gedämpfte Gemüse, Salate und im Frühling Bärlauch und Wildsalate. Salatsauce zubereiten mit kaltgeschlagenem Öl, frisch geschnittenen Zwiebeln, Zitrone und Molke. Keine scharfen Gewürze, wenig Käse. Übergewicht abbauen: Entschlackungskur im Kurhaus, Fastenkur (siehe dort) oder wöchentlich einen Obst- , Molke- oder Vollreistag einschalten. Diese entlasten Herz und Kreislauf und senken den Blutdruck.

Atem- und Entspannungsübungen, leichter Sport, längere Ruhepausen. Alkohol und Nikotin meiden.

Blutdruck, niedrig

Hypotonie

Morgenmuffel haben oft niedrigen Blutdruck, ihr Kreislauf kommt nur schwer in Gang. Trotzdem, blutdrucksteigernde Medikamente sollte man nur bei akuten Schwächezuständen verwenden. Die Kneipptherapie eignet sich hier besonders gut. Sie hat einen regulierenden Einfluss auf die Kreislaufzentren.

Bei niedrigem Blutdruck sind vor allem kreislaufbelebende und durchblutungsfördernde Morgenanwendungen gefragt. Hier aktiviert besonders das morgendliche Trockenbürsten gleich nach dem Aufstehen. Am besten Sie kombinieren es gleich mit dem Luftbad. Auch das morgendliche Taulaufen stimuliert kräftig, vor allem, wenn es mit einem anschliessenden kurzen Marsch ergänzt wird. Mild anregend wirkt die morgendliche kalte Teil- oder Ganzwaschung, kräftig anregend wirkt der kalte Arm-, Brust- oder Oberguss. Nach diesen Anwendungen sich anziehen und bis zur guten Wiedererwärmung bewegen. Falls Sie eine warme Anwendung bevorzugen, so ist das warme Bürstenbad mit Rosmarin- oder Lavendelzusatz zu empfehlen. Es darf aber nicht zu warm sein, höchstens 36–38 Grad.

Zwischendurch, im Verlaufe des Nachmittags, empfehlen wir Ihnen das kalte Armbad, die «Tasse Kaffee» der Naturheilkunde, oder eine erfrischende Arm- oder Oberkörperwaschung. Das wöchentliche Saunabad reguliert Blutdruckwerte wunderbar, allerdings dürfen die Werte nicht extrem niedrig sein.

Kreislauf- und blutdruckanregend wirkt vor allem der Rosmarin in Form von Tee, Frischpflanzensaft, Tropfen oder Wein. Der Rosmarin war eine Lieblingspflanze von Sebastian Kneipp. Weiter sind Tee oder Frischpflanzensäfte zu empfehlen von Zinnkraut, Mistel, Blasentang oder Weissdorn sowie die Pflanzenpräparate von Ysop, Ginseng, Taiga oder Ginkgo. Äusserlich die Herzgegend mit Arnikasalbe einmassieren wirkt tonisierend.

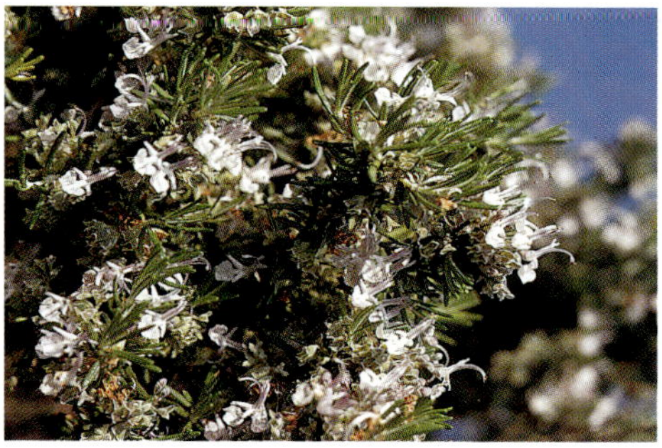

Rosmarin

Kalium- und Vitamin-C-reiche Kneippkost, Karotten-, Sellerie- oder Randensaft helfen

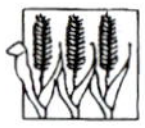

den Blutdruck auf natürliche Weise zu heben, nahrungsergänzend Vitamine E und B, Blütenpollen. Im Akutfall, bei kleinen Schwächen belebt die Tasse Kaffee oder Schwarztee. Bei Untergewicht Normalgewicht anstreben und Appetit anregen mit bitterstoffreichen Heilpflanzen (siehe Appetitmangel).

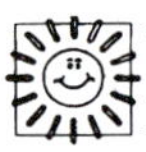

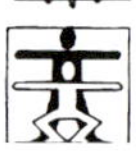

Viel körperliche Bewegung an frischer Luft, Sport, Wandern, Gymnastik, Spiel, Radfahren. Kneipps Abhärtungsübungen und Wassertherapie.

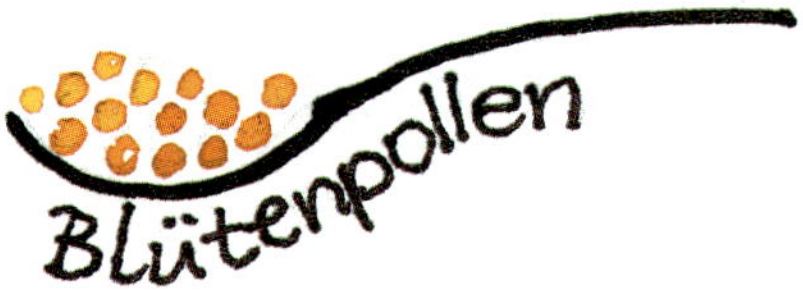

Blutdruckstörungen

Bei extrem hohem oder extrem niedrigem Blutdruck ist der Arzt zu konsultieren.

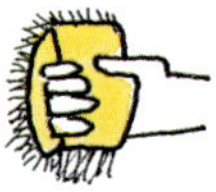

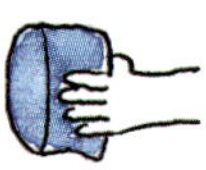

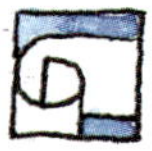

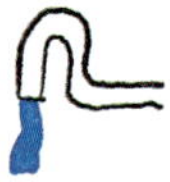

Die Kneipptherapie wirkt regulierend auf den Blutdruck. Sie wird deshalb mit Erfolg bei zu hohem und zu niedrigem Blutdruck eingesetzt. Für die regelmässige oder gelegentliche Kontrolle ist ein Blutdruckmessgerät in der Hausapotheke nützlich.

Bluterguss

Sportzerrung, Prellung, Quetschung

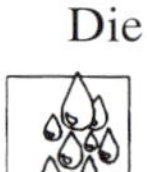

Die kalte Anwendung hemmt die Schwellung, drosselt die Blutzufuhr und dämmt den Schmerz. Hier hilft die Eisauflage oder die kalte Auflage in Serien mit Quark, Lehm, Gel oder Salbe von Arnika, Beinwell, Ringelblume, Johanniskraut oder Essigsaurer Tonerde. Kalte Auflage in

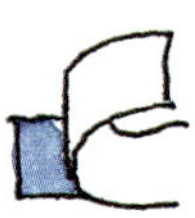

Serien heisst, die Auflage wird nach Warmwerden mehrmals erneuert. Nicht unterkühlen, zwischendurch kurz aussetzen.

Blutreinigung

Die Blutreinigungskur entwässert, entschlackt und erfrischt Organe, Gewebe, Gelenke und Muskulatur, tonisiert und verjüngt den ganzen Organismus und ist eine wirksame gesundheitliche Vorsorge.

Siehe Fastenkur

Ein bis drei Kurtage mit zwei bis drei Heilpflanzen in Form von Tee oder Frischpflanzensaft. Den Frühstückstee oder -saft mit einem Teelöffel Honig süssen.

Birke entwässert, ohne die Niere zu reizen.
Brennessel wirkt blutbildend und reinigend sowie harnstoffabbauend.
Brunnenkresse regt ganz allgemein den Stoffwechsel an und kräftigt das Nervensystem. Ergänzt mit Buttermilch oder Molke ist Brunnenkresse ein herrliches Kurgetränk.
Löwenzahn unterstützt Leber, Galle, Bauchspeicheldrüse in ihrer Arbeit und beim Abbau von Fettdepots und Schlacken, kräftigt das Bindegewebe. Die Löwenzahnkur wird von Rheumatikern als sehr wirkungsvoll und schmerzlindernd geschätzt.
Zinnkraut wirkt entwässernd und Haut- und Lungengewebe kräftigend.

Viel trinken, nebst Tee zwei bis drei Liter (Mineral-)Wasser täglich. Wird die Blutreinigungskur nahrungsergänzend durchgeführt, so empfehlen wir, damit die Kur auch den erwarteten Erfolg bringt, eine salzarme oder salzlose, vegetarische und reduzierte Kneippkost.

Viel Bewegung an frischer Luft unterstützt die Kurwirkung.

Blutvergiftung

Arzt konsultieren!

Brechdurchfall

Beim Kleinkind Arzt konsultieren!

Notfalls oder bis zum Eintreffen des Arztes geben Sie Ihrem Kind löffelweise Zuckerwasser mit Salzzugabe, das Sie schnell und einfach zubereiten können: eine Handvoll Zucker und ein Esslöffel Salz mit einem Liter Wasser mischen.

Bronchitis

Bronchitis gut ausheilen, um Folgeerkrankungen vorzubeugen.

Hier bietet die Kneipp-Hydrotherapie eine Reihe nützlicher Anwendungen. Wechseln Sie ab. Der Zeitabstand zwischen zwei Anwendungen beträgt mindestens vier Stunden. Passen Sie die Anwendung der Konstitution des Kranken an.

Chronisch und fieberlos
Dampf mit Eukalyptus, Latschenkiefer, Pfefferminze oder Thymian. Brust und Rücken einreiben mit Bronchialsalbe, dann eine Dampfkompresse auf die Brust auflegen und einwickeln. Die Kompresse vertieft die Wirkung der Einreibung. Beides wirkt schleimlösend und keimtötend. Das warme Armbad oder das warme oder ansteigende Fussbad mit Thymian entspannt und fördert die Durchblutung der Brustorgane und

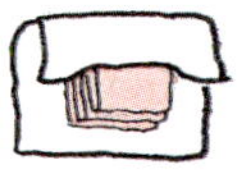
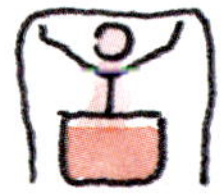
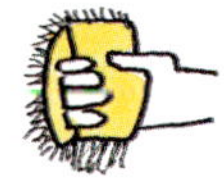
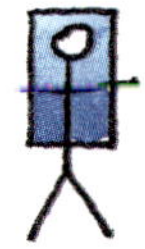

die Sekretion der Bronchien. Morgens Trockenbürsten, eventuell ergänzt mit Luftbad und Atemübungen.

Akut und fieberhaft

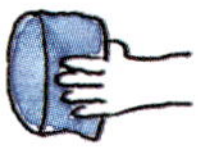
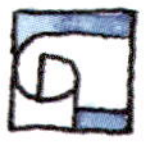
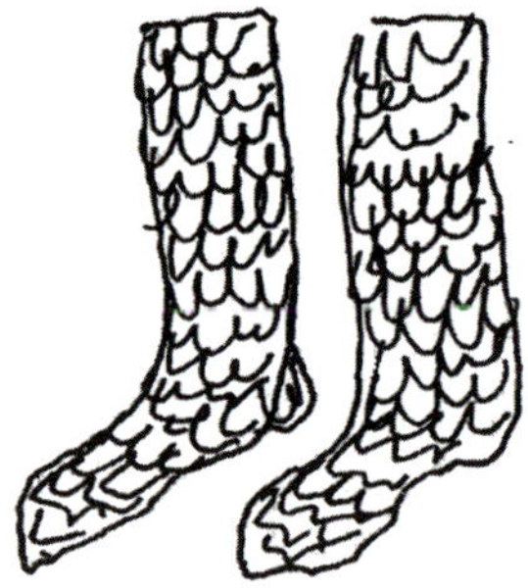

Oberkörperwaschung, kalter Brustwickel, Auflage mit Lehm, Kohl, Quark oder Zwiebel. Fieber senken mit der Serienwaschung, nassen Socken oder Wadenwickel. Schweisstreibender Tee mit Holunderblüten, Zitronensaft und Honig unterstützt die fiebersenkende Anwendung.

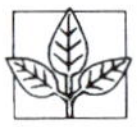

Zur Behandlung der Bronchitis ist das Heilpflanzenangebot besonders reichhaltig. Der Thymian besitzt eine stark desinfizierende und auswurffördernde Kraft. Schleimlösend wirkt die spezifische Brustteemischung oder der Tee einzeln oder kombiniert von: Thymian, Spitzwegerich, Huflattich, Sonnentau, Isländisch Moos, Malvenblüten, Königskerze, Anis, Fenchel, Tannenschössli, Bibernelle, Andorn, Lungenkraut, Geissblattblüten, Katzenpfötchen. Eine gute Brustteemischung ergibt Thymian, Huflattich, Seifenkraut und Bibernelle. Nach Pfarrer Sebastian Kneipp begünstigt aber auch die Gundelrebe die Absonderung. Ein bewährter Kindertee bei Bronchitis ist der Fenchel gemischt mit Meisterwurz.

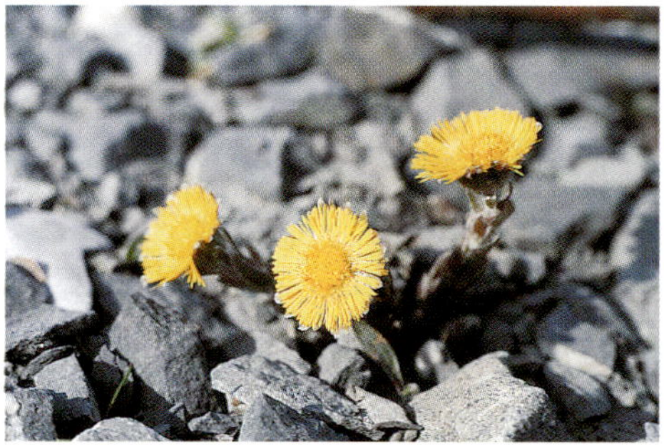

Huflattich

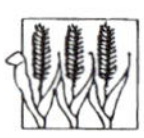
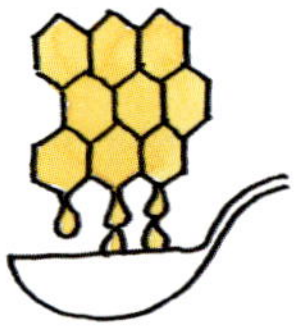
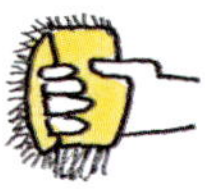
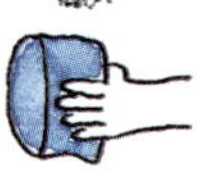
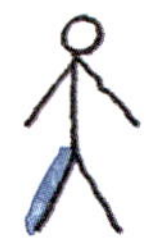
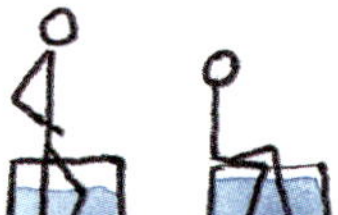

Vitamin-C-reiche Kneippkost, Frühstück oder Frühstücksmüesli mit Sanddornmark ergänzen. Tannenschössli-Latwerge aufs Frühstücksbrot. Bei akuter, fiebriger Bronchitis Tee- und Saftfasten mit heissem und verdünntem Saft der schwarzen Holunderbeere mit Zitronensaft und Thymianhonig, einen oder mehrere entlastende Obst- und Vollreistage einschalten.

Bei fiebriger Bronchitis Bettruhe. Nach Gesundung mit Kneippen Immunsystem aktivieren. Achten sie stets auf warme Füsse und schützen Sie sich vor Durchnässung.  Bei chronischer, hartnäckiger Bronchitis hat sich die gezielte Kneippkur im Kurhaus bewährt.

Cellulite

Orangenhaut, Bindegewebsschwäche

Häufig sind die Oberschenkel oder Oberarme, Hüfte und Po betroffen. Beim Zusammenschieben der Haut mit beiden Händen ergibt sich die sogenannte Orangenhaut. Ursache: oft ererbt, Siliciummangel, meist aber Bewegungsmangel, Übergewicht und falsche Ernährung. Hier bringt die konsequente Therapie auf allen fünf Kneipp-Säulen gute Resultate. Beginnen Sie damit gleich bei den ersten Anzeichen. Noch besser ist vorbeugen. Teure Mittel bewirken keine Wunder.

Regelmässig und abwechselnd durchgeführte Hydrotherapie trainiert und strafft die 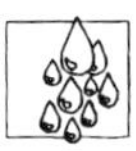 Oberhaut. Sie wird besser durchblutet, was sich positiv auf die Haut und die Lymphgefässe auswirkt. Wechseln Sie ab mit den verschiedenen Kneipp-Anwendungen, jeden Tag eine andere. Damit erreichen Sie ein optimales Hauttraining: Trockenbürsten, Schenkelguss oder Wechselschenkelguss – Trockenbürsten vor dem Guss verstärkt den Reiz des Gusses – Wassertreten, das kalte Fussbad, die kalte Waschung, Massage, Sauna. Nach der Anwendung empfiehlt sich das Eincremen mit einer Kräutersalbe. Und hier gibt es eine schöne Auswahl bewährter Produkte: Gel oder Salbe von Arnika, Rosmarin, Rosskastanie, Kiefernadeln, Mäusedorn, Zinnkraut, Ringelblume Beinwell oder Kampfer. Auch mit diesen kann man abwechseln.

Tee oder Saftkur mit kieselsäurehaltigen Pflanzen wie Zinnkraut oder Vogelknöterich. Ergänzend jodhaltige Pflanzen wie Blasentang in Teemischung geben. 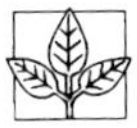

Kneippkost, Frühstück mit Hirseflocken. Wählen Sie oft Hirsegerichte, Hirse enthält viel Kieselsäure und kräftigt das Bindegewebe. 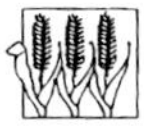 Jodhaltiges Kelppräparat einnehmen oder Kelppulver über die Nahrung streuen. Eventuell nahrungsergänzend kieselsäurehaltiges Präparat einnehmen; es verbessert die Spannkraft und Elastizität des Bindegewebes. Übergewicht normalisieren, Verstopfung mit natürlichen Verdauungshilfen (siehe dort) vorbeugen. Süssigkeiten und Weissmehlprodukte meiden.

Regelmässig, d. h. dreimal wöchentlich 20 Minuten, gezielte Gymnastik ist unbedingt nötig zur besseren Durchblutung und Stärkung der Muskulatur.  Sport, Laufen, Wandern, Treppensteigen, Radfahren, Schwimmen. 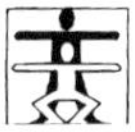 Bewegung und nochmals Bewegung baut Muskeln auf und Fettzellen ab.

Cholesterin

Falsche Lebensgewohnheiten sind Risikofaktoren, die zu erhöhten Cholesterinwerten führen: Qualitativ falsche, vitalstoffarme, zu süsse und zu fette Ernährung, Überernährung und damit verbunden Übergewicht und Bewegungsmangel, Stress, Genussgifte. Erblich bedingt sind etwa zwei Promille. Die Angaben der idealen Cholesterinwerte sind unterschiedlich und bewegen sich für den Erwachsenen im Bereich von 180 bis 250. Von der Wissenschaft übereinstimmend festgelegte Normalwerte sind schwer zu finden, da eine Reihe individueller Faktoren, insbesondere Alter, Geschlecht, jeweils geleisete körperliche Arbeit, Ernährung usw. die Werte verändern. Kurzfristig kann auch Zucker-, Nieren- oder Lebererkrankung die Cholesterinwerte erhöhen, die sich nach Gesundung wieder normalisieren. Werte über 230 bis 250 gelten als erhöht. Die Kneipp-Methode eignet sich besonders gut, diese zu normalisieren.

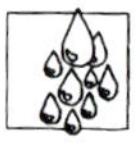

Bei erhöhten Cholesterinwerten sind stoffwechselanregende Kneipp-Anwendungen nützlich wie z.B. die Dampfkompresse oder der heisse Heublumensack auf die Lebergegend, das Trockenbürsten, das Bürstenbad, der wärmestauende Lendenwickel sowie regelmässige Sauna. Nervösen und Stressgeplagten empfehlen wir abends das beruhigende und entspannende warme Fussbad oder Dreiviertelbad mit Zusatz von Melisse, Lavendel oder Hopfen.

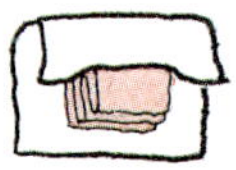
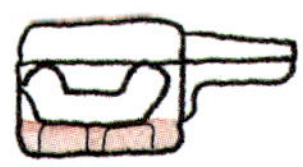
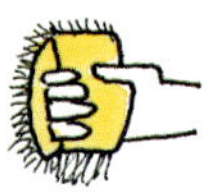
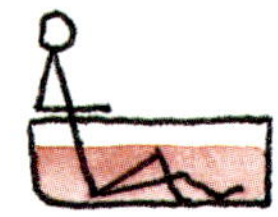
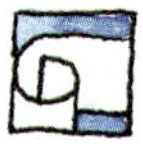

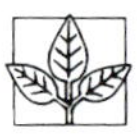

Kur mit Tee, Frischpflanzensaft oder Präparat von Artischocke oder Löwenzahn zur Unterstützung der Leber- und Stoffwechselfunktion. Nierenfunktion unterstützen mit Tee oder Pflanzensaft von Goldrute, Brennessel, Birke, Zinnkraut. Bei Nervosität beruhigt der Kräutertee mit Melisse, Johanniskraut, Apfelschalen, oder Orangenblüten mit Baldrian oder einem Esslöffel Hafersaft.

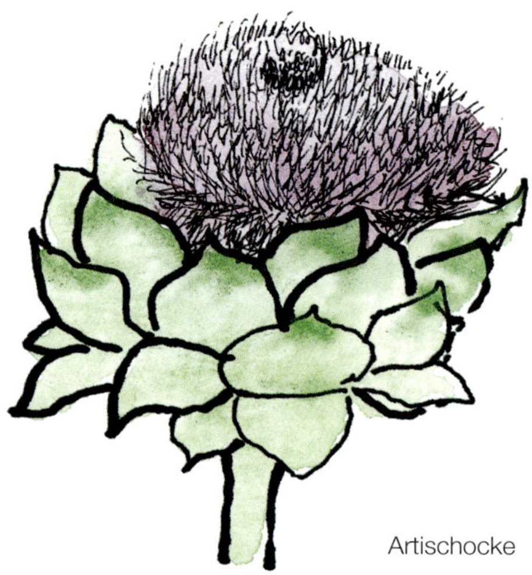

Artischocke

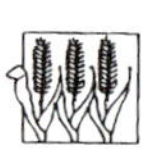

Salz- und fleischarme Kneippkost. Viel Rohkost. Verwenden Sie, wenn auch sparsam, kaltgeschlagene Öle mit hohem Wert an Vitamin E und ungesättigten Fett- und Linolsäuren wie Lein-, Distel-, Weizenkeim- und Sonnenblumenöl. Buchweizen in den Speiseplan einbauen; er enthält Mineralstoffe, Aminosäuren, ungesättigte Fettsäuren und das cholesterinsenkende Beta-Sitosterin. Frische Beeren und Früchte, besonders Äpfel, enthalten pflanzliche Faserstoffe, Pektine und andere wertvolle Stoffe, die erhöhte Werte günstig beeinflussen. Ein bewährtes und zuverlässiges Hausrezept ist, wenn Sie ergänzend zur Kneippkost täglich zwei Äpfel essen.

Wir empfehlen nahrungsergänzend pflanzliche Faserstoffe von Haferkleie, Weizenkleie oder Guarkernmehl einzunehmen: täglich ein bis zwei Esslöffel voll mit viel Flüssigkeit wie Wasser, Tee, Grapefruit- oder Orangensaft. Diese vermögen Cholesterin und Gallensäure im Darm an sich zu binden und mit dem Stuhl auszuscheiden. (Guar ist eine in Indien und Pakistan heimische Bohne, deren Mehl oder Granulat ein besonders hohes Quellvermögen hat). Die pflanzlichen Faserstoffe wirken auch stuhlfördernd. Sollten weitere Hilfen nötig sein, finden Sie diese unter Verdauungshilfen. Bei Übergewicht Körpergewicht abbauen mit reduzierter Kost oder mit einem wöchentlichen Entlastungstag mit Äpfeln, Vollreis oder Frischmolke (siehe Fastenkur). Molke regt die Leberfunktion an und senkt den Cholesteringehalt. Eventuell nahrungsergänzend ein Knoblauchpräparat einnehmen.

Konsum von Fleisch, Wurst, Vollfettkäse und Ei einschränken. Unbedingt Zucker, Weissmehl und die Produkte davon, Fertigprodukte mit versteckten Fetten und Zucker sowie Gesalzenes meiden.

Regelmässige, d.h. drei- bis viermal wöchentlich eine halbe Stunde, Bewegung, vernünftigen Sport oder Gymnastik an frischer Luft. Für ältere Menschen eignet sich besonders der tägliche flotte Spaziergang. Stress, Nervosität wirksam angehen mit genügend Ruhepausen, Entspannungsübungen, Musikhören usw.; Genussgifte wie Alkohol und das Rauchen meiden oder einschränken.

Darmkatarrh

Beruhigend und heilungsfördernd wirkt hier die feuchte und warme Auflage auf den Bauch wie die Dampfkompresse, der heisse Heublumensack oder die heisse Auflage mit Tee von Kamille, Salbei oder Schafgarbe.

Teefasten. Eine stark desinfizierende Wirkung besitzt der Thymian. Kräutertee mit Kamille, Salbei oder Schafgarbe oder auch anderen Heilkräutern wie z.B. Blutweiderich, Pfefferminze, Ringelblume oder Tormentill helfen ebenfalls. Bei Krämpfen Pestwurz- oder Anserinetropfen in den Tee geben. Bei nervösen Darmbeschwerden beruhigt der Tee von Zitronenmelisse, Johanniskraut, Verveine oder Tausendguldenkraut.

Teefasten. Langsam Kost aufbauen mit Reis-, Gersten- oder Haferschleimsuppe überstreut mit Leinsamen. Apfel in der Schale essen. Entzündungswidrig, entgiftend und regulierend auf die Darmflora wirkt die Einnahme von täglich einem Esslöffel voll Leinsamen, und dreimal täglich einen Deziliter Sauerkraut- oder Heidelbeersaft unverdünnt vor dem Essen oder zwischendurch trinken. Eine entgiftende Wirkung haben auch die Heilerde, der Lehm oder die Lindenkohle. Davon wird ein Teelöffel voll in etwas Wasser angerührt und getrunken. Nach Besserung allmählich übergehen zu Kneippkost, langsam essen und gut kauen, blähende Speisen meiden.

Darmparasiten

Dunkle Augenschatten, ungutes Allgemeinbefinden, gesundheitliche Störungen und Müdigkeit sind Zeichen.

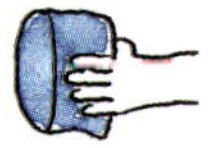

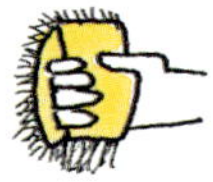

Bei Darmparasiten ist meist auch das Allgemeinbefinden geschwächt, so sollen mit Kneipps Hydrotherapie die Eigenkräfte angeregt und die Widerstandskraft gestärkt werden. Dazu eignen sich nebst Kneipps Abhärtungsübungen vor allem die kalten Waschungen.

Teeaufguss mit Wermut, Thymian oder anderen Heilkräutern wie z.B. Estragon, Alant, Fenchel.

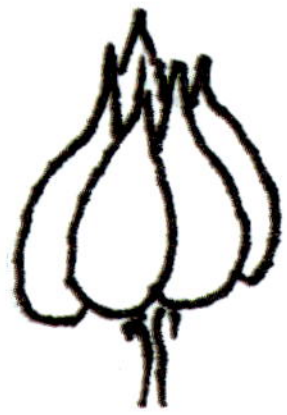

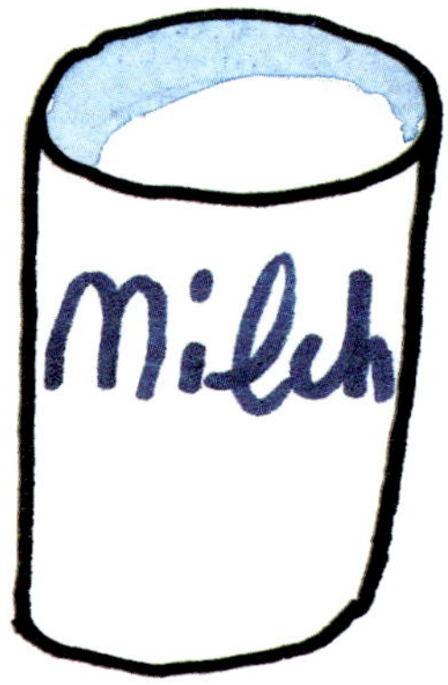

Fleischlose und eiweissarme Kneippkost. Sebastian Kneipp empfahl das Trinken von einem Glas Milch mit zerdrücktem Knoblauch. Knoblauch entgiftet und normalisiert die Darmflora. Sie können die Wurmkur auch unterstützen mit geriebener Zwiebel, rohem Sauerkraut und rohen Karotten oder Rüeblisuppe sowie mit Papayatabletten. Die Papayapflanze enthält ein Ferment, das Papain, das die Darmparasiten im Darmbereich ohne Nebenwirkung verdaut.

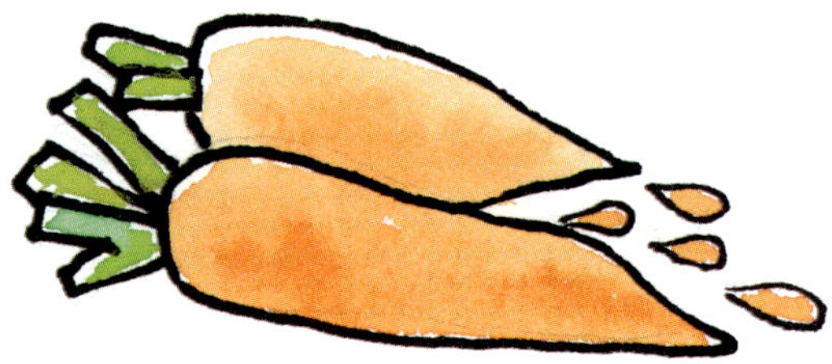

«Nach meinen Erfahrungen sind zu diesem Zwecke am besten die Kürbiskörner. Ungefähr zwanzig bis fünfundzwanzig Stück gestossene Kürbiskörner, mit Wermuth vermischt, geben einen guten Thee für Wurmleidende. Wenn dieser Thee einige Tage hindurch getrunken wird, so nehmen die Würmer von selbst Reissaus; denn die Bitterkeit können sie nicht ertragen.
Sebastian Kneipp

Man zerschneidet eine Zwiebel, setzt sie in einem Quart Wasser an und lässt sie über Nacht stehen. Am Morgen werden die Zwiebeltheilchen ausgepresst und dieses Wasser nüchtern getrunken. Wendet man dieses Mittel drei bis vier Tage an, dann sind die Würmer sicher getödtet und abgetrieben.»
Sebastian Kneipp

Peinliche Sauberkeit allgemein und besonders der Hände und Fingernägel, Bettwäsche.

Darmträgheit

Siehe Verdauungshilfen bei Verstopfung. Nehmen Sie keine Abführmittel.

Unterstützen Sie die Darmfunktion mit der Bauchwaschung oder Dampfkompresse auf den Bauch oder die Lebergegend oder mit dem kalten Lendenwickel.

Nach dem Essen die Verdauung anregen mit Heilkräutertee von Pfefferminze, Löwenzahn, Schafgarbe, Benediktenkraut oder Artischocke. Beim Kleinkind mit dünnem Tee von Fenchel, Anis oder Kümmel.

Faserstoffreiche Kneippkost. Erziehen Sie Ihren Darm mit vollwertiger Kost und nahrungsergänzenden natürlichen Verdauungshilfen (siehe dort) wie z. B. Leinsamen zur Tätigkeit.

Viel Bewegung und Sport an frischer Luft aktivieren die Verdauungstätigkeit.

Durchfall

Bei Brechdurchfall beim Kleinkind Arzt konsultieren!

Krankheit und die Einnahme von Medikamenten wie Antibiotika, Fehlernährung, Nahrungsunverträglichkeit oder -vergiftung, aber auch seelische Störungen können die Ursache sein. Wenn Sie nach zwei Tagen mit der natürlichen Behandlung keinen Erfolg haben, Arzt konsultieren.

Bei Krämpfen ist die Dampfkompresse, die heisse Kräuterauflage mit Schafgarbe oder Kamillenblüten oder der heisse Heublumen- oder Kartoffelsack auf den Bauch wohltuend. Das warme Fussbad beruhigt und lindert.

Teefasten, auf den Tag verteilt zwei bis drei Tassen Tee schluckweise trinken: dünner Schwarztee oder Tee von Kamille oder Tormentill (Blutwurz), bei Krämpfen Anserine (Gänsefingerkraut). Bewährt hat sich auch das Essen getrockneter Heidelbeeren. Erwachsene können die Heidelbeeren vorher in Rotwein einlegen oder trinken, ebenso wie das Kleinkind, einen Heidelbeertee. In leichteren Fällen eignet sich besonders für Kleinkinder der mild stopfende Tee von Erdbeer- und Brombeerblättern. Mild stopfend wirkt auch der Frauenmanteltee oder vereinzelt getrocknete Ebereschenbeeren essen oder als Tee trinken.

Alle Tees tagsüber schluckweise trinken oder, wie Sebastian Kneipp rät, halbstündlich oder stündlich einen Esslöffel Tee einnehmen. Er empfahl bei Durchfall den Tee von Tormentill (Blutwurz), Eichenrinde, getrockneten Heidelbeeren, Vogelknöterich oder Schwarztee.

Kleinkind und Erwachsene: Teefasten und dreimal täglich ein wenig Heidelbeersaft trinken.

Für das Kleinkind beginnt nach einem Tag Teefasten der sanfte Ernährungsaufbau mit Reisschleim und/oder Rüeblisuppe sowie mit einer zerdrückten Banane oder einem in der Schale geraffelten Apfel, vermischt mit ein wenig ungesüsstem Heidelbeersaft und eventuell einer Scheibe geriebenem Zwieback.

Der Erwachsene beginnt nach zwei Tagen Teefasten mit dem Ernährungsaufbau. Gegessen wird öfters und dafür nur in kleinen Mengen. Als Frühstück eignet sich besonders Magerquark mit Heidelbeersaft vermischt. Später Reisschleim- und Rüeblisuppe, zerdrückte Banane oder geraffelter Apfel samt Schale mit geriebenem Zwieback und ein wenig Heidelbeersaft. Bei Besserung weiterfahren mit Vollreis mit etwas Zimt, Pellkartoffeln, also «Gschwellti», und Quark, allmählich Kneippkost.

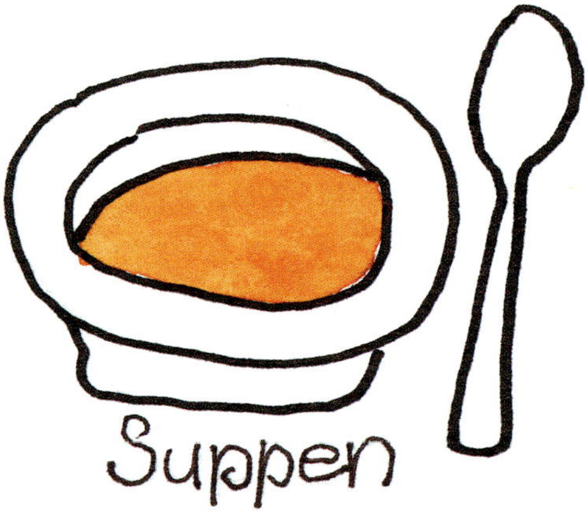

Zur Darmentgiftung empfehlen wir Ihnen bei Nahrungsmittelvergiftung oder Krankheit die Einnahme von Lehm, Kaffee-, Linden- oder Medizinalkohle. Ist der Durchfall ein Heilungsvorgang, bei dem der Körper giftige und schädliche Stoffe entfernen und sich reinigen will, so soll er im natürlichen Heilungsvorgang unterstützt und gefördert werden z.B. mit Rizinusöl (nicht beim Kind), Heilerde oder Lindenkohle, die die giftigen Stoffe absorbieren und ausscheiden.

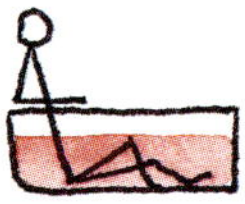

Zur Sanierung, Wiederaufbau der Darmflora nach Krankheit und Einnahme von Medikamenten wie Antibiotika empfehlen wir eine Symbioselenkung mit Milchsäurebakterien in Form von Molke, Sauermilch (L+) und Leinsamen.

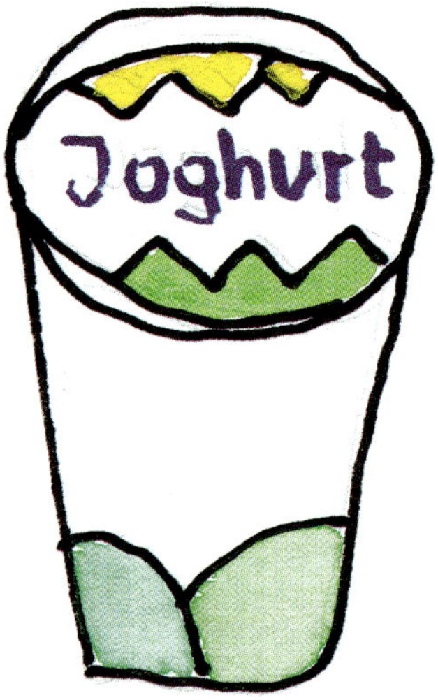

Ekzem

Arztdiagnose.

Allergische Reaktion oder direkter Kontakt mit einem hautreizenden oder -schädigenden Stoff und anderes mehr kann die Ursache sein, aber auch geschwächtes Abwehrsystem durch falsche Ernährung und damit Stoffwechselstörung. Die Heilung von

Ekzem oder Flechte erfordert manchmal sehr viel Geduld und verlangt eine konsequente Therapie. Die Kneipptherapie hat hier einiges zu bieten.

Anfangs empfehlen wir Ihnen warme Anwendungen, so zweimal wöchentlich das warme Bad oder Teilbad mit einem milden Badezusatz von Haferstroh, Kleie, Molke oder Kamille, bei nässendem Ekzem mit Eichenrinde. Zwischendurch die feuchte, warme Auflage mit Heilerde oder das Abtupfen mit verdünntem Molkosan oder mit Teeabsud von Eichenrinde, Tormentillwurzeln, Walnussblättern, Ringelblume, Kamille, Storchenschnabel, Stiefmütterchen oder Hamamelis. Bei trockenem Ekzem mit guter Kräutersalbe wie z. B. von Käslikraut oder Ringelblumen einfetten oder etwas Leinsamenöl auftragen. Später sind auch kalte Anwendungen angezeigt. Dabei beginnen Sie mit den milden Waschungen, allmählich übergehen zu stärkeren Anwendungen wie die kalten Güsse. Sehr zu empfehlen ist auch zweimal wöchentlich der wärmestauende Lendenwickel. Verwenden Sie für die Körperreinigung nur milde und natürliche Produkte.

Gute Erfolge bringt die Blutreinigungskur mit Tee oder Frischpflanzensaft von Zinnkraut, Brennessel und Ehrenpreis. Regen Sie die Stoffwechselfunktionen an mit täglich einem Lebertee von Artischocke oder Löwenzahn. Andere Heilkräuter oder Frischpflanzensäfte, die sich zum Abwechseln vorzüglich eignen, sind Birke, wildes Stiefmütterchen, Heidekraut, Labkraut, Goldrute und Schafgarbe. Wenn nötig, kombinieren Sie die Saftkur mit einer Entschlackungskur. Bei chronisch trockenem Ekzem Eisenkrauttee (Verveine) innerlich und Tee von wilden Stiefmütterchen äusserlich anwenden. Beim Kleinkind und Säugling Tee von wilden Stiefmütterchen, Salbei oder Storchenschnabel äusserlich und innerlich dünnen Stiefmütterchen- oder Storchenschnabeltee in Trinkflasche.

Kochsalzfreie, vegetarische Kneippkost. Viel Rohkost, Salatsauce mit etwas Sesamsamenöl oder Leinsamenöl ergänzen, reichlich Obst und Gemüse, nahrungsergänzend Leinsamen einnehmen. Diese enthalten hochungesättigte Fettsäuren, früher als Vitamin F bezeichnet, oder Nachtkerzenöl teelöffelweise oder in Kapseln einnehmen. Keine scharfen Gewürze verwenden. Übergewicht abbauen, Fastentage einschalten. Molkekur.

Meiden Sie Hautkontakt mit reizenden oder allergisierenden Stoffen. Tragen Sie lockere Naturfaserbekleidung, günstig sind Baumwolle und Seide. Rauhe Kunststofffasern oder Wolle meiden. Sport und Bewegung an frischer Luft, bei Nervosität für Ruhe und Entspannung sorgen. Mit Kneippen Immunsystem stärken oder Kuraufenthalt im Gebirge oder am Meer. Vernünftiges Sonnenbaden oder Höhensonne.

Erbrechen

Brechreiz

Kalte Kompresse auf die Stirne, eventuell mit Zugabe von ein paar Tropfen Kölnischwasser.

Dünner Schwarztee oder Tee von Pfefferminze, Kamillen oder Melissen. Im Akutfall können Sie Tee von Tausendguldenkraut in ganz kleinen Schlucken trinken oder mit Unterbrüchen esslöffelweise einnehmen.

Teefasten, Zwieback und Rüeblicremesuppe, zwischendurch stark verdünntes Molkosan schluckweise trinken.

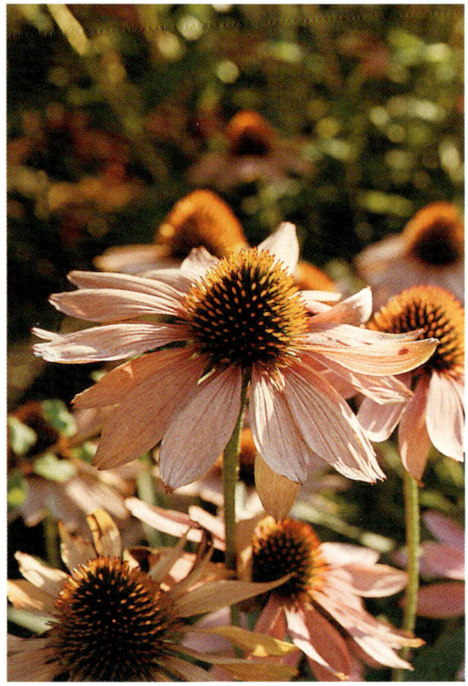

Sonnenhut

Erkältung

Allgemeine Erkältungskrankheiten, siehe auch Bronchitis, Halsentzündung, Husten

Die beste Massnahme bei einer beginnenden Erkältung ist das warme Fussbad. Oft gelingt es, bei den ersten Anzeichen mit dem warmen oder ansteigenden Fussbad die beginnende Erkältung zu kupieren. Menschen mit kalten Füssen sind fast immer erkältet! Sie leiden an Nasen-, Bronchial- oder Gebärmutterkatarrh oder unter einer latenten Blasen- oder Nierenentzündung, dort, wo die Schwachstelle des einzelnen sich befindet.

Wehren Sie sich gegen ständige Erkältung und sorgen Sie als erstes für warme Füsse. Auf einem gut durchbluteten Fuss steht ein gesunder Mensch (siehe auch Immunsystem stärken). Bei fieberloser Erkältung der Atemwege oder Unterleibsorgane wenden Sie das warme oder ansteigende Fussbad mit Zusatz von Thymian, Eukalyptus, Latschenkiefer oder Zinnkraut an. Der Kopf-, Nasen- oder Ohrendampf mit Kräuterzusatz oder der Brustwickel wirken heilungsfördernd und keimtötend bei Erkältung der Atemwege, der Bronchien wie auch Halsentzündung. Bei einer beginnenden Bronchitis reiben Sie Rücken und Brust mit Bronchialsalbe oder -öl gut ein, legen eine heisse Dampfkompresse auf und wickeln diese ein.

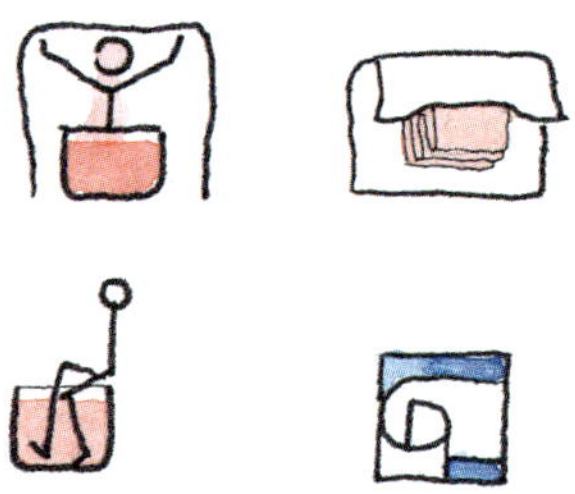

Erkältungstee mit Thymian, Linden-, Malven- und Schlüsselblumenblüten. Thymian besitzt eine desinfizierende,

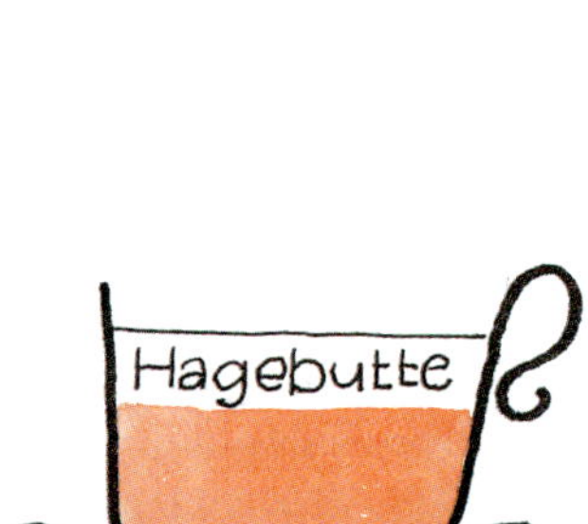

schleimlösende und auswurffördernde Wirkung. Auch der Saft der schwarzen Holunderbeeren und -blüten, verdünnt mit heissem Wasser, oder Lindenblütentee mit Zugabe von Zitrone und Honig sind alterprobte Erkältungsgetränke, die die Atemwege reinigen und stärken, besonders auch bei Luftröhrenkatarrh. Zwischendurch vitamin- und mineralstoffreichen Hagebuttentee trinken.

Bei Fieber trinken Sie dreimal täglich eine Tasse schweisstreibenden und entgiftenden Grippetee mit Linden- und Holunder- oder Spierstaudenblüten, ergänzt mit Zitronensaft, etwas Honig und Echinaceatropfen.

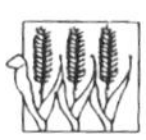

Vitamin-C-reiche Kneippkost macht Ihren Körper widerstandsfähiger. Trinken Sie daher vor dem Essen ein kleines Glas Sanddornsaft oder schwarzen Johannisbeersaft. Knoblauch- oder Zwiebelsaft wirkt desinfizierend und regenerierend. Die Einnahme von täglich dreimal einem Teelöffel Blütenpollen hat sich sehr bewährt.

Vorbeugen mit vernünftiger und der Jahreszeit angepasster Bekleidung. Achten Sie vor allem auf warme Fussbekleidung. Stärken Sie Ihr Immunsystem im krankheitsfreien Zustand mit Kneipps Abhärtungsübungen, damit nicht jeder Luftzug oder Wetterumschlag Ihr körperliches Befinden beeinflussen kann. Viel Bewegung an frischer Luft, Sauna.

Erschöpfung

Bei Erschöpfung nach langzeitlicher Überforderung regeneriert die erholsame, Ihrer Konstitution angepasste Kneippkur im Kurhaus optimal und revitalisiert Ihre körperlichen und seelischen Kräfte auf Langzeit.

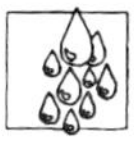

Beginnen Sie mit milden Anwendungen, beobachten Sie gut Ihre eigene Reaktion und steigern Sie vorsichtig die Reizstärke. Bei Erschöpfung nach kurzzeitiger körperlicher und seelischer Belastung empfehlen wir Ihnen morgens die nervenstärkenden Waschungen, abends das beruhigende und entspannende warme Fussbad oder Dreiviertelbad mit Lavendel oder Fichtennadeln, tagsüber, vor allem in den frühen Nachmittagsstunden bei Mattigkeit einen kalten Armguss oder das kalte Armbad. Kreislauf aktivierend wirkt das Morgenbad mit Rosmarin, das in Kombination mit einem Bürstenbad besonders vitalisiert.

Sebastian Kneipp empfiehlt einen sanften Beginn mit der Abhärtung und eine langsame, dem eigenen Kräftevermögen angepasste Steigerung und zwar mit Barfussgehen auf nassen Steinen, Taulaufen oder Wassertreten mit nachheriger Wiedererwärmung durch Bewegung.

Kur mit Tee oder Frischpflanzensaft von Brennessel und Hafer reinigt und kräftigt. Zur Abwechslung trinken Sie Verveinetee, er wirkt mild anregend und allgemein tonisierend oder die Teemischung von Rosmarin und Hagebutten, ergänzt mit etwas Hafer- oder Schlehensaft.

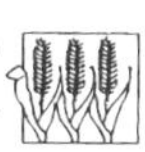

Kneippkost, Frischkornhafermüesli mit Weizenkeimen und Sanddornmark zum Frühstück, zusätzlich ernährungsergänzendes Aufbau-, Hefe- oder Eisenpräparat, natürliches Vitamin C von Sanddorn, Orange oder Acerolafrucht. Kur mit Ginseng, Taiga, Gelee royal oder Blütenpollen.

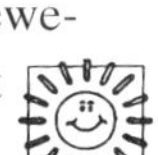

Erholung, Schlaf im Ausgleich mit Bewegung an frischer Luft. Zu empfehlen ist die aufbauende Kneippkur im Kurhaus, die sprudelnde Quelle für neue Kräfte und Regeneration!

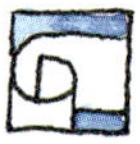

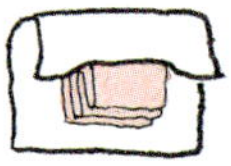

«Von grosser Wichtigkeit ist bei diesen Kranken, besonders bei den Nervösen, der Umgang mit Andern. Nie soll ein solcher mit seinesgleichen zusammenkommen; sie wissen dann nichts zu thun, als sich ihre Leiden vorzujammern und machen sich gegenseitig den Kopf voll und werden dadurch nur noch kränker. Für Kranke dieser Art taugt nur eine muntere und erheiternde Gesellschaft.»
Sebastian Kneipp

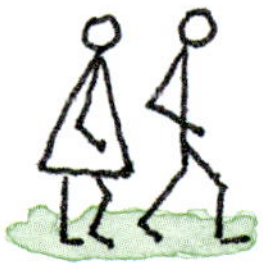

Fastenkur

Blutreinigung, Entwässerung, Entschlackung

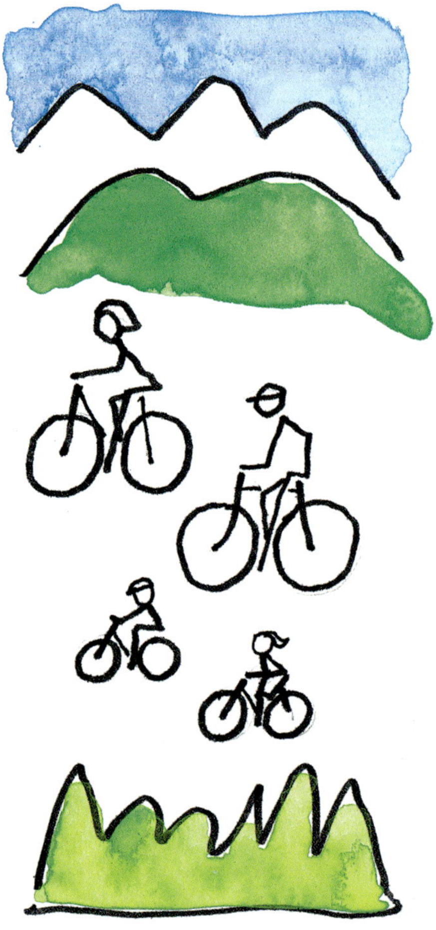

Wenn das Schönheitsproblem zum Gesundheitsproblem wird, verlassen Sie sich nicht auf ein aktuelles Patent- oder Wunderrezept. Hier müssen Sie handeln. Kneipp bietet einiges. Gezieltes Kneippen regt die Ausscheidung der Schlacken an und unterstützt die Fastentage sinnvoll. Die Fastenkur eignet sich nur für Gesunde oder nach Absprache mit dem Arzt.

Die Fastenkur ist die beste Gesundheitsvorsorge und bei Übergewicht und bei vielen funktionellen Störungen ein Gesundbrunnen für Körper, Geist und Seele. Wir nennen Ihnen ein paar geeignete Vorschläge, aus denen sich die persönliche, dem eigenen Befinden, den Bedürfnissen und Zielen angepasste Entschlackungs- und Regenerationskur für drei bis sieben Tage, bei gutem Wohlbefinden auch länger, zusammenstellen lässt.

«Wie hart geht es oft dem armen Magen! Er muss allen möglichen Plunder und ganze

Fuder von Kost in sich aufnehmen. Könnte er reden, wie oft würde er uns unsere Unvernunft vorhalten.»
Sebastian Kneipp

Morgens früh zwischen fünf und sechs Uhr reagiert der Körper am besten auf den wärmestauenden Lendenwickel. Er fördert wirksam die Stoffwechselfunktionen, löst Schlackenstoffe und leitet sie aus. Die kalte Waschung vom Bett aus und wieder in das warme Bett zurück ist zur Abwechslung ebenfalls eine zweckdienliche Massnahme. Diese Anwendungen wirken auch positiv und ausgleichend auf eventuelle Stimmungsschwankungen.

Morgens belebt das Trockenbürsten, das Taulaufen, das kalte Fussbad oder das Wassertreten mit anschliessender Bewegung den Kreislauf. Das Bürstenbad mit Rosmarinzusatz wirkt anregend und durchwärmt bei Frösteln.

Mittags oder zwischendurch unterstützt die heisse Leberauflage die Leber in ihrer Funktion. Weitere Anwendungen, die Sie gezielt in Ihre Fastentage einbauen können, sind das Luft- und Sonnenbad sowie gelegentliche Sauna, falls Sie daran gewöhnt sind.

Abends schlafen Sie nach dem Wassertreten, dem kalten Fussbad oder Knieguss gut ein, bei Frösteln nehmen Sie ein warmes Fuss- oder Dreiviertelbad.

Viel trinken, zwei bis drei Liter täglich: (Mineral-)Wasser, Tee und dazu ein paar Vorschläge:

Die Fastenkur kann auch individuell mit spezifisch wirksamen Heilkräutern ergänzt werden, so z.B. bei Ödemen mit nierenanregenden Tees, bei Übergewicht mit stoffwechselanregenden Tees.

Am Morgen einen leicht anregenden Rosmarin-, grünen Hafer- oder Grüntee mit Weissdorn. Eventuell Frühstückstee mit etwas Honig süssen. Bei leichteren Unpässlichkeiten wie Schwindel oder Kopfschmerzen in den ersten zwei bis drei Fastentagen nehmen Sie morgens zur Kreislaufbelebung einen Teelöffel Honig.
Tagsüber z.B. Matetee, Verveinetee oder einen anderen bekömmlichen Kräutertee.
Am Mittag einen stoffwechselanregenden Tee mit Pfefferminze.
Am Abend einen Beruhigungstee mit Gold- oder Zitronenmelisse, Orangenblüten und Hafer.

Der Fasteneinstieg fällt am leichtesten und ist schonend, wenn der Körper ein paar Tage vorher mit reduzierter und vegetarischer Kost auf die Kur eingestimmt wird, und wenn man am Tag vor Beginn mit einem Vollreis- und Apfeltag und abends mit einem mild abführenden Kräutertee die Fastenkur einleitet. Bei falschen Ernährungsgewohnheiten ist oft zusätzlich eine gründliche Darmentleerung nötig z.B. durch einen Einlauf mit lauwarmem Wasser, dünnem Kamillentee oder stark verdünntem Mokosan.

Zwischendurch eventuell etwas Molke, Buttermilch oder verdünnten Sauerkrautsaft trinken.

Zum Frühstück verdünnten Frucht- oder Beerensaft, z.B. von der schwarzen Holunderbeere oder Ananas.
Am Mittag heisse, salzarme Gemüsebouillon.
Am Abend verdünnten Gemüsesaft, z.B. Tomaten, Rüebli.

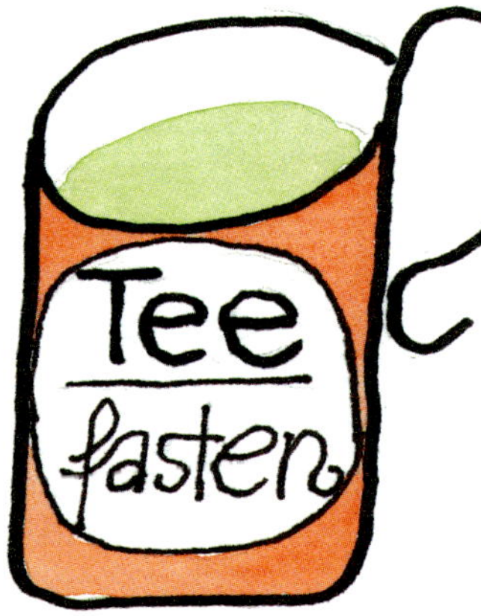

Nach dem Fasten ist ein sanfter Ernährungsaufbau wichtig, z.B. mit Rüebli- oder Getreideschleimsuppe, Quark und Pellkartoffeln, allmählich leichte, salzarme und vegetarische Kneippkost. Die Fastenkur ist aber nur dann sinnvoll und auf Langzeit erfolgreich, wenn Sie nach dem Fasten Ihre Ernährung umstellen auf Kneippkost. Beginnen Sie nach den Fastenaufbautagen mit salzarmer oder salzfreier und vegetarischer Kneipp- und viel Rohkost. Würzen Sie mit Kräutern, süssen Sie mit Rosinen oder Honig. Mit Kneippkost pendelt sich Ihr Idealgewicht ein und hält sich für immer.

Bei Rückfällen schalten Sie Entlastungstage ein, wenn nötig regelmässig wöchentlich oder einmal im Monat.

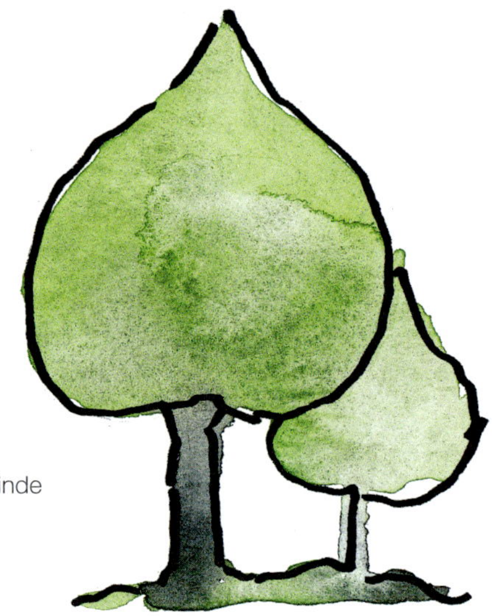
Linde

Molketag
Versuchen Sie es mit einem oder zwei bis drei Molketagen. Am besten eignet sich die Frischmolke. Ein guter Ersatz dafür ist auch das Molkepulver mit oder ohne Fruchtgeschmack zum Anrühren mit Wasser. Auf den Tag verteilt trinken Sie einen Liter Molke langsam und schluckweise. Morgens, mittags und abends zwei und im Verlauf des Vor- und Nachmittags je zweimal ein Deziliter, zwischendurch (Mineral-)Wasser. Molke ist ein ideales Heil- und Fastengetränk, ist fettarm und basenüberschüssig und enthält nebst hochwertigen Proteinen und Milchzucker auch zahlreiche Vitamine und Mineralstoffe.

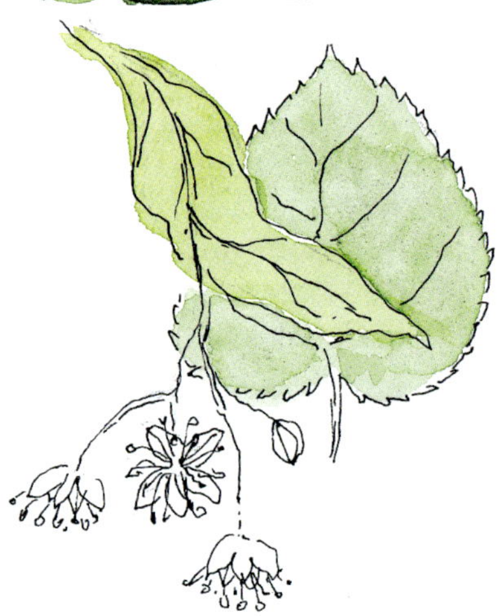

Vollreistag
Der Vollreistag entlastet Herz und Kreislauf und wirkt entschlackend, entwässernd, senkt den Blutdruck: über den Tag verteilt vier bis fünf mal eine Portion gekochten Vollreis essen (ohne Salz), zwischendurch Tee und verdünnten Fruchtsaft trinken.

Apfel- oder Fruchttag

Der Apfeltag entlastet Herz- und Kreislaufsystem. Dabei essen Sie auf den Tag verteilt etwa ein Kilo Äpfel oder andere Früchte der Saison wie Erdbeeren, Trauben, Ananas, Kirschen.

Kartoffeltag

Dabei essen Sie auf den Tag verteilt etwa ein Kilo Pellkartoffeln in der Schale ohne Salz. Der Kartoffeltag wirkt stark entwässernd. Grossen Erfolg erzielen Sie, wenn Sie ihn auf zwei bis drei Tage ausdehnen.

Atemübungen, regelmässiges, angepasstes Ausdauertraining: Gymnastik, Bewegung, Wandern an frischer Luft. Positive Lebenseinstellung, schöne Musik, Tanz. Lassen Sie auch die Seele von Ihrem Leichtigkeitsgefühl profitieren.

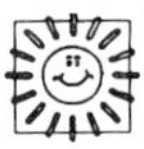

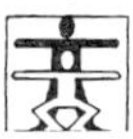

Fieber

Fieber ist eine ganz bedeutende Abwehrreaktion des Körpers gegen schädliche Einflüsse. Die Temperaturerhöhung hemmt das Wachstum von Viren und Bakterien, tötet Krankheitskeime ab und die Antikörperbildung gegen die Erreger steigt an. So soll Fieber nicht von vornherein unterdrückt, sondern schonend gesenkt und dabei die Ausscheidung von Giften und Schlacken über Haut, Nieren und Darm angeregt und unterstützt werden.

Die Fieberverträglichkeit hängt ab von der Konstitution, Alter, Kreislauf, Herz (schwach), Lungenfunktion. Normal ist 38–38.5 mässiges Fieber, 39–40 Grad hohes Fieber, über 40.5 sehr hohes Fieber.

Fieber als Krankheit soll milde gesenkt werden. Die milde Serienwaschung zur schonenden Fiebersenkung eignet sich vor allem auch für Kleinkinder und Schwerkranke. Bestens bekannt sind die nassen Socken oder der Wadenwickel, die ebenfalls in Serien angewendet werden können. Bei hohem Fieber wird für alle fiebersenkenden Anwendungen leicht temperiertes Wasser verwendet. Neigt das Kind zu Fieberkrämpfen, ist eine Ganzwaschung anzuwenden.

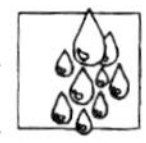

«Der Oberkörper wird so schnell als möglich abgewaschen und ordentlich, aber nicht stark zugedeckt. Auf diese Waschung hin tritt Schweiss ein, oder es bleibt die Hitze. Bleibt die Hitze, dann haben wir darin ein Zeichen, dass die Waschung wohl abgekühlt, aber die Herrschaft über die Hitze noch nicht erlangt habe. Es muss die Waschung wiederholt werden.»
Sebastian Kneipp

Soll Fieber erzeugt werden, ist das ansteigende Fussbad mit Thymian- oder Heublumenzusatz eine gute Hilfe.

Unterstützen Sie die fiebersenkenden Wasseranwendungen mit schweisstreibendem Fiebertee von Linden- und Holunderblüten, Spierstaude oder Stechpalmenblättern mit Honig und Zitronensaft und Echinaceatropfen (alle zwei Stunden zehn Tropfen).

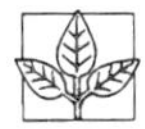

Die Ausscheidung anregen mit viel Flüssigkeit in Form von (Mineral-) Wasser, Tee. Kühlende, verdünnte Beerensäfte mit Vitamin C aus Hagebutten, Holunder- und Sanddornbeeren, fördern die Gesundung und die Abwehrkräfte.

Saftfasten mit dem Saft der schwarzen Johannisbeere, den Sie leicht verdünnt mit Wasser oder Kamillentee trinken.

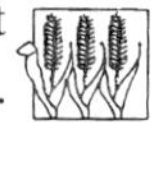

Er ist reich an natürlichen Vitaminen, vor allem der Vitamine C und P und eignet sich bei Fieber am besten. Nach dem Teefasten leichte Kneippkost, wenig Eiweiss.

Bei Fieber ist Bettruhe angesagt.

Frostbeulen

Die feuchtwarme Kräuterauflage mit Ringelblumen, Zinnkraut oder Heublumen ist eine wohltuende Anwendung, ebenso sorgt das warme Bad, das Wechselfussbad oder Wechselarmbad mit Heublumen oder Zinnkraut für die nötige Wärme und Durchblutung der Extremitäten. Anschliessend mit Kräuteröl oder Salbeitinktur einmassieren. Die Volksheilkunde rät zu einem alterprobten und rasch schmerzstillenden Rezept: Benetzung der betroffenen Stelle mit Eigenharn.

Frösteln

Allgemeines Frösteln ist oft Vorbote einer beginnenden Erkältung oder Zeichen mangelhafter Blutzirkulation, deren Ursache Bewegungsmangel, ungenügende Kleidung oder Blutarmut sein kann.

Chronisch kalte Füsse unterkühlen langsam und oft unbemerkt den Körper. Darunter leiden und reagieren vor allem die Unterleibs- und Atmungsorgane mit Störung und Erkältung. Mit dem warmen, ansteigenden oder wechselwarmen Fussbad sorgen Sie für eine gute Durchwärmung des Körpers und nachhaltig für eine gute Blutzirkulation und Wärme in den Füssen. Übrigens schlafen Sie nach einem warmen Fussbad behaglich ein. Mit dem ansteigenden Fussbad können Sie eine beginnende

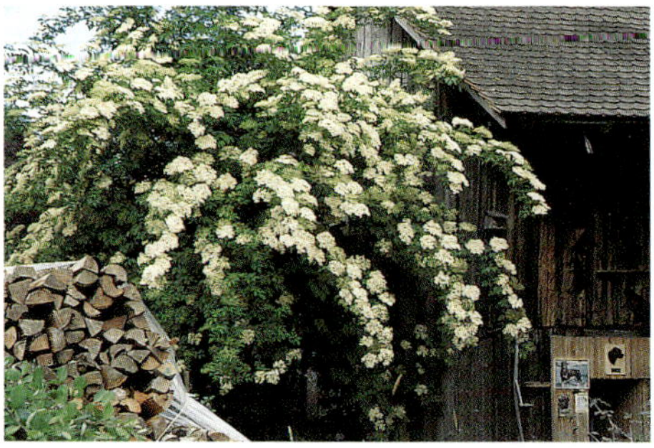

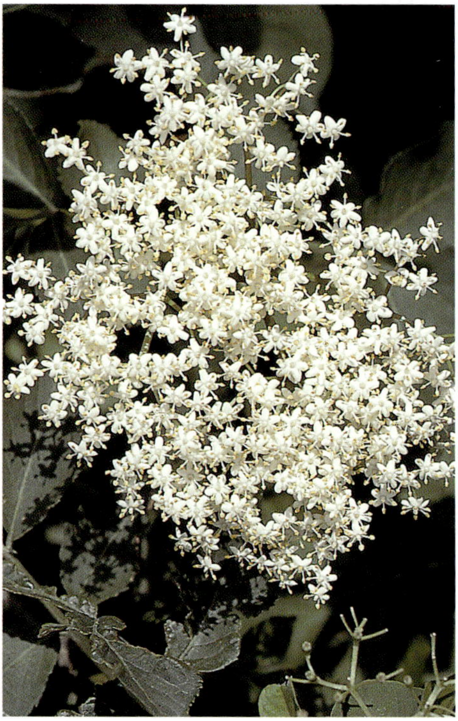

schwarzer Holunder

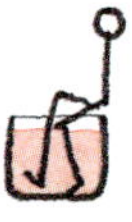

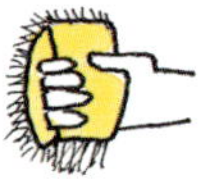

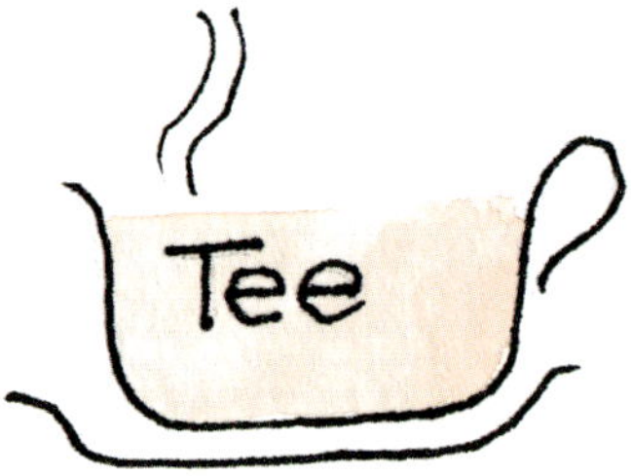

Erkältung, deren untrügliches Vorzeichen allgemeines Frösteln ist, oft mit Erfolg kupieren, allerdings nur dann, wenn Sie es vor Krankheitsausbruch machen. Das morgendliche Trockenbürsten regt die Durchblutung und den Kreislauf mild an und bringt angenehme Wärme.

Heisser Lindenblütentee mit Zitronensaft und Honig, für den Erwachsenen eventuell zusätzlich mit einem Schuss Rum.

Kneippkost, nahrungsergänzend ein natürliches Vitamin- und Eisenpräparat.

Viel Bewegung, warme Fussbekleidung und ansonsten vernünftige, wetterangepasste Bekleidung.

Frühjahrskur

siehe Fastenkur

Die Frühjahrskur bekämpft die Frühjahrsmüdigkeit, reinigt das Blut, entwässert, entschlackt und tonisiert Organe, Gewebe, Gelenke und Muskulatur, stärkt und verjüngt Haut und Haare. Sie ist ein Jungbrunnen für Körper, Seele und Geist und die beste natürliche Gesundheitsvorsorge. Die Frühjahrskur kann beliebig auch zu einer anderen Jahreszeit durchgeführt werden.

Unterstützende Kneipp-Anwendungen siehe Fastenkur.

Zur Durchführung geben wir Ihnen ein paar geeignete Vorschläge, aus denen sich die persönliche, dem eigenen Befinden, den Bedürfnissen und Zielen angepasste Blutreinigungskur von ein bis drei Tagen, bei Wohlbefinden und gesundheitlichem Nutzen bis zu einer Woche, zusammenstellen lässt. Der Einstieg fällt am leichtesten und ist schonend, wenn der Körper ein paar Tage vorher mit reduzierter und vegetarischer Kost auf die Kur eingestimmt und das Fasten am letzten Tag vor Beginn mit einem Vollreis- und Apfeltag und abends mit einem mild abführenden Kräutertee eingeleitet wird.

Kur mit Blutreinigungstee von Ringelblumen, Holunder- und Schlehenblüten, Melissen. Frühstückstee mit einem Teelöffel Honig süssen.
Kur mit Beeren- und Blütensaft der schwarzen Holunderbeere.
Kur mit Tee oder Frischpflanzensaft von zwei bis drei der folgenden Heilpflanzen:
Birke entwässert, ohne die Niere zu reizen.
Brennessel wirkt blutbildend und reinigend sowie harnstoffabbauend.
Brunnenkresse enthält die Vitamine A, C und D, regt ganz allgemein den Stoffwechsel an und kräftigt das Nervensystem. Verdünnt mit Wasser und Buttermilch oder Molke ein herrliches Kurgetränk.
Löwenzahn unterstützt Leber, Galle und Bauchspeicheldrüse in ihrer Arbeit, dient beim Abbau von Fettdepots und Schlacken, kräftigt das Bindegewebe.
Die Löwenzahnkur ist vor allem auch bei Rheumatikern als sehr wirkungsvoll und schmerzlindernd geschätzt.
Zinnkraut wirkt entwässernd, kräftigend auf Haut- und Lungengewebe, Schleimhäute, Haare, Nägel.

Ein bis drei Tage Tee- oder Saftfasten mit obigen Heilpflanzen. Nach mehreren Tagen Fasten ist der sanfte Ernährungsaufbau wichtig, z.B. mit Rüebli- oder Getreideschleimsuppe, Quark und Pellkartoffeln, allmählich leichte, salzarme und vegetarische Kneippkost.

Siehe Fastenkur

Fussbeschwerden

Fussbeschwerden beeinträchtigen das gesamte Wohlbefinden. Meist kommen die Füsse in ihrer Beachtung zu kurz. Dabei hängt Ihr ganzes Befinden tatsächlich vom Wohlbefinden der Füsse ab. Unterstützen und verwöhnen Sie Ihre Füsse mit einer sorgfältigen Pflege.

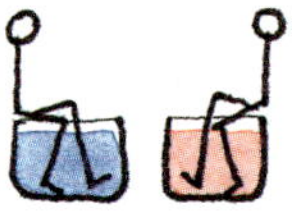

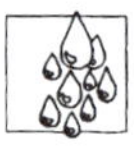

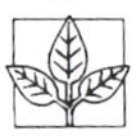

Das kalte Fussbad oder Wassertreten erfrischt strapazierte Füsse. Das warme Fussbad oder Wechselfussbad sorgt für die gute Durchblutung und Wärme bei chronisch kalten Füssen. Das Trockenbürsten, Tau- und Barfusslaufen lockert die Fussmuskulatur und durchlüftet die meist in engen Schuhen eingesperrten Füsse. Nach der Anwendung Füsse gelegentlich mit einem Kräuteröl, z.B. Wacholder-Fussöl, einreiben.

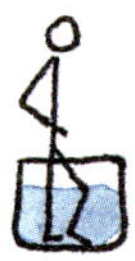

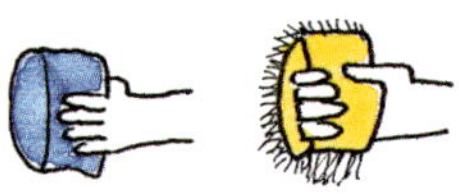

Bei kalten und schlecht durchbluteten Füssen sorgt das warme oder ansteigende Fussbad mit Meersalz für eine gute Durchblutung der Füsse. Meersalz erhöht die Wirkung, das Wechselfussbad sorgt nebst Erwärmung für das nötige Gefässtraining. Nutzen Sie wenn immer möglich die frisch verschneiten Winterabende für ein kurzes Schneegehen, dies ist das beste Zirkulationstraining, auch das Gehen im Rauhreif oder das morgendliche Taulaufen mit bettwarmen Füssen wirken nachhaltig für gut durchblutete Füsse. Tun Sie dies aber nur bei guter Körperwärme und anfangs nur kurz. Vermeiden Sie eine Auskühlung und erwärmen Sie sich sofort nach der Anwendung mit warmer Bekleidung und Bewegung oder im Bett.

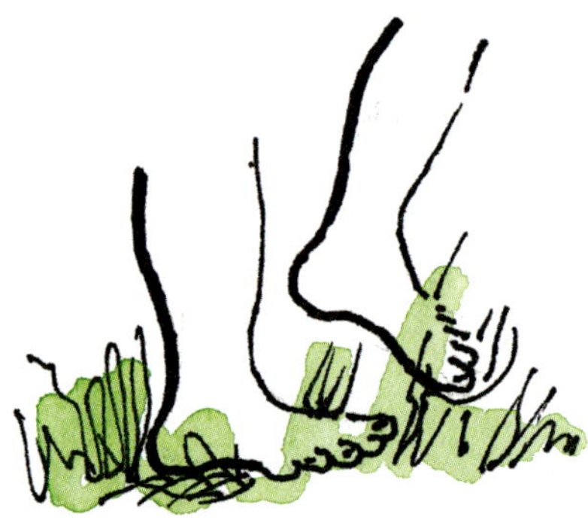

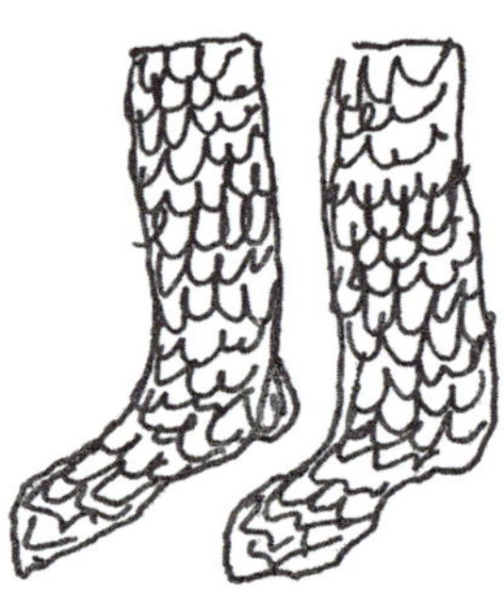

Bei gestauten Füssen mit geschwollenen Knöcheln, Ödemen sind die nassen Socken oder das warme Fussbad mit Zusatz von

Rosskastanie, Heublumen oder Meersalz zu empfehlen und möglichst viel Barfusslaufen. Dazu Sebastian Kneipps Teemischung: Zinnkraut, Attich, Tausendguldenkraut oder Rosmarin, täglich eine Tasse in kleinen Portionen trinken. Übergewicht normalisieren (siehe auch Wassersucht).

Bei Fusspilz warmes Fussbad mit Zusatz von Eichenrinde, Zinnkraut-, Stiefmütterchen- oder Storchenschnabeltee, Arnika oder Apfelessig. Nach der Anwendung mit Molkosan betupfen und mit einer Kräuterheilsalbe oder -öl eincremen. Fussbekleidung fleissig wechseln und gut waschen. Füsse trocken halten.

Bei Fuss-Schweiss warmes oder ansteigendes Fussbad mit Meersalz, Tee von Eichenrinde oder Salbei, Taulaufen, Barfusslaufen, bei extremem Fuss-Schweiss wöchentliches Saunabad.

«Traget keine engen Stiefel und Strümpfe! Diese sind der Ausdünstung sehr hinderlich. Die barfuss gehen, dürfen nicht fürchten, dass sie Fuss-Schweiss bekommen. Man sollte nicht glauben, wie vorteilhaft, wie erfrischend, kräftigend und abhärtend die frische Luft auf so entblösste, dem Wollstrumpfzwange entrissene und einige Minuten der goldenen Freiheit sich freuende Füsse wirkt...»
Sebastian Kneipp

Kneippkost, sorgen Sie für regelmässige Verdauung und Normalisierung des Körpergewichtes. Bei Wadenkrämpfen nahrungsergänzend Magnesium einnehmen.

Laufen Sie so oft wie möglich barfuss, ansonsten tragen Sie bequeme, Ihrem Fuss angepasste Schuhe und Naturfaser-Fussbekleidung. Machen Sie regelmässig Fussgymnastik und sorgen Sie für Bewegung: Wandern, Velofahren usw. Bei stehenden Berufen in Ruhepausen die Beine hochlagern und mit der flachen Hand die Beine von den Zehen bis über die Knie sanft ausstreichen.

«Bekanntlich sind die Füsse stets und ständig in Strümpfe und Schuhe eingekerkert, weswegen nie frische Luft und wohlthuende Helle sie berühren, gleich einem Gewächs, das im Keller seine Pflanzstätte hat, wo Moder und Kellerdunst nichts Gutes aufkommen lassen. Vergleichen wir die Füsse eines Barfüsslers mit den abgestandenen, schneeweissen der Strumpf- und Schuhträger! Wie viele Tausende der Letzteren klagen nicht das ganze Jahr hindurch über eiskalte Füsse! So etwas ist beim Barfussgehen nicht zu befürchten, weil das Blut durch Luft, Bewegung und Feuchtigkeit des Bodens abwärts geleitet wird! Dadurch werden die Füsse nicht nur gestärkt, sondern auch besser genährt. Ferner sind verweichlichte Füsse für den Unterleib nicht selten eine grosse Gefahr, während dagegen durch Barfussgehen abgehärtete Füsse ein grosser Schutz gegen Unterleibskrankheiten und -Gebrechen sind.»
Sebastian Kneipp

Gallenblase-Beschwerden

Gallenkolik – Ursache: Gallensteine, Bakterieninfektion

Bei Fieber, Gelbsucht, Erbrechen sofort Arzt konsultieren! Mit der Kneipptherapie kann die ärztliche Behandlung sinnvoll unterstützt oder ergänzt oder einer Erkrankung vorgebeugt werden.

Bei Koliken wirkt die Dampfkompresse oder der heisse Heublumensack auf die Lebergegend beruhigend und schmerzdämpfend. Anstelle der Heublumen verwenden Sie bei Gallenbeschwerden noch besser Schafgarben. Achtung, bei unklaren Bauchbeschwerden keine warme Auflage! Eine weitere gute Massnahme ist das warme oder aufsteigende Sitzbad mit Schafgarben- oder Heublumenzusatz. Bei einer akuten Entzündung hat sich die kalte Quark- oder Milchauflage bewährt, die nach dem Warmwerden mehrmals erneuert werden sollte.

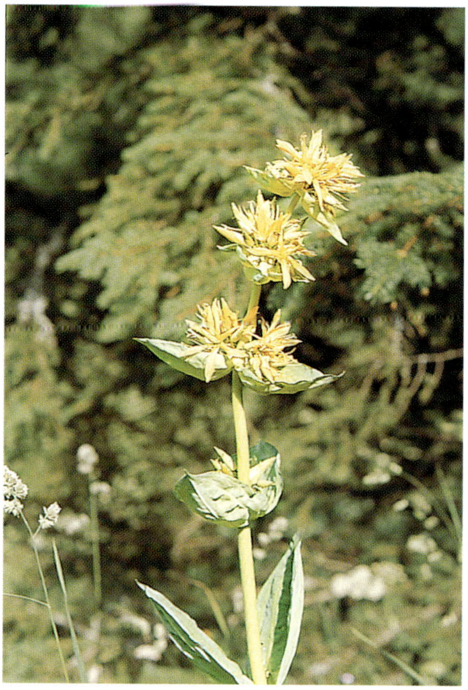

gelber Enzian

Das Teefasten mit bitterstoffreichen Heilkräutern wie Schafgarbe, Ringelblume, Wermut, Pfefferminze, Tausendguldenkraut, Artischocke, Löwenzahn, Berberitze, Boldo oder Kurkuma fördert den Gallenfluss. Sebastian Kneipp empfahl den Beerenextrakt der Berberitze. Bei Koliken wirkt das Pestwurz-Präparat vom Fachgeschäft entkrampfend und entspannend.

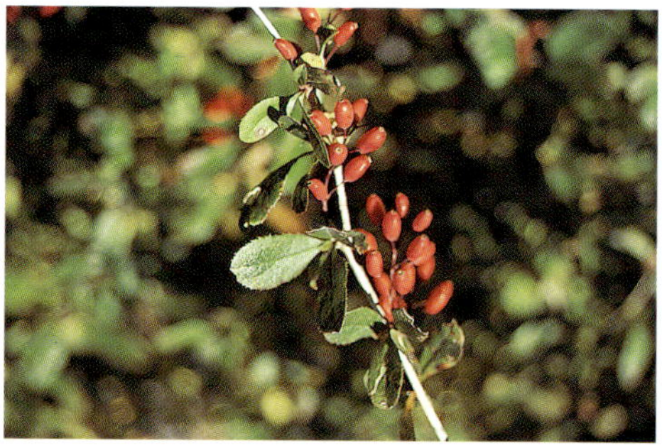

Sauerdorn

Nach dem Teefasten langsamer Ernährungsaufbau, fett- und salzarme, vorwiegend vegetarische Kneippkost. Mit natürlichen Hilfen wie Schwarzrettichsaft in sehr kleinen Dosen oder Artischockensaft die Gallen- und Leberfunktion unterstützen. Versteckte gehärtete Fette, vor allem in Biskuits, Margarine usw. beachten, fettige Speisen, Zucker und Weissmehl meiden.

Bettruhe. Gallensteine haben u.a. oft seelische Ursachen.

Gedächtnis-Schwäche

Durchblutungsfördernde Kneipp-Anwendungen verbessern die Sauerstoffaufnahme und den Schlackenabtransport und sind hier nützlich. Der Gesichtsguss sorgt für eine gute Durchblutung des Gehirns, der

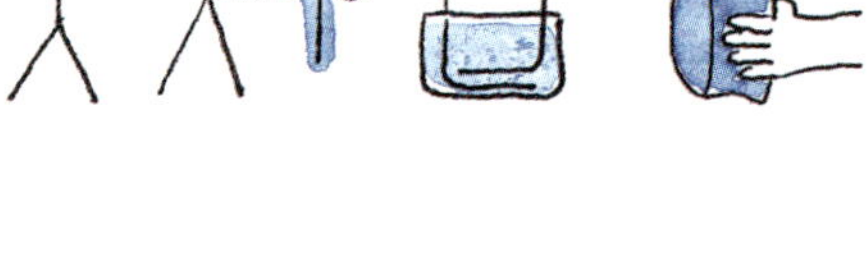

Arm-, Brust- oder Oberguss sowie das kalte Armbad oder die Oberkörperwaschung wirken reflektorisch durchblutungsfördernd auf das Gehirn und die Kopforgane.

Kur mit Frischpflanzensaft oder -präparat von Weissdorn, Ginkgo, Taiga, Ginseng oder Mate. Ein wirksames Heilkraut ist das Immergrün in Form eines Präparates vom Fachgeschäft.

Kneippkost, Rosmarinhonig zum Frühstück, nahrungsergänzendes Aufbaupräparat mit Hefe, Mineralsalze, Magnesium, Weizenkeime mit natürlichem Vitamin E, Gelee royal, Knoblauch.

Längere Schlaf- und Ruhepausen, geistige Arbeit ohne Ablenkung (äussere Einflüsse, Lärm).

Gicht

Stoffwechselkrankheit

Störung des Harnsäurestoffwechsels – erblich bedingt oder durch falsche Ernährung und damit verbundener ständiger Übersäuerung bzw. überhöhtem Harnsäurespiegel im Blut. Begleiterscheinungen sind oft Übergewicht, Bluthochdruck.

Hier sind vor allem stoffwechselanregende, entgiftende und schmerzlindernde Kneipp-Anwendungen gefragt.

Bei akuten Gichtbeschwerden, einem plötzlichen und intensiven Schmerz, ist das Gelenk geschwollen und heiss. Hier wirkt die lauwarme oder kalte Auflage auf die schmerzende Stelle entzündungshemmend und schmerzdämpfend, so z.B. der lauwarme Heublumensack, ebenso die Lehm-, Kohl- oder Quarkauflage. Tragen Sie nach der Anwendung eine kühlende Kräutersalbe auf. Anschliessend das Gelenk hochlagern und Bettruhe.

Bei chronischen Gichtbeschwerden unterstützt das warme Bad oder Teilbad mit Zusatz von Meersalz, Heublumen, Haferstroh oder Wacholder die Stoffwechselfunktionen. Anschliessend mit Farnwurzelextrakt oder Wacholdergeist einreiben.

Kur mit Tee, Frischpflanzensaft oder -extrakt, der die Entwässerung und Stoffwechselfunktion anregt. Kräuter einzeln anwenden oder zwei bis drei mischen: Birke, Zinnkraut, Mariendistel, Tausendguldenkraut, Löwenzahn, Pfefferminze, Schlüsselblumenblüten, Spierstaude, Karde, Hauhechel, Maisgriffel, Geissfuss oder Schöllkraut (nur in Teemischung) oder Präparat von Teufelskralle.

Pfarrer Sebastian Kneipp schreibt:
«Wer Anlagen hat zur Gicht und zum Rheuma oder schon an diesen Gebrechen leidet, trinke längere Zeit hindurch ein bis zwei Tassen Schlüsselblumentee. Die heftigen Schmerzen werden sich lösen und allmählich verschwinden.»

Weitere Empfehlungen: Saftkur mit Sellerie, Meerrettich (in sehr kleinen Dosen), Wacholder (nur bei gesunder Nierenfunktion), Birke. Saftkur mit Kartoffelsaft, Kabissaft (Kohlsaft) und Rüeblisaft. Meeralgen- oder Wacholdertabletten.

Kalium- und basenreiche, fleischlose, salz- und eiweissarme Kneippkost, wenig Kohlenhydrate. Übergewicht normalisieren mit reduzierter Kneippkost. Planen Sie in Ihren Speiseplan gesäuerte (L+) Milchprodukte wie Quark, Joghurt und Molke mit ein, sowie Beerenfrüchte oder Beerensaft von Erdbeeren, roten und schwarzen Johannisbeeren. Viel Rohkost und Salate, angemacht mit kaltgepresstem Sesamöl und naturreinem Apfelessig oder Molkosan. Unbedingt meiden: Wurstwaren, Konservenfleisch, Fleischsuppe, Weisszucker, Weissmehl, denaturierte oder raffinierte Lebensmittel mit konservierenden Zusätzen.

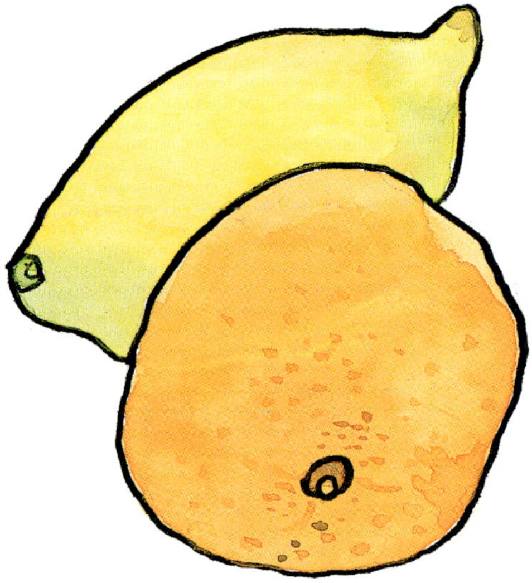

Regelmässig leistungsangepasste Gymnastik, Alkohol und alkoholhaltige Getränke sind verboten, Nikotin meiden.

Grippe

Erkältung

Bei den ersten Anzeichen einer beginnenden Erkältung oder Grippe hilft oft das ansteigende Fussbad, die Krankheit zu kupieren.

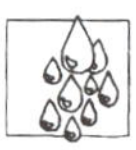

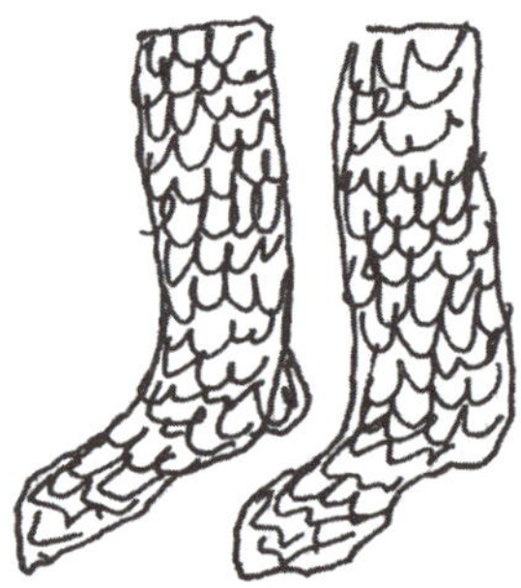

Bei Fieber eignen sich die milde Waschung, die nassen Socken oder der Wadenwickel in Serien zur schonenden Fiebersenkung. Verwenden Sie bei hohem Fieber leicht temperiertes Wasser. Der heisse Tee mit Linden- und Holunderblüten mit wenig Honig und etwas Zitronensaft unterstützt die schweisstreibende Wirkung.

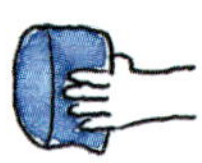

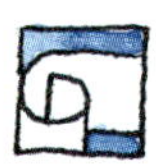

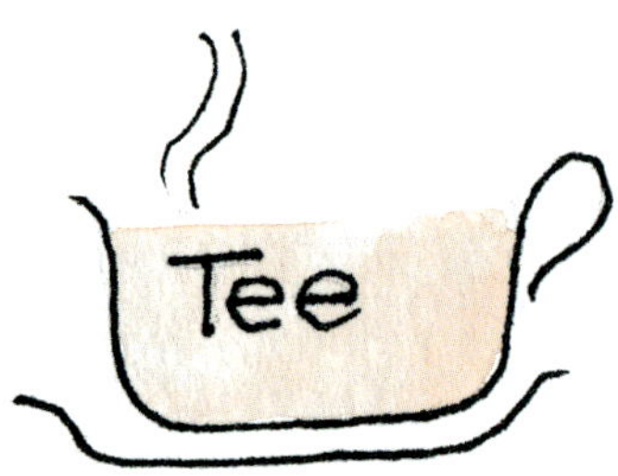

«Wie ist die schnellste Heilung möglich? Da heisst es erstens, sich in's Bett legen, und zweitens, ein Schäfferl Wasser daneben stellen. Ist man im Bett recht warm, fieberheiss geworden, dann geht man heraus, wascht sich ab, erst die Brust, dann den Rücken und den übrigen Körper, – man kann es ganz gut allein machen, – trocknet sich nicht ab und legt sich wieder in's Bett. Je kälter das Wasser ist, und je schneller gewaschen wird, um so besser ist es. Nach dem Waschen wird einem ganz wohl. Nach drei Viertel- bis einer Stunde, sobald sich die Influenza wieder aufrafft

und ihr altes Wesen beginnen möchte, wiederholt man die Waschung. Aber wohl gemerkt, über eine Minute soll man zu derselben nicht brauchen!»
Sebastian Kneipp

Bei grippalen Infekten ist die Unterstützung und Anregung der Ausscheidungsorgane besonders wichtig:
mit dem wärmestauenden Lendenwickel die Ausscheidung der Krankheitsgifte über die Haut,
mit mildem Abführtee oder Einlauf die Ausscheidung über den Darm,
mit Nierentee oder Tee von Goldrute die Nierenfunktion und Harnausscheidung anregen.

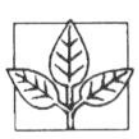

Viel trinken: Kräutertee und (Mineral-) Wasser, heissen Holundersaft mit Zitrone und Honig, Vitamin-C-reichen, verdünnten heissen Orangen- oder Zitronensaft mit Sanddorn und Grippetropfen, schweisstreibenden Grippetee mit Linden- oder Holunderblüten, Thymian, Schafgarbe, Spierstaude oder Fieberklee mit etwas Zitronensaft, Honig und Echinaceatropfen. Bei Halsweh gurgeln mit Tee von Kamille, Salbei, Odermennig oder Ysop.

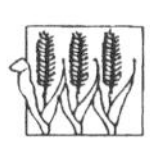

Bei Fieber Teefasten und Saftfasten mit verdünntem Randen-, Rüebli- oder schwarzem Johannisbeersaft, dann beginnen mit Vollreissuppe, der Sie einen Esslöffel voll Meerrettichsaft beigeben, allmählich weiterfahren mit leicht verdaulicher Kneippkost, diese ergänzen mit Vitamin-C-reichen Fruchtsäften und Sanddornfruchtmark, Propolis kauen.

«Ferner ist sehr wichtig zu sagen, dass derjenige, welcher keinen Hunger hat, nicht gegen den Appetit essen soll. Was er dann isst, kann dem Magen nicht willkommen sein; es bleibt meist unbenützt im Magen liegen und bereitet eher Beschwerden als Annehmlichkeiten. Einem Kranken, welcher keinen Hunger hat, dränge ich niemals Speisen auf. Unser Körper ist ja vom Schöpfer so wunderbar eingerichtet, dass er Mittel besitzt, es unserem Verstande anzuzeigen, wenn er zu seinem Unterhalte etwas bedarf.»
Sebastian Kneipp

Bettruhe, Zimmer gut lüften, kein Durchzug, Zimmer nicht überheizen.

Gürtelrose

Ist eine Viruserkrankung, ihre Heilung ist etwas langwierig und braucht Geduld. Dieses Virus hält sich bei guter Gesundheit lange Zeit unbemerkt und schadlos und greift an im Moment körperlicher oder seelischer Schwäche.

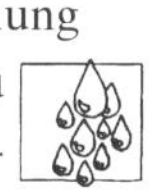

Als nervenstärkende Kneipp-Anwendung ist vor allem die morgendliche Waschung oder das sorgfältige Trockenbürsten zu empfehlen. Tagsüber beruhigt und lindert die Lehm-, Kohl- oder Quarkauflage oder das Betupfen mit erkaltetem Teeabsud oder verdünntem Extrakt von Zitronenmelisse oder Ringelblume oder das sanfte Einreiben mit Leinsamenöl.

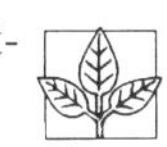

Mit Goldruten- oder Nierentee die Nierentätigkeit in ihrer Entgiftung unterstützen. Zwischendurch Hagebuttentee.

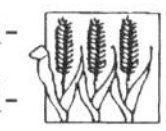

Salz- und eiweissarme, fleischlose und gemüsereiche Kneippkost, essen Sie täglich ein Vollreisgericht, nahrungsergänzendes Magnesiumpräparat, vitaminhaltiges Sanddornfruchtmark, Rüebli- und Randensaft. Meiden Sie möglichst Käse und Ei.

Mit Kneipps Therapie das körpereigene Immunsystem und die Nerven stärken. Sorgen Sie für «Tapetenwechsel», tun Sie etwas fürs Gemüt, tanken Sie Kraft für Körper, Nerven, Seele und Geist. Am besten erholen Sie sich mit einer individuell abgestimmten Kneippkur im Kurhaus, mit unbeschwerten Ferien am Meer oder in den Bergen.

Haarprobleme

Strapaziertes, schwaches, stumpfes Haar oder Haarausfall nach Operation, Geburt oder Krankheit, bei Erschöpfung, Stress, Nervosität, Fehlernährung und Vitalstoffmangel oder Pflege mit aggressiven Haarpräparaten.

Haare und Kopfhaut täglich gut durchbürsten und zwar in entgegengesetzte Richtung wie üblich. Diese Bürstenmassage sorgt für eine gute Durchblutung der Kopfhaut und Regeneration der Haarwurzeln. Anschliessend oder nach der Haarwäsche Kräuterhaarwasser mit Birke, Brennessel, Zwiebel oder Klettenwurzelöl in die Kopfhaut einmassieren. Verwenden Sie nur milde, natürliche Haarpflegemittel. Meiden Sie alle aggressiven, chemischen Haarpräparate. Dies gilt bei Haarausfall, Schuppenbildung sowie bei strapaziertem, dauerwellengeschädigtem und gefärbtem Haar.

Kur mit Tee oder Frischpflanzensaft von Zinnkraut.

Kneippkost, bevorzugen Sie Kieselerde enthaltende Nahrungsmittel wie Hirse. Bauen Sie täglich ein leicht verdauliches Hirsegericht in Ihren Speiseplan ein wie Hirserisotto, süssen oder pikanten Auflauf

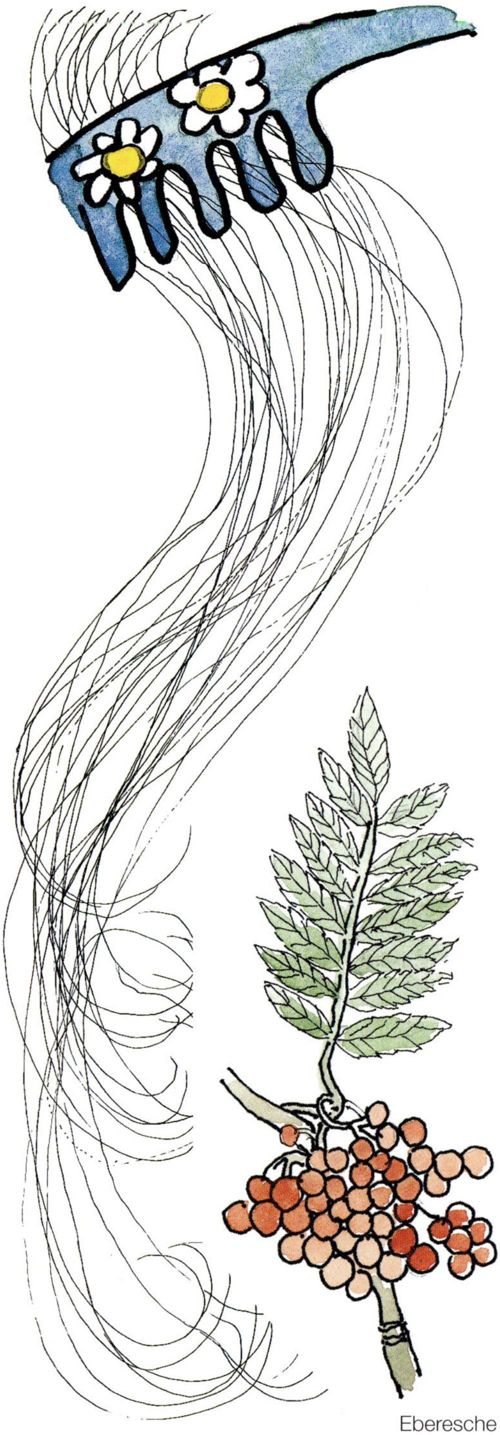

Eberesche
(Vogelbeerbaum)

oder Hirseflocken in das Frühstücksmüesli. Hirse enthält als mineralstoffreichstes Getreide unter anderem sehr viel Kieselsäure, diese sorgt für kräftige und glanzvolle Haare. Kürbiskerne sind vitamin- und mineralstoffreich und enthalten vor allem den Mineralstoff Zink, der gegen Haarausfall wirkt. Nahrungsergänzend Kalzium sowie ein Aufbaupräparat mit Bierhefe oder ein natürliches Vitamin-B-Präparat, wenn durch Stress, Nervosität oder durch Operation bedingt.

Halsentzündung

Angina, Mandelentzündung

Siehe auch Erkältung, Husten.
Auch eine harmlose Halsentzündung muss sorgfältig behandelt und vollständig ausgeheilt werden, um einen Rückfall, eine Verschlimmerung oder Folgekrankheit zu vermeiden.

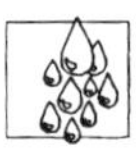

Gurgeln mit kühlem, heilungsförderndem und leicht desinfizierendem Salbei-, Thymian-, Kamillen- oder Frauenmanteltee oder Molkosan, das pur verwendet werden kann oder mit wenig Wasser verdünnt wird.

Bei der akuten, fieberhaften Halsentzündung hilft der kalte Halswickel in Serien oder die kalte Auflage mit Quark, Lehm, gequetschten Kohlblättern oder in Scheiben geschnittenen rohen Zwiebeln. Die Auflage soll Wärme entziehen und wird deshalb nach dem Warmwerden abgenommen und wenn nötig wieder erneuert.

Fieber schonend senken mit der kalten Teilwaschung oder den nassen Socken in Serien. Verwenden Sie bei hohem Fieber leicht temperiertes (zimmerwarmes) Wasser, vorher oder dazu schweisstreibenden Tee von Linden- und Holunderblüten und eventuell etwas Weidenrinde mit Honig und Zitronensaft trinken, um die Ausscheidung der Giftstoffe optimal zu fördern.

Bei chronischen, fieberlosen Halsschmerzen wirkt das warme Fussbad reflektorisch heilungsfördernd auf die Atmungsorgane. Zusätzlich soll abends über längere Zeit der kalte Halswickel als wärmestauender Wickel im Wechsel mit einer warmen Lehm-, Leinsamen- oder zimmerwarmen Kohlblatt- oder Quarkauflage angelegt werden.

Bei eitriger Angina mit Salbei- oder Engelwurztee gründlich gurgeln. Eine schnelle Hilfe ist bei der fiebrigen Angina die Kohlblatt- oder Quarkauflage. Ausserdem ist bei der fieberlosen sowie bei der fiebrigen Angina die allgemein entgiftende Reinigung wichtig. Der kalte Lendenwickel hat die Fähigkeit, Giftstoffe aufzulösen, auszuleiten und aufzunehmen und soll ein- bis zweimal wöchentlich als wärmestauender Wickel angelegt werden. Die beste Zeit dafür ist der frühe Morgen vor dem Aufstehen.

Bei Heiserkeit heisse Lehmauflage. Kalte Füsse erwärmen mit dem warmen Fussbad. Gurgeln mit Salbei-, Frauenmantel- oder Kamillentee. Unterwegs zuckerfreie Salbeipastillen oder -bonbons lutschen oder getrocknete Ebereschenbeeren (Vogelbeeren) essen. Diese sind Vitamin-C-reich und im Volksmund bekannt als Sängerbeeren, da sie eine besonders gute Wirkung auf das Stimmorgan haben.

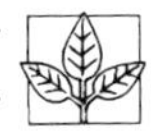

Kräutertee, mit einem oder zwei bis drei Heilkräutern gemischt, von Salbei, Kamille, Thymian, Bibernelle, Spitzwegerich, Malvenblüten, Lindenblüten oder Ysop mit etwas Honig und Zitronensaft langsam und schluckweise trinken. Wichtig bei jeder Halsentzündung ist, die Ausscheidung zu fördern und damit Giftstoffe auszuleiten mit einer Nierenteemischung oder Tee von Goldrute. Geben Sie dazu einige Tropfen Echinacea.

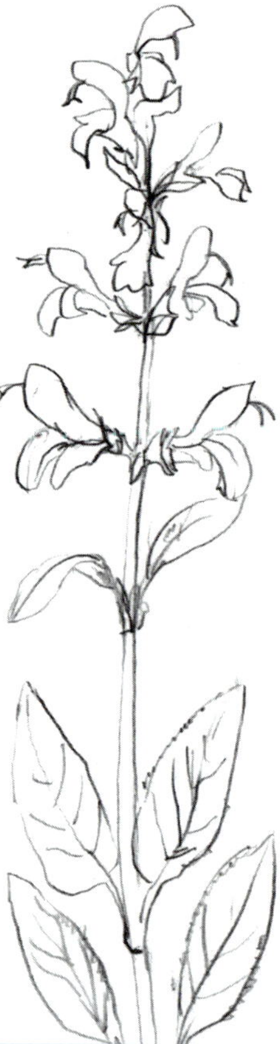

Salbei

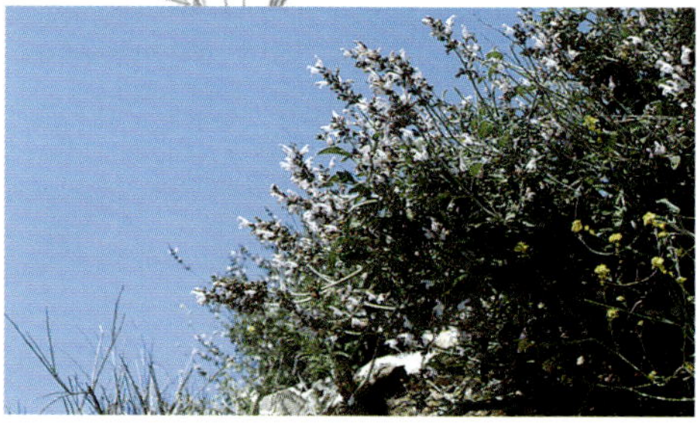

Gurgeln mit Tee von Salbei, Kamille, Bibernellwurzeln, Eichenrinde oder Heidelbeersaft drei- bis viermal täglich oder Gurgeln mit Molkosan- oder Essigwasser, ein Esslöffel auf 1/4 Liter Wasser oder Gurgeln mit 40 Tropfen Echinacea in 1/8 Liter Wasser oder Gurgeln mit Johanniskrautöl oder Malvenblüten, vor allem bei trockener Entzündung.

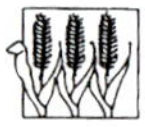

Bei Fieber Teefasten, Tee mit Thymianhonig leicht süssen, verdünnte und vitaminreiche Fruchtsäfte, Obsttage. Salzarme und fleischlose Kneippkost, heisses Honigwasser oder heisser Holundersaft mit Zitrone und Honig, natürliches Vitamin C der Sanddorn- oder Zitrusfrucht, Kalkpräparat.

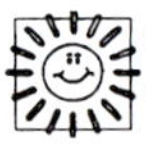

Bei Fieber und während der Kneipp-Anwendung Bettruhe. Sorgen Sie mit entsprechend warmer Fussbekleidung stets für warme Füsse, meiden Sie Nikotin und rauchgeschwängerte oder überheizte Räume. In gesunden Tagen abhärten mit Wassertreten, kalter Waschung, Tau- oder Schneelaufen.

Hämorrhoiden

Sind krankhafte Erweiterungen der Mastdarmvenen. Die Ursache für ihr Entstehen ist häufig ein schwaches Bindegewebe der Venenwände, sitzende Lebensweise, Bewegungsmangel, falsche Essgewohnheiten oder chronische Stuhlverstopfung.

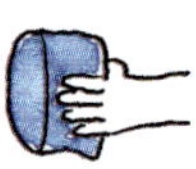

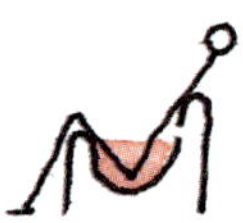

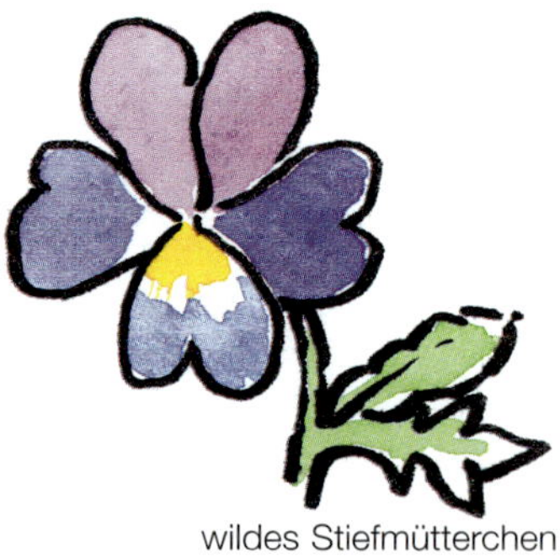

wildes Stiefmütterchen

Das warme Bad oder das warme Sitzbad oder Wechselsitzbad mit Eichenrinde wirkt zusammenziehend und heilungsfördernd, mit Heublumen oder Kamillen entzündungshemmend. Kühlend und schmerzdämpfend wirkt die kalte Quarkauflage, die kalte Waschung oder die feuchtkalte Kompresse. Die Kaltwaschung und die kalte Kompresse wirken verstärkt, wenn diese mit erkaltetem Tee einer heilkräftigen Pflanze zubereitet werden wie von Rosskastanien, Schafgarbe, Mäusedorn, Honigklee, Waldmeister, Weidenröschen (Wurzeln), Zinnkraut, Lindenblüten, Sanikel, Königskerze oder Leinkraut. Das Leinkraut kann auch frisch gequetscht aufgelegt werden. Auflage oft erneuern.

Zweimal wöchentlich ist auch das kalte Halbbad oder der kalte Schenkelguss zu empfehlen. Nach dem Stuhlgang sorgfältige, sanfte Reinigung, trockentupfen oder trockenfönen, eventuell mit Kräuter- oder Ringelblumensalbe oder Rosmarinhonig nachbehandeln. Verwenden Sie nur milde Reinigungsmittel. Für unterwegs eignen sich die Feuchtigkeitstüchlein sehr gut. Übertreiben Sie es nicht mit der Hygiene, zu viel reizt noch mehr und verschlimmert die Entzündung.

Innerlich wird die äussere Anwendung unterstützt mit Tee oder Frischpflanzensaft von Zinnkraut oder mit einer Teekur von Rosskastanie, Hamamelis, Ginkgo und Königskerzenblüten. Mäusedornpräparat.

Faserstoffreiche und salzarme Kneippkost. Morgens einen Esslöffel kaltgepresstes Olivenöl einnehmen. Achten Sie mit natürlichen Verdauungshilfen (siehe dort) wie Gold-Leinsamen (Edelleinsamen), Feigen oder Pflaumen auf weichen Stuhl. Bei Übergewicht mit Senfkörnerkur oder Einschalten von wöchentlich einem Obst-, Vollreis- oder Frischmolketag das Gewicht normalisieren.

Regelmässig Bewegung, Gymnastik; keinen oder wenigstens vorübergehend keinen Alkohol, Kaffee und kein Nikotin.

Hautausschlag

Arzt konsultieren. Die Haut als Spiegel der Seele und des Körperinnenlebens ist das grösste Entgiftungsorgan und vielfach auch erwähnt als die dritte Niere des Körpers. Ihre Erkrankung kann viele Ursachen haben.

Mildes Kleie- oder Molkebad. Betupfen oder warme Kompresse mit Tee von Kamille, Stiefmütterchen, Malve, Käslikraut, Schafgarbe, Eichenrinde oder Tormentillwurzeln. Auflage mit Kohlblatt, Lehm oder Bockshornklee und nachbehandeln mit Kräutersalbe von Arnika, Wallwurz oder Echinacea oder mit Osterluzeitinktur betupfen. Waschungen mit Essigwasser, ein Esslöffel Essig auf ein Liter Wasser.

Bei Ekzemen, Fisteln und Wunden Auflage mit Kamille und bei nässenden Ausschlägen mit Eichenrinde.

Blutreinigungskur mit Tee, Frischpflanzensaft oder Präparat von Stiefmütterchen, Klette, Brennessel, Birke, Zinnkraut, Löwenzahn oder Brunnenkresse.

Faserstoffreiche, fleischlose und salzarme Kneippkost, Kur mit Schlehensaft oder natürlichem Vitamin-B-Präparat oder Bierhefe. Für die Schönheit der Haut hat sich der Tomatensaft dank seiner wertvollen Inhaltsstoffe bewährt. Eventuell

Darmpflege mit Senfkörnern, sorgen Sie für regelmässigen Stuhlgang, wenn nötig mit natürlichen Verdauungshilfen (siehe dort). Unbedingt Weissmehlprodukte und Süssigkeiten meiden.

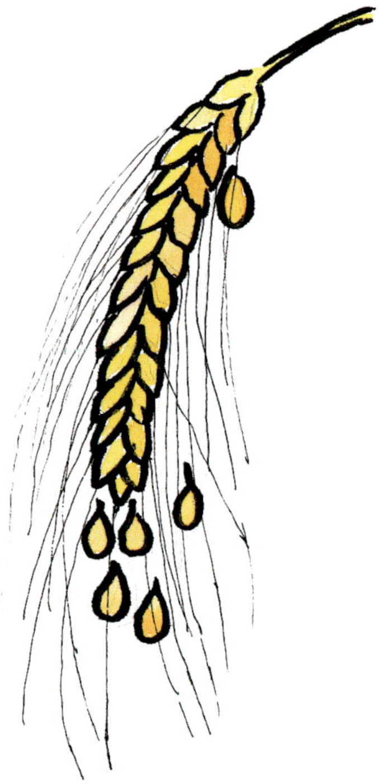

Herzasthma

Weisung des Arztes!

Bettruhe – Oberkörper hochlagern. Wenn es der Zustand erlaubt, ansteigendes Fussbad. Im Anfall löst die Dampfkompresse den Krampf, nicht einwickeln, eventuell vorher äusserlich die Herzgegend mit Arnikasalbe sanft einmassieren.

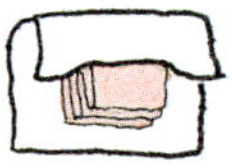

Tee oder Frischpflanzensaft von Weissdorn.

Salz- und fleischarme Kneippkost, natürliches Vitamin E als Präparat oder in Form von kaltgepresstem Weizenkeimöl in kleinen Dosen einehmen.

Angemessene Bewegungs- und Entspannungsübungen.

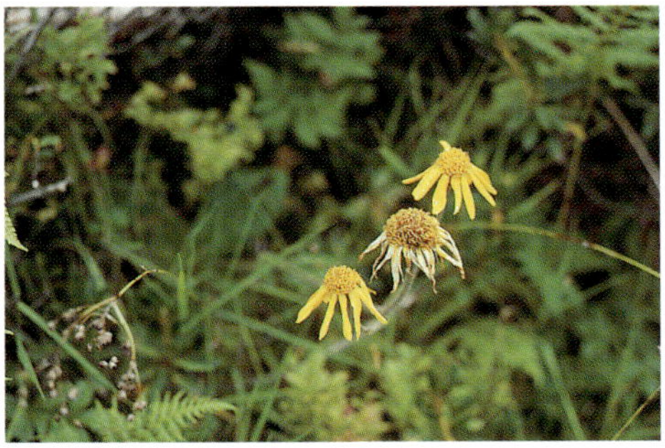

Arnika

Herzinfarkt, Herzkrampf

Arzt rufen! – Keine Zeit verlieren.

Symptome sind Brustschmerzen, die ausstrahlen, Angst, Engegefühl, Übelkeit, kalter Schweiss. Risikofaktoren sind falsche Ernährung, vor allem zu viel Fett, Zucker und Salz, Bewegungsarmut, dauernder Stress, Alkohol- und Tabakmissbrauch, hoher Blutdruck.

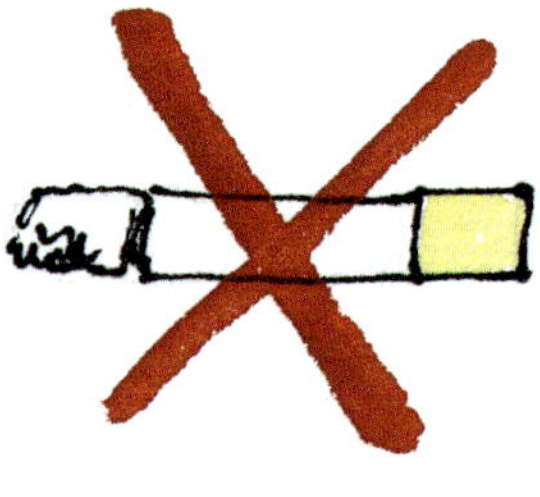

Schnelles Handeln ist wichtig. Hochlagern, Kleider lösen und die Atmung erleichtern, seelisch beruhigen (Herzmassage nur von Fachperson). Als erste Hilfe, bis der Arzt kommt, kann die Dampfkompresse, die man locker auf die Herzgegend auflegt (nicht einwickeln) lebensrettend sein. Die feuchte Wärme entspannt und beruhigt. Das (vorherige) Einreiben mit Arnikasalbe tonisiert.

Später, wenn es gesundheitlich wieder etwas besser geht, beruhigt das Wechselarmbad oder das ansteigende Armbad mit Rosmarin oder Baldrian, das Sie vorzeitig abbrechen, also vor dem Wärmestau oder Hitzeschub. Zur Abwechslung machen Sie anderntags das Wechselfussbad oder das ansteigende Fussbad, das Sie auch vorzeitig beenden.

Am Morgen: Trockenbürsten, nachher etwas leichte Bewegung oder sofort wieder zurück ins Bett gehen. Anderntags wenden Sie eine kalte oder zimmerwarme Waschung an mit Essigzusatz (ein Esslöffel auf ein Liter Wasser).

Am Abend: Abendspaziergang.

Kur mit Ginkgo oder Weissdorn verbessert die Durchlässigkeit der Gefässe und damit die Durchblutung des Herzens und der Herzkranzgefässe. Vorbeugend und verhütend wirkt nach Kräuterpfarrer Künzli besonders der Meisterwurz in Form von Tee oder Tropfen. Er ist auch als Pulver in Fachgeschäften erhältlich.

Reizlose und salzarme, leicht verdauliche, fleischlose Kneippkost, viel Frischkost, mit Kräutern würzen, belastende und blähende Speisen wie Kohl und Hülsenfrüchte vorübergehend meiden. Zucker, Weissmehl, gehärtete Fette und alle Produkte davon meiden.

Leistungsangepasstes regelmässiges Ausdauer- und systematisches Aufbautraining in Absprache mit dem Arzt, Gymnastik an frischer Luft. Vorbeugen, obige Risikofaktoren vermeiden. Blutdruck kontrollieren. Nikotin und Alkohol meiden, Kaffeegenuss reduzieren.

Herzklopfen

Nach grösserer körperlicher Anstrengung kein Grund zur Beunruhigung.

Beruhigend und entlastend auf die Herztätigkeit wirkt die kalte Oberkörperwaschung, der kalte Armguss oder das warme oder kalte Armbad, ebenso die kalte Kompresse mit Essigwasser auf die Herzgegend.

Tee oder Frischpflanzensaft mit Weissdorn, Löwenschwanz oder Pestwurz, Johanniskraut und/oder Melisse oder ein Wolfstrapp-Präparat aus dem Fachgeschäft.

Kneippkost, nahrungsergänzend Magnesium und Vitamin E, Weizenkeime einnehmen. Übergewicht normalisieren.

Geregelter Tagesablauf ohne Hetze. Regelmässig Turnen. Genussmittel wie Kaffee, Nikotin und Alkohol meiden oder reduzieren.

Herzschwäche

Altersherz

Schwester Basilia weist darauf hin, dass hier der Kneippsche Grundsatz «Die mildeste Anwendung, die zum Ziele führt, ist die Beste» ganz besonders gilt, und sie empfiehlt aus ihrer langjährigen Berufserfahrung in erster Linie das Wechselarmbad.

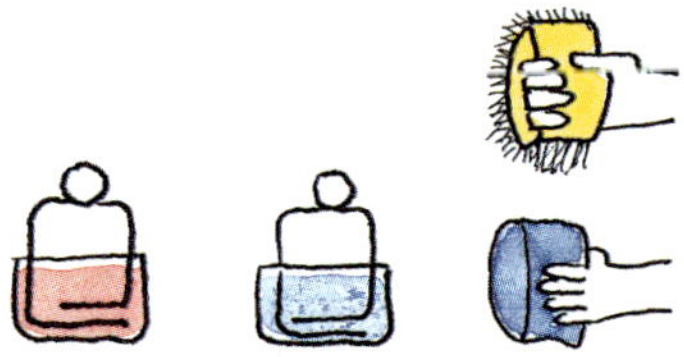

Zu den milden Anwendungen gehören auch Kneipps Waschungen. Tonisierend, stärkend und regulierend auf die Brustorgane und insbesondere auf die Herztätigkeit wirkt die kalte Oberkörperwaschung. Weitere Massnahmen sind das Trockenbürsten, das ansteigende Armbad mit Rosmarinzusatz, das Sie vor dem Wärmestau beenden. Zur Abwechslung empfehlen wir Ihnen das herzentlastende, kalte Armbad. Der Herzmuskel wird dadurch besser durchblutet, ernährt und gekräftigt. Falls Ihr Arzt nichts dagegen hat, ist das Saunabad ein gutes Training.

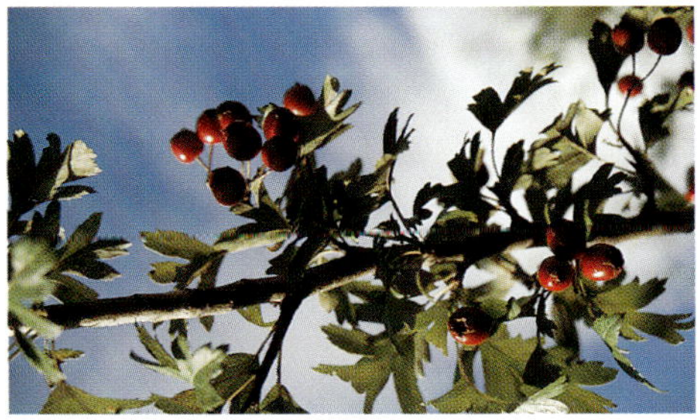

Weissdorn

Kur mit Tee, Frischpflanzensaft oder Präparat von Weissdorn, Ginseng oder Rosmarin. Äusserlich die Herzgegend mit Arnika- oder Rosmarinsalbe oder Rosmaringeist einmassieren tonisiert die Herztätigkeit.

Salzarme und fleischlose Kneippkost; kleinere, leicht verdauliche Mahlzeiten, etwa fünf auf den Tag verteilt. Als Frühstück Frischkornhafermüesli, angereichert mit Vitamin E aus Weizenkeimen oder in Form von naturbelassenem Weizenkeimöl; nahrungsergänzend Magnesium, Kalkpräparat. Blähende Speisen meiden.

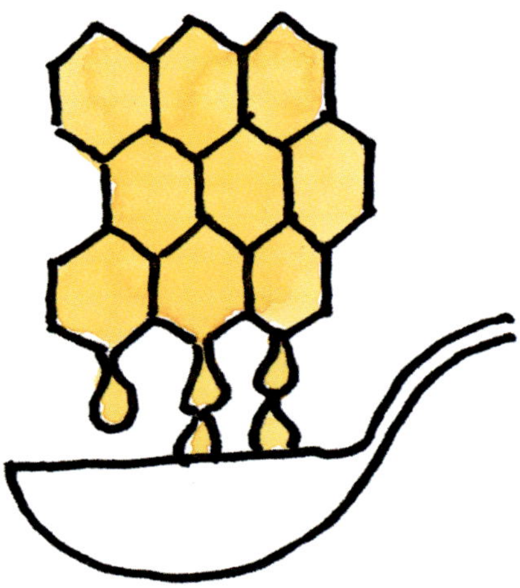

Tief und ruhig an frischer Luft atmen, leistungsangepasste, regelmässige und gezielte Gymnastik, ausgeglichene und bewusste Lebensweise, Ruhepausen, keine Hetze.

Heuschnupfen

Siehe auch Allergien.
Mit vorbeugenden Desensibilisierungs-Massnahmen frühzeitig beginnen: November bis Februar. Mit Abhärtungsübungen die körpereigenen Abwehrkräfte stärken.

Zur Unterstützung der Leberfunktion Dampfkompresse oder heissen Kartoffelsack auf Lebergegend auflegen. Immunsystem vorbeugend stärken mit Kneipps Abhärtungsübungen.

Kur mit Frischpflanzensaft von Birke, Brennessel und Löwenzahn. Teekur mit Schlüsselblumen, Weidenrinde, Spierstaude, Hauhechel und Geissfuss.

Kneippkost, zusätzlich Magnesium und Kalkpräparat, keine denaturierten und raffinierten Nahrungsmittel. Beginn im November bis Februar mit der Desensibilisierung durch Honig oder Wabenhonig (Honig mit Wabe) aus der Umgebung mit täglich einem halben Teelöffel, vorsichtig und allmählich steigern auf zwei bis drei Teelöffel.

Gesundheitsgymnastik, Sport. Frühzeitiger Beginn mit Desensibilisierungs-Massnahme, im Spätherbst oder Frühwinter.

Hexenschuss

Ischias, Bandscheiben

Plötzliche heftige Kreuzschmerzen – und davon gibt es mehr als 15 Arten, schwerere und harmlosere, mit ebenso verschiedenen Ursachen.

Kneipparzt Dr. med. Gugg empfiehlt im Akutfall die kalte Auflage, die zwei- bis dreimal jeweils nach dem Warmwerden erneuert wird. Dann den kalten Lendenwickel als wärmestauenden Wickel einsetzen.

Manchmal ist die Eisauflage sinnvoll, besonders bei einer hochakuten Entzündung. Diese drosselt die Blutzufuhr, wirkt daher entzündungshemmend und schmerzdämpfend. Entscheiden Sie nach Ihrem eigenen Empfinden und Bedürfnis. Anschliessend einreiben mit schmerzlindernder und wärmender oder kühlender Salbe oder sanfte Massage mit Johannisöl.

Oft wird auch die feuchte Wärme bevorzugt, und hier bietet Kneipp einiges. Der heisse Lumbalguss, der heisse Heublumensack oder die Dampfkompresse auf die schmerzende Stelle oder das warme Bad mit Heublumen- oder Wacholderzusatz wirken krampflösend, entspannend und beruhigend.

Weitere erprobte Hausmittel

Das wärmende Katzen- oder Hasenfell war schon zu Kneipps Zeiten beliebt und ist es auch heute noch. Es durchwärmt natürlich und sehr angenehm. Auch der Kräuterdampf auf die schmerzende Stelle mit Salbei und Rosmarin entspannt und lockert. Anschliessend mit Frotteetuch kräftig reiben und nachdünsten im Bett. Oder Meerrettich raffeln, mit wenig heissem Wasser zu einem Brei anrühren und kurz auf die schmerzende Stelle auflegen. Vorsicht, starke Hautrötung! Hier genau beobachten und rechtzeitig abnehmen. Anschliessend mit Johannisöl einreiben.

Entwässerungstee mit Teufelskralle, Weidenrinde, Zinnkraut oder Kur mit Frischpflanzensaft von Birke, Brennessel oder Wacholder.

Kneippkost. Nahrungsergänzend Kalkpräparat.

Bettruhe und Entspannung. Erkältung vorbeugen. Ausgeglichener Lebensrhythmus, Gleichgewicht zwischen An- und

Entspannung beachten. Bei wiederholtem oder chronischem Hexenschuss empfiehlt sich ein Kuraufenthalt in einem Badeort mit seinen speziellen Einrichtungen und Therapien.

Hühneraugen

Fachkundig bzw. fachärztlich entfernen lassen. Harte Hühneraugen sind exponiert oben auf Zehen oder Sohle. Weiche Hühneraugen sind zwischen den Zehen und meist sehr schmerzhaft.

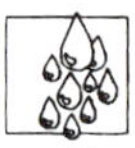

Kleine heisse Auflage mit Teeabkochung von Käslikraut oder morgens und abends betupfen mit Thuja- oder Hühneraugen-Tinktur. Nach dem warmen Fussbad ist die Behandlung am wirkungsvollsten. Stelle vor Druck schützen mit speziellem Pflaster oder Ring. Tragen Sie nur bequeme und keine einengenden Schuhe. Die Volksheilkunde rät, das Hühnerauge mehrmals täglich mit frischem Schöllkrautsaft zu betupfen. Oft bringen fachgerechte Einlagen gute Hilfe.

Husten

Siehe auch Bronchitis, Erkältung, Halsentzündung.

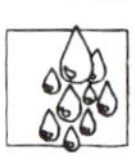

Das warme Fussbad mit Thymian, Eukalyptus oder Latschenkiefer wirkt reflektorisch heilungsfördernd auf die Atemwege. Das Inhalieren oder der Dampf mit Thymian, Eukalyptus oder Latschenkiefer löst bei trockenem, bellendem Husten den zähen Schleim, ebenso die Dampfkompresse, besonders wenn Sie vorher mit Bronchialsalbe Brust und Rücken einreiben. Damit erreichen Sie eine Tiefenwirkung der Einreibung.

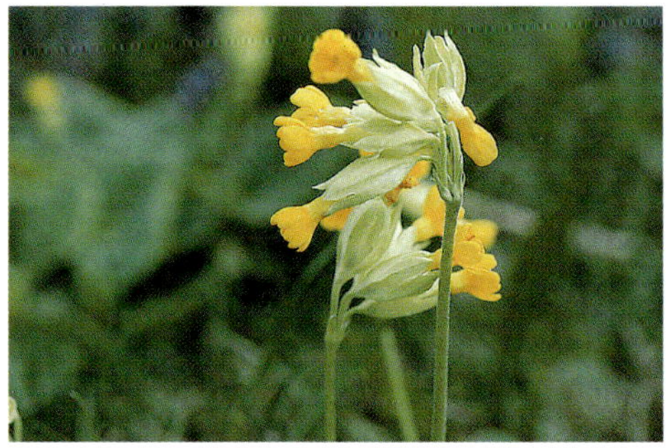

Wiesenschlüsselblume

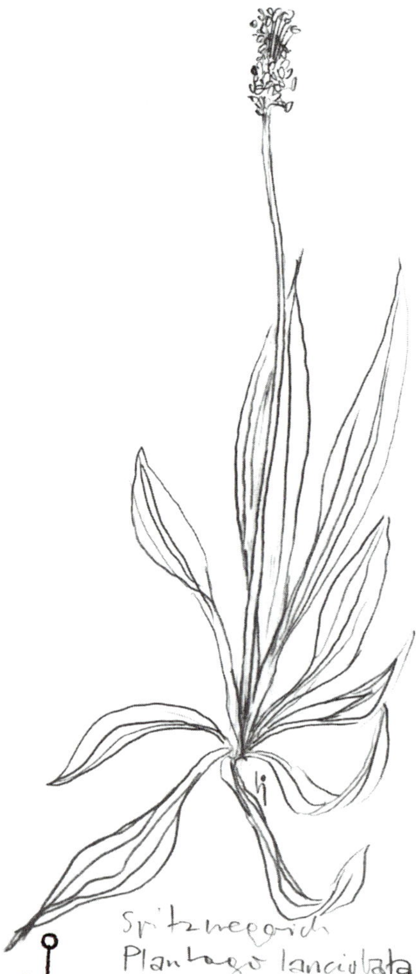

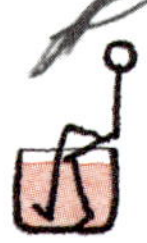

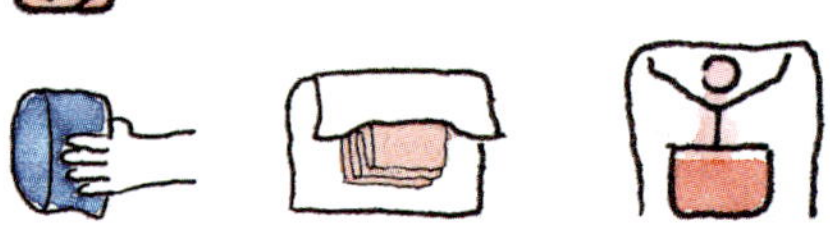

Als willkommene Abwechslung dient die Auflage mit geschnittenen rohen oder in Öl erhitzten Zwiebeln. Durchblutungsanregend, heilungsfördernd und kräftigend auf die Brustorgane wirkt auch die kalte Oberkörperwaschung. Eventuelles Fieber senken Sie schonend mit kleinen Teilwaschungen in Serien oder nassen Socken.

Hustensirup, Hustenteemischung oder Tee von einem der nachfolgenden hustenlindernden und auswurffördernden Teekräutern: Huflattich, Spitzwegerich, Tannenknospen, Königskerze, Schlüsselblume, Thymian, Malvenblüten, Katzenpfötchen, Geissblattblüten, Andorn, Gundelrebe oder Veilchen. Geben Sie etwas Honig und Echinaceatropfen dazu und trinken Sie täglich drei bis vier Tassen langsam und schluckweise.

Bei starkem Hustenreiz: Thymian, Spitzwegerich und Echinaceatropfen.
Bei Hustenkrämpfen: zusätzlich Pestwurztropfen in den Tee geben.
Bei trockenem Husten: Schlüsselblumenwurzeln, Malvenblüten, Königskerzenblüten oder Seifenkraut wirken schleimlösend, in obige Teemischung geben.
Der Dampf mit Eukalyptus, Kamille oder Salbei unterstützt die Wirkung.

Ein altes Hausmittel und vorzügliches Hustenmittel ist Lakritze, der eingedickte Saft von Süssholz. Dieser wirkt beruhigend und auswurffördernd und ist besser bekannt als Bären- oder Teufelsdreck. Der Saft wirkt lindernd auf die gereizten Schleimhäute und verhindert das Ansiedeln von Eiterbakterien auf den Mandeln (Angina).

Vitaminreiche Kneippkost, heisser Holundersaft mit Honig und Zitrone; Meerrettich- oder Zwiebelsaft in kleinen Dosen verdünnt mit Wasser oder in den Tee geben; nahrungsergänzend Vitamin C.

Bei Fieber Bettruhe. Kein Nikotin, nicht rauchen in Gegenwart des Hustenden (Kind). Achten Sie auf gut gelüftetes Zimmer, kein Durchzug, keine zu trockene und überhitzte Luft.

Immunsystem

«Gesund bleiben und lange leben will jedermann, aber die wenigsten thun etwas dafür. Wenn die Menschen nur halb soviel Sorgfalt darauf verwenden würden, gesund zu bleiben und verständig zu leben, wie sie heute darauf verwenden, um krank zu werden, die Hälfte ihrer Krankheiten bliebe ihnen erspart.»
Sebastian Kneipp

Sebastian Kneipps vornehmstes Ziel gilt der Gesundheitsvorsorge, d. h. dass man für die Erhaltung seiner eigenen Gesundheit und der Gesundheit der Familie die Verantwortung selbst trägt. Sein Therapiesystem beinhaltet bewährte Abhärtungsübungen zur aktiven Gesundheitspflege und Stärkung des körpereigenen Abwehrsystems: Wassertreten, Taulaufen, Barfussgehen im Sommer oder Schneegehen im Winter, Trockenbürsten, Luftbad, Waschungen, Güsse, Wickel. Vor allem der Lendenwickel ist eine gute Präventivmassnahme; zu empfehlen ist die regelmässige Sauna und das Einschalten eines wöchentlichen kreislaufentlastenden Fastentages (siehe dort).

Mit Kneipps Abhärtungsübungen vorsichtig beginnen, die eigene Reaktion gut beobachten. Bei guten Reaktionen und nach etwas Training kann die Reizstärke allmählich vorsichtig gesteigert werden.

«Ist kaum ein Übel grösser und verbreiteter als die Verweichlichung und bringt dieselbe der Natur oft viele Leiden und fast unverbesserliche Schäden, so ist Barfussgehen eines der besten Gegenmittel.»
Sebastian Kneipp

Morgentee mit Hagebutten ergänzt mit einem Esslöffel Sanddornmark. Trinken Sie zwischendurch Früchte- oder Heilkräutertee, den Sie zur Verbesserung Ihres Wohlbefindens entsprechend wählen oder kombinieren, wie z. B. zur Verdauungshilfe, Entschlackung, Verbesserung der Leber- und Stoffwechselfunktion, Appetitanregung, je nach Ihrem persönlichen Wunsch und Bedürfnis. Besonders kräftigende Wirkstoffe auf das Immunsystem besitzt der Rote Sonnenhut, die Echinacea. Ergänzen Sie deshalb Ihren Tee mit Echinaceatropfen. Der Saft der schwarzen Holunderbeere steigert die Abwehrkraft der Atmungsorgane und -wege.

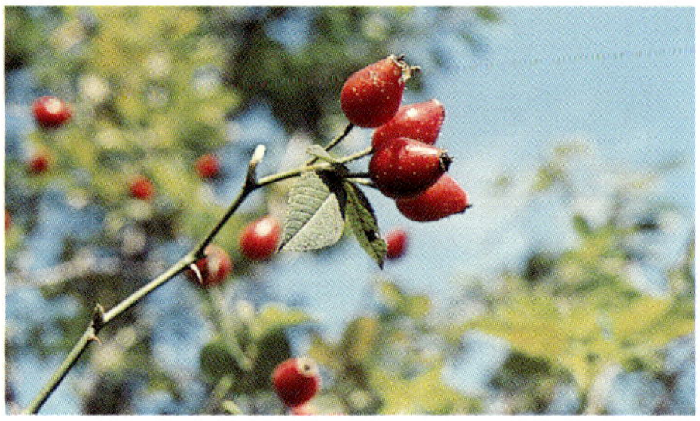

Hagebutte

Vitaminreiche Kneippkost. Viel Frischkost, Vitamin-C-reiche Früchte, Gemüse, rohes Sauerkraut, Salate. Geben Sie vereinzelt frische Blätter oder Blüten der Kapuzinerkresse in den Salat. Die Kapuzinerkresse stärkt die Abwehrkraft. Für eine vitalstoffreiche Aufbaunahrung eignen sich besonders Dörrbirnen bzw. Weichspeckbirnen und Datteln, Gelee royal, Propolis. Kur mit verdünntem Tomatensaft als Apéro vor dem Essen oder zwischendurch.

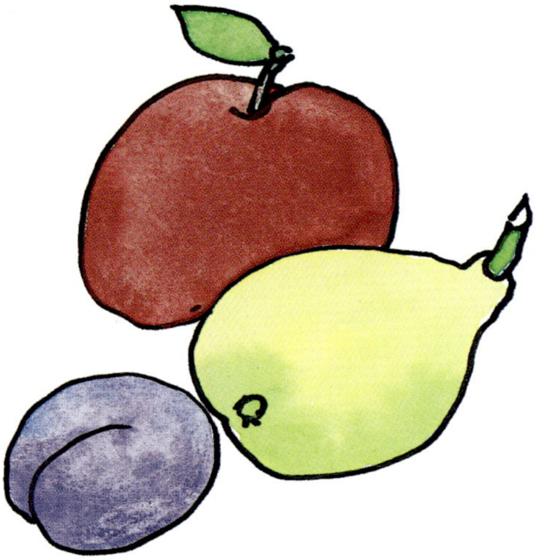

Viel Bewegung an frischer Luft, regelmässig leistungsangepasstes Ausdauertraining dreimal wöchentlich für 20 Minuten. Das vernünftige Sonnenbad beeinflusst Stoffwechsel und Immunsystem positiv. Nutzen Sie Ihre Freizeit sinnvoll. Die optimistische Lebenseinstellung erhöht die Widerstandskraft. Gute Laune, Fröhlichkeit und herzliches Lachen setzen Hormone frei, die das Immunsystem stärken. Das Immunsystem wird sehr geschwächt durch Ärger, Aufregung, seelische Kränkung und unvernünftigen Genuss von Alkohol und Nikotin.

Insektenstich

Bei allergischer Reaktion Kalzium-Präparat. Sofort Arzt konsultieren!

Stachel entfernen. Verwenden Sie zur Behandlung das Nächstliegende: Lehm auflegen, mit Honig bestreichen, Würfelzucker auflegen, mit angeschnittener Zwiebel betupfen, Peterli-, Huflattich- oder Spitzwegerichblätter quetschen und auflegen, bei Rötung, Schwellung und Juckreiz kühlende Auflage mit kaltem Wasser, Gelee royal, Arnikatinktur oder desinfizierende, kühlende Salbe auftragen, notfalls Arzt konsultieren.

Bei Stich in den Mundraum sofort Eis lutschen und kalte Umschläge um den Hals anlegen. Notarzt.

Vorbeugend Lavendelöl auf den Körper tupfen. Der Strauss von Tomatenstauden in der Stube vertreibt unerwünschte Insekten wie Mücken, Fliegen und andere kleine Plagegeister. Vor Zeckenbiss schützt in betroffenen Gebieten die Impfung. Auf Waldwanderungen Insektenschutzmittel verwenden und schützende, langärmlige und langbeinige Bekleidung, Hut und Schuhe tragen. Ein Insektenschutzmittel gehört in jede (Reise-) Apotheke.

Kehlkopfentzündung

Kennzeichen sind Heiserkeit, quälender Husten und brennender Schmerz im Kehlkopf. Bei Verschlimmerung Arzt konsultieren.

Lindernd und abschwellend wirkt der Halswickel mit Lehm, Kohl oder Quark. Bei leichteren Atembeschwerden hilft der Dampf mit Fichten-, Eukalyptus- oder Pfefferminzöl oder Kamillentee, ansonsten Arzt konsultieren. Abends beruhigt das warme oder ansteigende Fussbad mit Fichten- oder Eukalyptusöl. Tagsüber erfrischt und erleichtert die kalte Oberkörperwaschung wohltuend.

Wohltuend sind Hustentee oder Hustensirup mit Huflattich, Spitzwegerich, Tannenknospen, Königskerze, Schlüsselblume, Thymian oder Veilchen.

Heisses Honigwasser – der Eukalyptushonig eignet sich hier vorzüglich – ergänzt mit etwas Zitronensaft. Vitamin C, heisser Holundersaft mit Zitronensaft und Honig.

Bettruhe, nicht sprechen, Zimmer gut lüften. Achten Sie darauf, dass keine Zugluft oder trockene und überheizte Luft oder Rauchluft im Krankenzimmer ist. Rauchen Sie nicht in Gegenwart des erkrankten Kindes. In gesundem Zustand vorbeugen und Immunsystem stärken mit Kneipps Abhärtungsübungen.

Keuchhusten

Bellende Hustenanfälle mit tief und deutlich hörbar ziehender (keuchender) Einatmung. Am häufigsten erkranken Kinder. Ansteckend. Gut ausheilen. Arzt konsultieren.

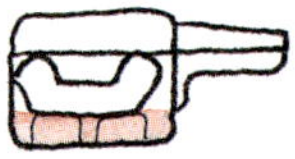
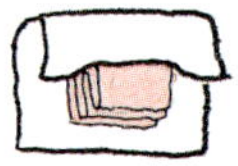

Die natürliche Kneipptherapie hilft, die Hustenanfälle zu dämpfen, sie wirkt schleimlösend und auswurffördernd. Brust und Rücken einreiben mit einer wärmenden Bronchialsalbe und anschliessend eine Dampfkompresse auflegen. So kann die Einreibung am besten eine Tiefenwirkung entfalten. Weiters bewährt hat sich der heisse Heublumensack oder die Auflage mit geschnittenen, rohen oder in Öl erhitzten Zwiebeln oder mit gequetschten Kohlblättern.

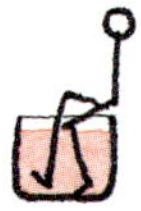

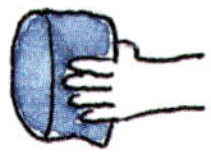

Ein altes Rezept ist die Auflage mit roher und frischgeschorener Schafwolle, die nachhaltig für eine angenehme und natürliche Wärme sorgt. Wohltuende Erleichterung bringt zwischendurch die erfrischende kalte Oberkörperwaschung. Abends wirkt das warme Fussbad mit Thymian oder Haferstroh beruhigend.

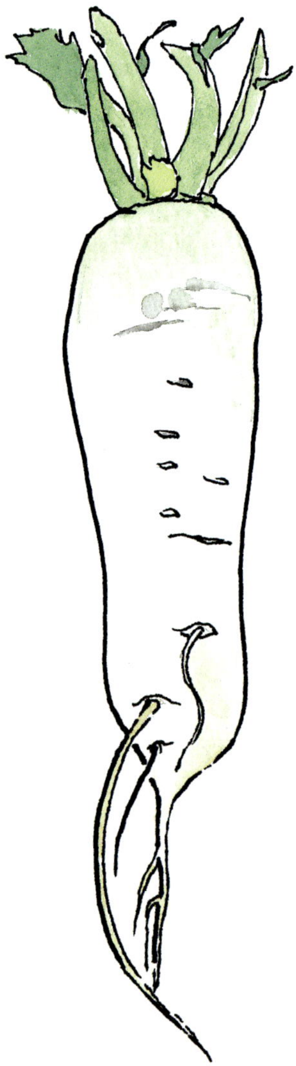

Der Nierentee mit Goldrute regt die Ausscheidung der Stoffwechselgifte an und wird getrunken im Wechsel mit Hustentee von Sonnentau, Thymian, Huflattich und Spitzwegerich oder anderen hustenlindenden Heilpflanzen. Tee mit etwas Thymianhonig süssen und Echinaceatropfen zugeben und eventuell einen Teelöffel Meerrettichsaft. Trinken Sie den Hustentee langsam und schluckweise oder viertelstündlich einen Esslöffel. Eine bewährt gute Hilfe ist auch der Eibischsirup. Da er so zäh- und dickflüssig ist, wird er volksheilkundlich auch als Schneckensirup bezeichnet. Mit frischen Eibischblüten, Wasser, Zitronensaft und Zucker können Sie diesen Sirup auch gut selbst zubereiten.

Leichte Kneippkost, nahrungsergänzendes natürliches Vitamin C der Sanddornfrucht sowie ein Kalkpräparat. Zwischendurch einzelne geröstete Sonnenblumenkerne knabbern. Viel und das Richtige trinken ist hier wichtig, vor allem Tee (siehe oben), heissen Holundersaft mit Zitrone und Honig oder heisses Wasser mit Thymianhonig und Zitronensaft. Dem Tee oder Saft einen Teelöffel Meerrettichsaft oder Echinaceatropfen beigeben.

Ein altbewährtes Rezept aus der Volksheilkunde: Sie machen eine Vertiefung in einen Schwarzrettich und füllen diese aus mit Honig oder Zucker. Beides zieht den Meerrettichsaft hervorragend aus. Diese Flüssigkeit bildet ein zuverlässiges Hustenmittel und wird teelöffelweise mehrmals täglich eingenommen.

Bei Fieber ist Bettruhe nötig. Gut ausheilen schützt vor Folgekrankheiten, eventuell Klimakur in einem milden Reizklima, im Gebirge oder am Meer.

Kneippen mit Kindern

Kindern soll das Kneippen Spass und Freude machen.

Kleine Kinder lieben Spiele mit dem Wasser besonders. Nutzen wir diese Spielfreude und führen sie sanft ohne Zwang und Belehrung ein ins Kneippen. So erfährt das Kind von klein an, wie hilfreich einfache, natürliche Anwendungen zur Gesunderhaltung und bei kleinen Störungen sind, wie es damit morgens schnell munter wird oder abends gut einschlafen kann und vieles mehr.

Beachten Sie beim Kneippen mit Ihrem Kind besonders:
Der kindliche Wärmehaushalt reagiert empfindlicher als beim Erwachsenen. Der kleine Körper verliert sehr schnell und sehr viel Körperwärme. Wenden Sie deshalb beim Kind unter vier Jahren keine kalten Güsse oder Bäder an. Dosieren Sie alle Anwendungen dem Alter entsprechend mild und zeitlich kurz. Erschrecken Sie Ihr Kind nicht mit kaltem Wasser und lassen Sie es auch nie unbeaufsichtigt. Ansonsten gelten die Goldenen Kneipp-Regeln.

Kinder vernünftig abhärten
Beginnen Sie sanft mit kleinen Anwendungen. Verwenden Sie anfangs leicht temperiertes, d.h. zimmerwarmes Wasser von etwa 19 bis 22 Grad. Steigern Sie allmählich und vorsichtig die Reizstärke und beobachten Sie dabei gut die Reaktion Ihres Kindes.

Säugling
Vorsichtig gewöhnen Sie den Säugling ab der sechsten Lebenswoche an frische Luft, im Freien der Aussentemperatur angepasst, entsprechend zugedeckt und angezogen. Oder wir lassen ihn nackt strampeln, anfangs etwa eine Minute im gut gelüfteten, zugfreien Zimmer bei angenehmer Zimmertemperatur. Der Körper und die Füsse müssen vor dem Luftbad warm sein.

Kleinkind ab einem Jahr
Waschungen, anfangs mit temperiertem Wasser, danach abtrocknen. Beginnen Sie mit einer kleinen Teilwaschung, z.B. am Morgen nur die Arme und am Abend nur die Beine waschen.

Kleinkind ab 2 Jahren
- Wassertreten, anfangs mit temperiertem Wasser.
- Kalte Waschung nach jedem warmen Bad und abtrocknen.
- Trockenbürsten oder Abrubbeln mit einem Frottiertuch.
- Luftbad
- Sonnenbad

Kleinkind ab drei Jahren

- Kalte Waschung und nachher nicht abtrocknen. Schlüpfen Sie bis zur Wiedererwärmung mit dem Kind ins warme Bett.
- Tau-, Schnee- und Barfusslaufen.

Kleinkind ab vier Jahren

Beginnen Sie mit leicht temperiertem Wasser mit kleinen Güssen, z.B. Gesichts-, Arm- und Knieguss.

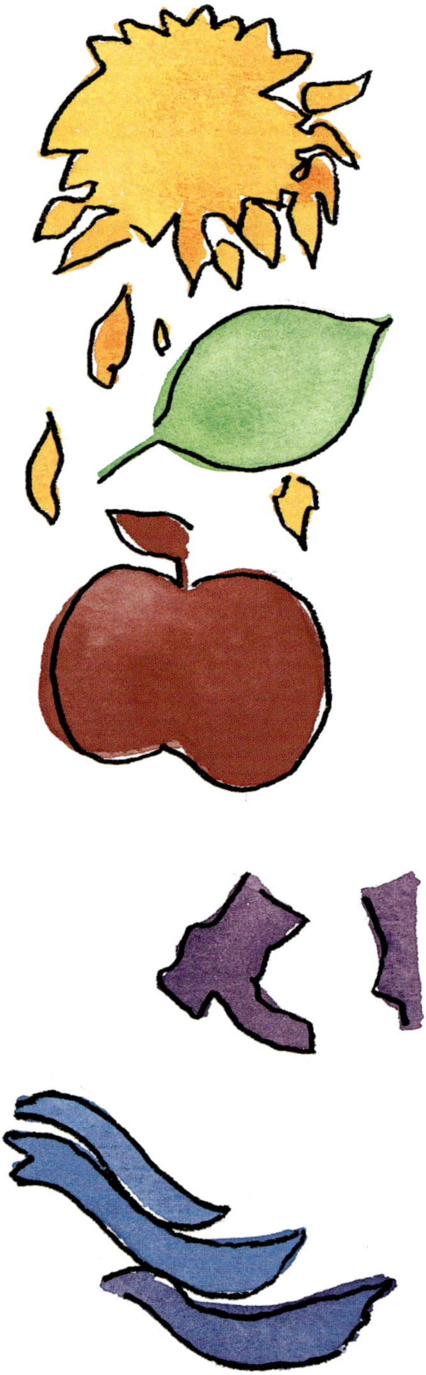

Die Kneippkur

Sie beugt vielen Krankheiten vor, hilft bei Störungen, Erschöpfung und in der Rekonvaleszenz nach Krankheit oder Operation.

Das Ziel der Kneippkur besteht darin, mit natürlichen Reizen die Gesundheit wieder herzustellen. Sie wird vom Kneipparzt oder von der Kneippärztin an die gesundheitliche Situation, an das Befinden und Empfinden des einzelnen angepasst.

Die Beweggründe für eine Kneippkur sind meist chronische Leiden oder andere gesundheitliche Störungen. In jedem Fall braucht es den Willen des einzelnen Kurgastes, denn er ist die wichtigste Voraussetzung für ein Gelingen. Vorbildlich sind jene, die die eigene Gesundheit verantwortungsbewusst mit einer Kur erhalten wollen. Ein solches Gesundheitsbewusstsein könnte viel gegen die Kostenexplosion im Gesundheitswesen bewirken. Denn ein Kuraufenthalt ist die beste Möglichkeit, um etwas für die Gesundheit zu tun. Hier bietet sich für die echte Genesung in einer ruhigen, erholsamen Umgebung eine natürliche, aufbauende Therapie mit allen fünf Kneipp-Prinzipien – Lebensordnung, Ernährung, Bewegung, Wasser-Anwendungen und Heilkräutern – ein ausgezeichnetes und heilendes Konzept.

Dabei hat sich besonders die moderne Hydrotherapie bewährt, eine nach Kneipp wissenschaftlich untermauerte und langzeitig bewährte Methode wie selten in der heutigen Paramedizin. Grundsätzlich werden Gesundheitsstörungen mit einfachen, natürlichen und harmlosen Heilmitteln behandelt. Bei schweren Krankheiten ist aber ein Zusammenwirken der Kneipptherapie mit schulmedizinischen Methoden nötig und sinnvoll.

Der Kurablauf

Nach der ärztlichen Verordnung wird mit einzelnen gezielten Wasser-Anwendungen – neben den wichtigen Ruhephasen in der Nacht und nach dem Mittag – der Tages-Biorhythmus zu einer sinnvollen Ordnung angeregt sowie weitere Physiotherapien und eine allfällige Diät durchgeführt. Die Ernährung bildet in der Kneippkur einen wichtigen Teil. Der Gast lernt im Kurbetrieb eine einfache, naturbelassene und ausgewogene Ernährung kennen.

Im Bereich der Lebensordnung bieten sich dem Kurgast verschiedene Hilfsmethoden an, vor allem zum Stressabbau. Dazu gehören z.B. das Yoga, die Atemgymnastik, das Autogene Training. Diese Techniken fördern die Entspannung und lockern durch Körperübungen den ganzen Bewegungsapparat.

Tagesablauf einer Kneippkur als Beispiel:

6 Uhr	Frühanwendung: z.B. ein Heublumensack für das Kreuz, Lendenwickel oder Kneippsche Waschung. Weitere Bettruhe meist nochmals mit tiefem Schlaf.
8 Uhr	Frühstück
9 Uhr	Wechselarmbad oder andere angepasste Anwendung.
11 Uhr	Entspannung mit Atemgymnastik.
12 Uhr	Mittagessen, anschliessend Mittagsruhe.
15 Uhr	Wechselknieguss je nach ärztlicher Verordnung. Anschliessend Wanderung von einer Stunde.
18 Uhr	Abendessen.
21 Uhr	Wassertreten und anschliessend Bettruhe.

Dr. med. H. R. Gugg, Kneipparzt (Textauszug)

Koliken, Krämpfe

Arzt konsultieren.

Feuchte Wärme löst erfolgreich Krämpfe und Verspannungen. So wirkt bei Verdauungskrämpfen, Koliken, krampfartiger Verspannung die Dampfkompresse oder der heisse Heublumensack entspannend. Bei einem nervösen Herzkrampf hilft das warme Armbad oder die Dampfkompresse (nicht einwickeln) auf die Herzgegend. Bei unklaren Beschwerden keine heissen Auflagen!

Kopfschmerzen

Migräne

Gibt es in allen möglichen Formen und Ursachen gibt es auch viele. Kann häufig Krankheitszeichen sein. Arzt konsultieren. Aber es sind auch viele Dinge wie z.B. Wetterumschlag, Überlastung, Schlafmangel, vor oder während der Menstruation, Missbrauch von Genussmitteln, Verspannungen der Nacken- oder Wirbelsäulenmuskulatur, seelische Verspannungen, gestaute Emotionen, Konflikte usw., die unseren Lebensrhythmus stören und über die wir uns den «Kopf zerbrechen».

Die auslösende Ursache von Kopfschmerzen oder Migräne ist unterschiedlich, ebenso Symptome und Verlauf. Daher ist der Kopfschmerz oder die Migräne diagnostisch und therapeutisch nicht leicht anzugehen. Um der Ursache näher zu kommen, führen Sie Tagebuch und notieren Beginn und Dauer und lokalisieren und beschreiben Sie den Schmerz sowie Ihre Massnahmen.

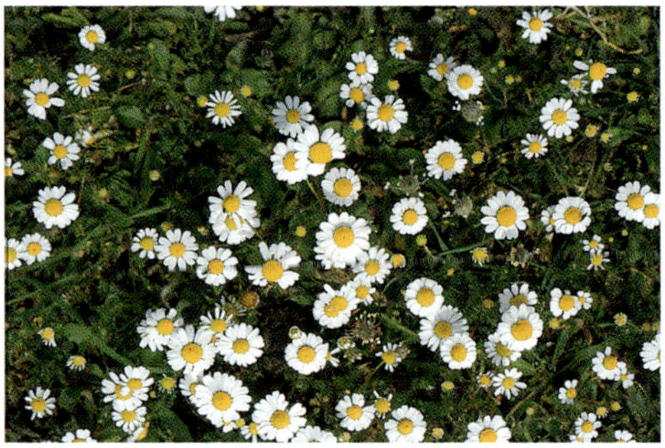

Kamille

Eine Reihe bewährter Kneipp-Anwendungen steht zur Auswahl. Versuchen Sie herauszufinden, welche Anwendung für Sie die beste ist.

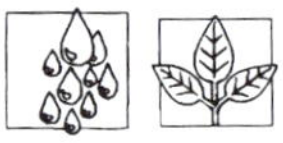

Bei Verspannung
Muskelentspannend wirkt die heisse Rolle, Dampfkompresse auf den Nacken oder die Lenden, ebenso der heisse Nacken- oder Lumbalguss. Oder, nach eigenem Empfinden und Bedürfnis, eventuell die kalte Auflage auf die Stirne oder den Nacken. Trinken Sie beruhigenden Tee von Melisse, Kamille, Steinklee oder Verveine, eventuell mit Zugabe von Pestwurz- oder Baldriantropfen.

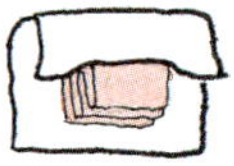

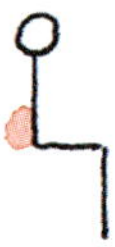

Bei krampfhaften Kopfschmerzen empfiehlt Sebastian Kneipp heissen Anserinetee schluckweise zu trinken, der gut mit Fenchel und Anis kombiniert und mit einer heissen Auflage von Anserine auf den Nacken oder die Lenden unterstützt werden kann.

Bei Blutandrang zum Kopf
Ableitend wirkt das kalte Armbad, das kalte Fussbad, das Wassertreten, der Knieguss, die Unterkörperwaschung oder das Taulaufen. Schafgarben- oder Pfefferminztee.

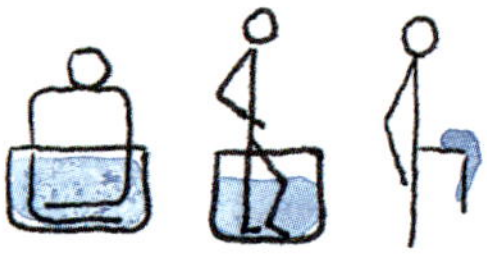

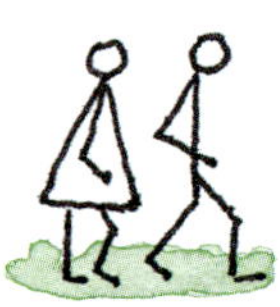

Bei Blutleere im Kopf
Der kalte Gesichtsguss fördert die Durchblutung der Kopforgane und des Gehirns,

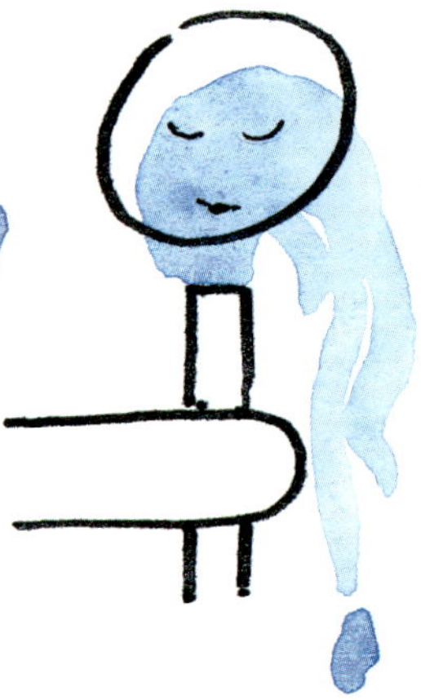

ebenso wirkt der kalte Arm-, Brust- oder Oberguss reflektorisch durchblutungsfördernd auf die Kopforgane. Eine gute Hilfe ist das leichte Einmassieren bei den Schläfen oder die sanfte Kopfmassage mit Rosmarin-, Nelken- oder Pfefferminzöl (nicht an die Schleimhäute der Augen und Nase bringen). Kreislaufstimulierend wirken das Trockenbürsten oder das Bürstenbad, Schwarztee oder Tee mit Rosmarin, Brennessel oder Lavendel oder eine Tasse starken Bohnenkaffee.

Leichte Kneippkost, nahrungsergänzend Vitamin E (Weizenkeime) sowie Magnesium (Mandeln). Zum Frühstück oder zwischendurch einzelne Sonnenblumenkerne knabbern. Sorgen Sie für regelmässigen Stuhlgang. Bei Verstopfung verweilen Fäulnisbakterien zu lange im Körper und können Kopfschmerzen verursachen. Trinken Sie zwischendurch etwas naturreinen Apfelessig stark verdünnt mit Wasser und etwas Lindenblütenhonig.

Frische Luft, Zimmer gut lüften. Dumpfe, trockene Heizungsluft in den Räumen ist oft sauerstoffarm und häufig ein Grund für Kopfschmerzen. Entspannungsübungen, Ruhe, Genussmittel einschränken oder meiden, Abwehrkraft stärken mit Kneippen.

Krampfadern

Venöse Stauungen

Die Neigung zu Krampfadern kann durch angeborene Bindegewebsschwäche, Bewegungsmangel, falsche Ernährung, langes Sitzen oder Stehen, Rauchen, Einnahme der Pille usw. bedingt sein. Die Venenklappen, die normalerweise für den Einbahn-Rücktransport des venösen Blutes zum Herzen sorgen, funktionieren nicht mehr optimal als Hemmschwelle. So kann das Blut zurückfliessen und sich in den Venen stauen, was nach aussen als Krampfader sichtbar wird. Meist bringt die systematische Pflege des Venensystems Erfolg. Nur in sehr schweren Fällen ist eine operative Entfernung der Krampfadern nötig.

Hier hilft nur die regelmässige Venenpflege mit zirkulationsanregenden Kneipp-Anwendungen wie das Wassertreten, das kalte Fussbad, das Taulaufen, die kalte Unterkörperwaschung, das Trockenbürsten (nicht über Krampfadern oder rote Äderchen bürsten), die Therapie mit dem kalten Knie- oder Schenkelguss. Wenden Sie jeden Tag eine andere Anwendung an.

Die kalte Auflage mit Lehm (eventuell anrühren mit erkaltetem Absud von Schafgarbe oder Zinnkraut), Quark oder Kohlblatt wirkt angenehm kühlend, entzündungs- und schmerzlindernd. Das gelegentliche Auftragen von Gel oder Salbe von Rosskastanien, Arnika, Mäusedorn, Wallwurz oder Ringelblumen oder das Einölen mit Johannisöl tonisiert die Venen. Als wärmeentziehende und beruhigende Anwendung haben sich die nassen Socken oder der Wadenwickel mit Arnika- oder Essigzusatz (ein Esslöffel auf ein Liter Wasser) bewährt. Belebend und durchblutungsfördernd wirkt das nicht zu warme (nicht über 36 Grad) Fussbad mit Rosskastanienzusatz.

Kur mit Kräutertee, Frischpflanzensaft oder Präparat mit Rosskastanie, Hamamelis, Arnika und Steinklee oder Johanniskraut und Schafgarbe. Die Rosskastanie in Form von Tropfen oder Tabletten wirkt auch bei Venenschwäche, vermindert die Kapillardurchlässigkeit und -brüchigkeit und dichtet bereits entstandene Verletzungen der Venenwände ab.

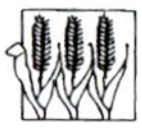

Salzarme, faserstoffreiche Kneippkost, viel frisches Obst und Gemüse, Salatsauce zubereiten mit kaltgepresstem Sesamöl und Apfelessig, ernährungsergänzend ein Kalziumpräparat einnehmen. Sorgen Sie für regelmässigen Stuhlgang und, wenn nötig, für Normalisierung des Körpergewichtes.

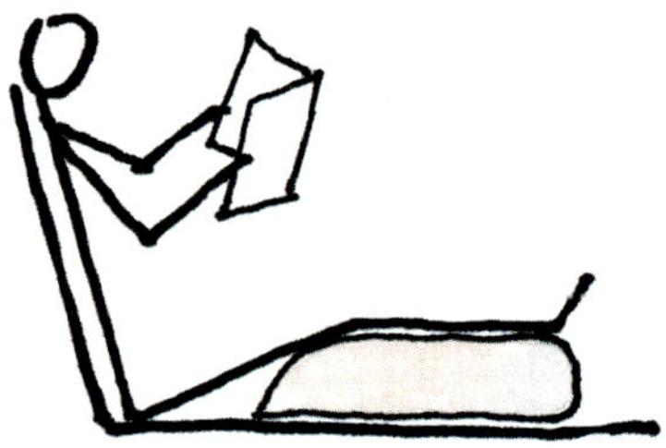

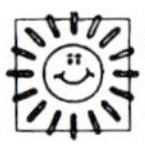

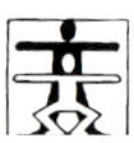

Laufen Sie so oft wie möglich barfuss, gezielte Gymnastik, viel Bewegung wie Wandern, Schwimmen, Radfahren an frischer Luft. Besser ist Laufen oder Liegen als Sitzen und Stehen. Tragen Sie vernünftige, lockere Kleidung und Unterwäsche, bequeme Schuhe ohne hohe Absätze. Sebastian Kneipp empfahl Gesundheitssandalen. Diese entlasten die Venen, so dass die Druckwerte ein Drittel niedriger sind als in festen Strassenschuhen. Ungünstig ist langes Stehen, vor allem das Stehen auf kalten Stein- und Zementböden. Abends vor dem Zubettgehen oder in Ruhepausen Beine hochlagern und mit den Händen sanft von unten nach oben streichen. Alkohol, Nikotin und Kaffee eher meiden.

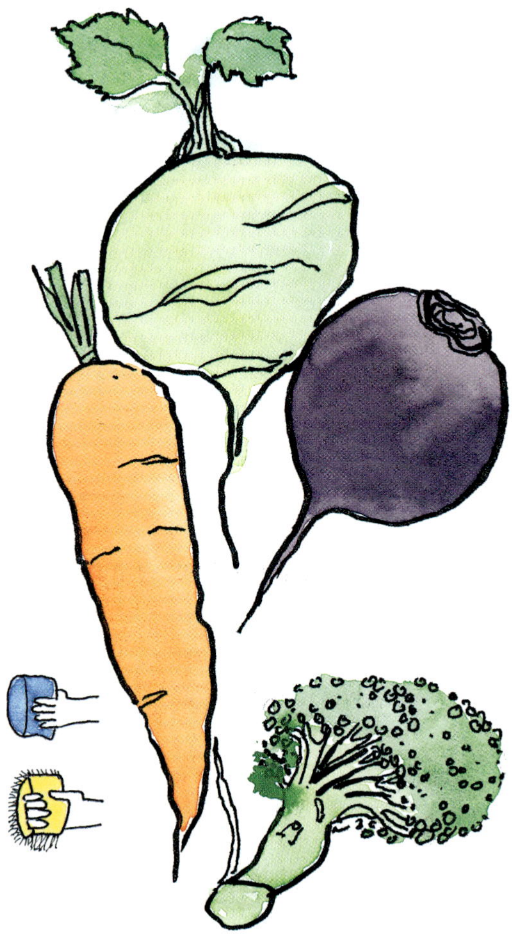

Krebsvorsorge

Für die Frau gilt: monatliche Selbstkontrolle der Brüste, jährlicher Vorsorgeuntersuch.

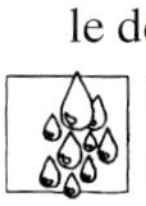

Immunsystem stärken und Stoffwechselfunktionen unterstützen mit Kneippen. Integrieren Sie das Kneippen in Ihren Tagesablauf.

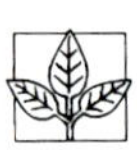

Zur Unterstützung und Anregung der Nieren- und Leberfunktion und zur Vorbeugung eine Kur mit Tee oder Frischpflanzensaft von Artischocke, Löwenzahn, Birke, Brennessel oder Zinnkraut und zur Kräftigung des Immunsystems Saft der schwarzen Holunderbeere oder Tee oder Präparat von Taiga, Grüntee, Mistel.

Abwechslungsreiche, fleischarme Kneippkost. Morgens Frischkornmüesli, mit Ge-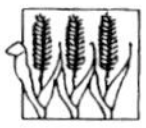treide abwechseln (z.B. Dinkel, Hafer, Gerste, Weizen, Hirse, Buchweizen) und dieses am besten mit einer Natursteinmühle am Vorabend frisch schroten und über Nacht in Wasser (gut bedeckt) einweichen. Müesli mit Sauermilch (L+), täglich Milchsäure in Form von Joghurt, Quark einbauen, mit Mandeln oder Nüssen und einer Frucht nach Belieben ergänzen. Viel Frischkost, unbedingt kaltgepresste Öle verwenden sowie milchsauer eingemachte Gemüse wie z.B. Sauerkraut. Viel Flüssigkeit in Form von Tee und Wasser sowie verdünnten Randen- und Karottensaft. Die Rande hat sich sehr bewährt, die Zellatmung von Tumoren zu normalisieren. Öfters kleinere Mahlzeiten, langsam essen, gut kauen. Biostrath als Stärkungsmittel. Übergewicht normalisieren. Keine Süssigkeiten und Weissmehlprodukte.

Nikotin und Alkoholkonsum meiden oder einschränken, exzessives Sonnenbaden ver-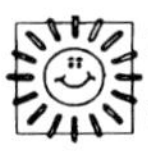meiden. Ausgeglichener Lebensrhythmus, regelmässiges Ausdauertraining, gesunde Kneippkost. Viel Frohsinn, gesunder Optimismus und Friedfertigkeit. Sebastian Kneipp schreibt *«...es kann der Mensch auch durch Einbildung, Mutlosigkeit und Furcht für diese Krankheit empfänglich werden.»*

Kreislaufschwäche

«Denken wir uns eine vielverzweigte Wasserleitung, wie man sie früher gewöhnlich aus Holzröhren gemacht hat! Wie oft kam es vor, dass in diesen Holzröhren sich Wasserwurzeln bildeten, aus welchen schliesslich ziemlich grosse Gewächse entstanden, so dass das Wasser nicht mehr gehörig durchfliessen konnte. Ganz ähnlich geht es auch im Körper des Menschen; das Blut geht vom Herzen aus nach allen Richtungen, erwärmt und nährt den ganzen Körper. Die Natur nimmt vom Blute, was sie braucht; je geregelter dieser Blutumlauf ist, um so gleichmässiger ist die ganze Wärme, und um so besser wird der Körper genährt. Ja man darf sagen, wenn der Blutlauf ganz in Ordnung sich befindet, ist der Mensch am gesündesten; gibt es aber Störungen in der Blutzirkulation, so hat auch die Gesundheit solche erlitten. Wer Kranke heilen will, der muss der Blutzirkulation die allererste und allergrösste Aufmerksamkeit zuwenden.»
Sebastian Kneipp

Tonisieren Sie Ihren Kreislauf gleich morgens beim Aufstehen mit Trockenbürsten, eventuell kombiniert mit einem Luftbad und leichter Bewegung. Bei einer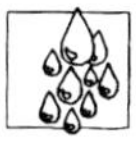 Schwäche tagsüber erfrischt das kalte Armbad, die «Tasse Kaffee» der Naturheilkunde, oder der kalte Armguss. Weitere kreislaufanregende Kneipp-Anwendungen sind Brust- oder Oberguss, die Oberkörperwaschung, das Wassertreten, das kalte Fussbad sowie das Bürstenbad.

Tee oder Frischpflanzensaft mit Weissdorn, Rosmarin, Thymian, Salbei, Löwenzahn oder Tausendguldenkraut, Berberitzebeeren oder -saft.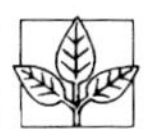 Die Kur mit Ginseng wirkt kreislaufanregend und eignet sich besonders für ältere Menschen. Die Wirkung dieser Kur wird unterstützt durch die tägliche Einnahme einer Prise Cayennepfeffer. Im Akutfall oder unterwegs wirkt das Betupfen der Schläfen mit Rosmarin- oder Lavendelgeist oder Kölnischwasser tonisierend.

Magnesiumreiche Kneippkost, vor allem faserstoffreiche Frischkost, frische Früchte oder Trockenfrüchte, ein Teelöffel Rosmarinhonig zum Frühstück, nahrungsergänzend Vitamin E in Form von Weizenkeimöl sowie eventuell ein Hefepräparat. Bevorzugen Sie pflanzliche Eiweisse von Nüssen, Soja, Bohnen, Milch und Milchprodukten. Verwenden Sie kaltgeschlagene Öle wie Distel-, Oliven- und Sonnenblumenöl u.a., Reduktion der Fettzufuhr, Übergewicht abbauen (siehe Fastenkur). Reistage entlasten Herz und Kreislauf. Bei Kreislaufschwäche mit Wasseransammlungen bringen ein bis drei Kartoffeltage guten Erfolg: täglich ein Kilo «Gschwellti» auf sechs gleichmässig verteilte Portionen und ohne Salz essen. Vitalisierend und entwässernd wirkt der Selleriesaft.

Im Akutfall oder unterwegs ist der anregende Espresso oder der Chinawein (Tonikwasser) eine beliebte Soforthilfe.

Viel Bewegung an frischer Luft, Sauerstoff ist für das Herz der beste Energielieferant. Nikotin meiden, ebenso seelische Dauerbelastung.

Leberbeschwerden

Arzt konsultieren!
Fettes Essen, Alkohol und Umweltgifte belasten die Leber, das wichtigste Entgiftungsorgan. Die Leber spielt eine zentrale Rolle im Stoffwechsel. Ausserdem leistet sie tägliche Schwerarbeit: Kohlenhydrate als Glykogen zur Energiebereitstellung speichern, körpereigenes Eiweiss aufbauen, Harnstoffe zur Niere schicken, Medikamente, Gifte, Al-

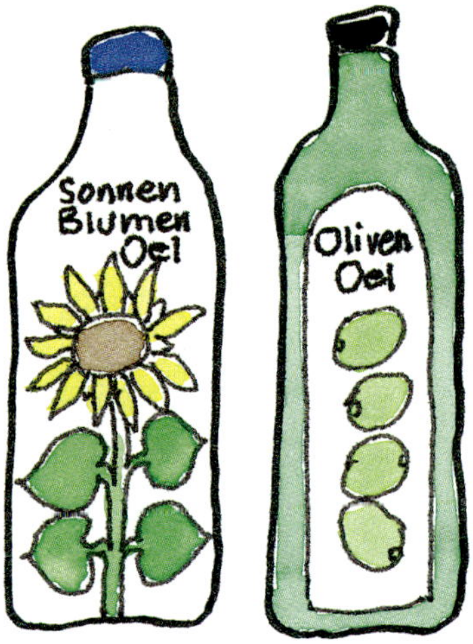

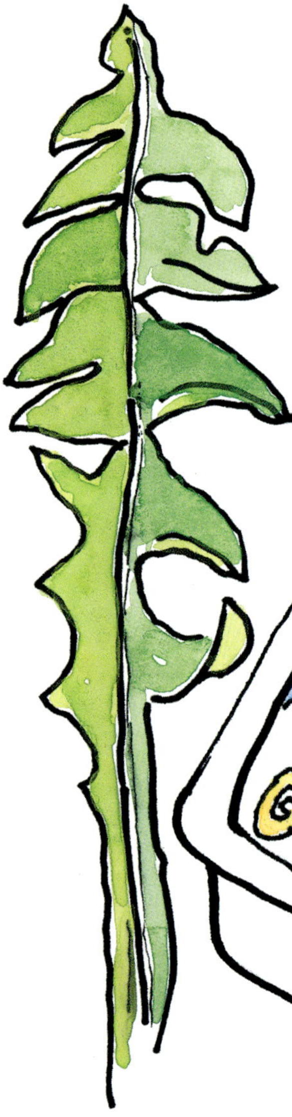

Löwenzahnblatt

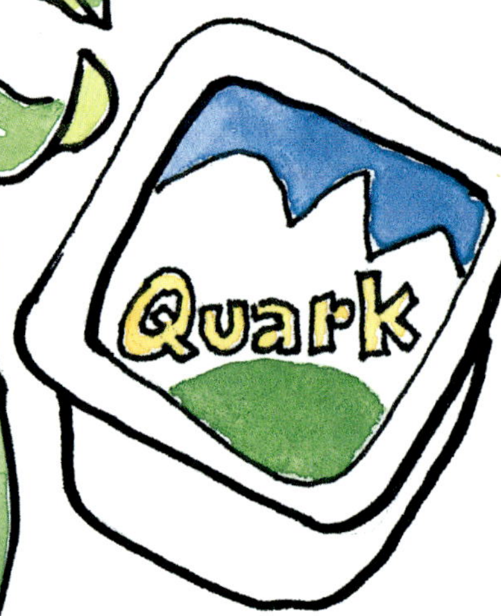

kohol filtern und in eine aussscheidungsfähige Form bringen, Blut speichern, Fibrinogen erzeugen und zur Wundbehandlung speichern, Gallenflüssigkeit produzieren und vieles mehr. Ist sie in ihrer Arbeit überfordert, produziert sie nicht mehr genug Gallensäure, die für die Fettverdauung nötigt ist.

Bei leichteren Beschwerden ist der heisse Heublumensack, noch besser der heisse Schafgarbensack, aufgelegt auf die Lebergegend, eine gute Massnahme. Er durchwärmt und fördert die Durchblutung der Leber und unterstützt sie in ihrer Aufgabe. Die kalte Quarkauflage beruhigt und entspannt, ebenso der wärmestauende Lendenwickel.

Die Kur mit Tee oder Frischpflanzensaft mit bitterstoffreichen Heilpflanzen, einzeln oder zwei bis drei kombiniert, von Artischocke, Löwenzahn, Schafgarbe, Ringelblume, Brennessel, Pfefferminze oder Wurzeln des gelben Enzians unterstützt und fördert die Leber-Gallen-Funktion, den Fett- und Alkoholabbau, regt die Gallenbildung in den Leberzellen und den Gallenfluss an und damit die gesamten Verdauungsvorgänge. Besonders wertvoll ist der Artischockensaft. In der Volksheilkunde wurde die Mariendistel meist als Tee eingesetzt. Der Tee von Tausendguldenkraut ist besonders im Akutfall eine wertvolle Hilfe. Teemischung zum Abwechseln: Kamille, Melisse, Pfefferminze und Thymian.

Leber-Galle-Teemischung von Sebastian Kneipp: Johanniskraut, Odermennig, Rhabarber, Berberitze und Pfefferminze. Oder Bitterklee, Tausendguldenkraut, Wermut und Salbei.

Unbedingt Entlastungstage einschalten mit rohen Karotten oder Rüeblisuppe, Rettichsaft in ganz kleinen Mengen, etwa einen Teelöffel voll. Wenig Quark mit Heidelbeeren oder Heidelbeersaft vermischt, Pellkartoffeln in der Schale genossen, Naturreis, allmählich salzarme Kneippkost. Früchte und Fruchtsäfte bis zur Gesundung meiden. Nahrungsergänzend trinken oder einnehmen: Leinsamen, Molkosan verdünnt mit Wasser, naturbelassenes Weizenkeimöl mit Vitamin E, Hefepräparat mit natürlichem Vitamin B, Propolis, fruchtsäurearme Säfte verdünnt oder in kleinen Dosen von Aprikose, Heidelbeere oder Pfirsich.

Kost im Akutfall, die die Leber günstig beeinflusst: Reis-, Hafer- oder Schleimsuppe, Kartoffelpüree, Quark, Soja-Tofu, Soja- und Mandelmilch, bitterstoffreiche Kräutersalate mit Chicoree, Löwenzahn- und Schafgarbenblättchen. Bei Besserung Reis oder Quark mit Heidelbeeren, Banane, Preiselbeeren oder Apfel und etwas Honig. Bei sehr schwachen, mageren Personen täglich höchstens 30 Gramm Fett in Form frischer Butter oder kaltgeschlagenem Öl.

Verboten sind gehärtete Fette, Fettgebackenes, Süssigkeiten, weisser Zucker, Weissmehlprodukte, Fleisch, Hülsenfrüchte, Meerrettich, Senf, Pfeffer, Sellerie, Sauerkraut.

Bettruhe. Alkohol und Nikotin meiden. Positives Denken.

Lungenentzündung

Arzt konsultieren! Bettruhe.
Siehe auch Bronchitis.

Gut bewährt hat sich die zimmerwarme Quarkauflage auf die Brust oder den

Rücken. Bei Bedarf die Auflage nach dem Warmwerden zwei- bis dreimal erneuern. Entlastend und heilungsfördernd wirkt die milde kalte Oberkörperwaschung zwischendurch, mitunter nur Brust oder Rücken waschen. Diese bringt wohltuende Erleichterung. Fieber schonend senken mit Teilwaschungen, nassen Socken oder Wadenwickel in Serien. Bei hohem Fieber leicht temperiertes, zimmerwarmes Wasser verwenden.

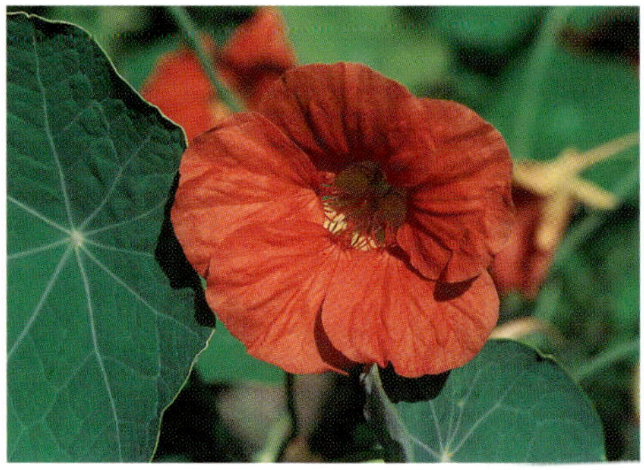

Kapuzinerkresse

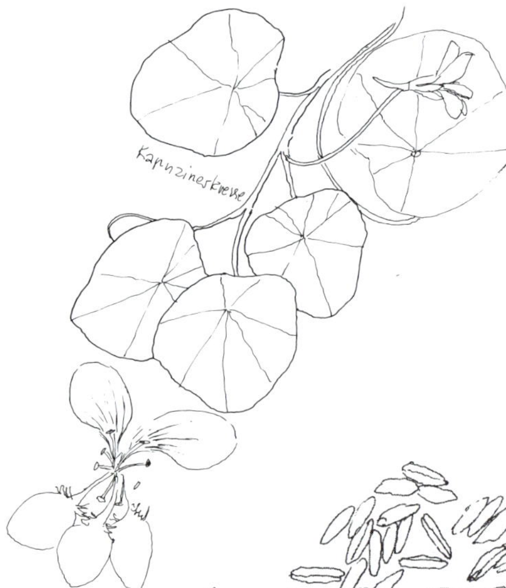

Brustteemischung sowie Tee oder Frischpflanzensaft einzeln oder kombiniert von 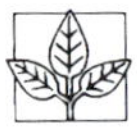 Thymian, Lungenkraut, Huflattich, Spitzwegerich, Kapuzinerkresse, Anis, Malvenblüten oder Thymian mit etwas Honig gesüsst.

Fastentage mit Brusttee, heissem Holundersaft mit Zitrone und Honig oder heisses 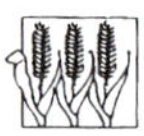 Thymianhonig-Wasser, verdünntem Fruchtsaft, vielleicht etwas Obst. Allmählich leichte Kneippkost, nahrungsergänzend Propolis.

 Bettruhe – keine Anstrengung, Frischluft im Zimmer.

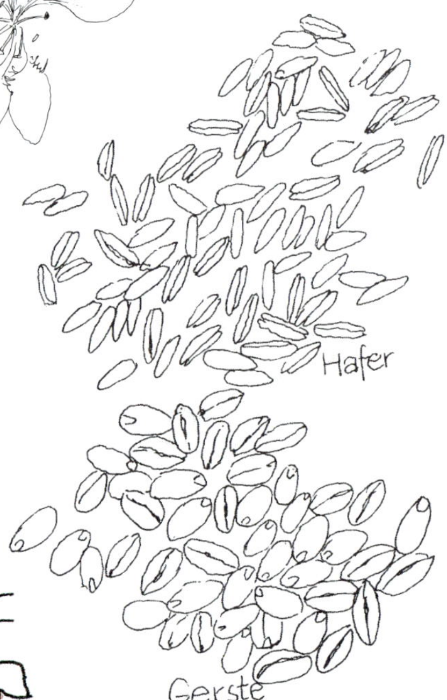

Magen-Darm-Beschwerden

Bei unklaren Bauchbeschwerden unbedingt Arzt konsultieren! Siehe auch Verdauungsbeschwerden.

Bei Bauchbeschwerden, Blähungen, Völlegefühl nach dem Essen, leichten Entzün- 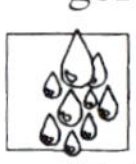 dungen oder Beschwerden, deren Ursache die Ernährungsumstellung auf Vollwertkost sein kann, sind die kalte Bauchwaschung oder die Dampfkompresse auf die Magengegend schnelle und bewährte Hilfen. Bei nervösen Beschwerden beru-

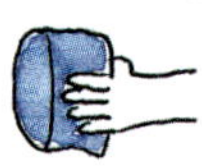

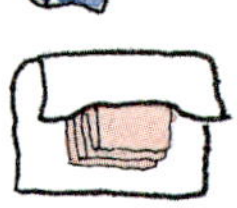

higt das warme Fussbad oder der kalte Lendenwickel.

Bei Blähungen Tee von Anis, Kümmel, Schafgarbe, Löwenzahn, Engelwurz, Meisterwurz oder Pfefferminze. Für Kleinkinder eignet sich der Fencheltee am besten.

Bei Magenkrämpfen besänftigt vor allem der Tee oder Frischpflanzensaft von Anserine (Gänsefingerkraut), Wermut oder Tausendguldenkraut mit Zugabe von etwas Johannisöl den rebellierenden Magen. Ebenfalls gut wirkt der Tee von Schafgarbe, Kamille, Melisse oder Engelwurz.

Zur Magenstärkung Engelwurz- oder Kalmuswurzeltee, oder Tee von Egelwurz, Wermut und Enzian.

Bei Magenschleimhautentzündung Malvenblütentee oder Tee von Weidenröschen (Wurzeln).

Sebastian Kneipp empfiehlt bei Magenleiden eine kleine Messerspitze Aloepulver in einem Viertelliter Wasser aufzulösen und davon einen halben Tag lang stündlich einen Esslöffel voll einzunehmen. Dann zwei bis drei Tage aussetzen und wenn nötig wiederholen.

Teefasten, Gerste-, Reis- oder Haferschleimsuppe, etwas Leinsamen darüberstreuen, wenig und langsam essen, gründlich kauen. Lehm, Heilerde oder Medizinalkohle einnehmen, Saftkur mit Kartoffel, Weisskohl, Knoblauch oder Sauerkraut. Einen Molke- oder Apfeltag einschalten, den Sie nach Belieben mit gekochtem Vollreis ergänzen. Blähende Speisen wie Kohlarten, Hülsenfrüchte, frisches Weissbrot, Knoblauch und Zwiebeln meiden. Allmählich leichte, reizlose Kneippkost, nicht scharf würzen, langsam essen und gut kauen.

Bei Durchfall und Fieber Bettruhe. Nikotin, Kaffee, Alkohol und fette Speisen meiden, ebenso Ärger, da er den Magen auch sehr reizen kann.

Magensäuremangel

Tee von Wermut, Tausendguldenkraut oder Enzianwurzeln ist im Akutfall und bei Beschwerden hilfreich, nicht auf Langzeit.

Kochsalzfreie Kneippkost. Verwenden Sie verschiedene pikante und wirksame Gewürze wie z.B. Ingwer und Zimt. Der Frischsaft von Ananas oder Zwiebel regt die Magensäureproduktion an. Karottensaft reguliert die Magensäure, eventuell etwas kaltgeschlagenes (Distel-)Öl dazugeben.

Magenschleimhautentzündung

Bauchwaschung, kalte Auflage, leichtes Trockenbürsten.

Heilungsfördernd wirkt der Tee von Leinsamen; der Leinsamen enthält entzündungswidrige, pflanzliche Schleim- und andere wertvolle Wirkstoffe. Eventuell Kamillenblüten dazugeben und davon dreimal täglich eine Tasse langsam trinken. Zur Abwechslung Tee oder Frischpflanzensaft von Schafgarbe, Kamille, Malvenblüten, Weidenröschen (Wurzeln), Salbei oder Walnussblättern.

Teefasten, Haferschleimsuppe mit wenig Leinsamen überstreuen und langsam essen oder Leinsamen mit roher Milch einnehmen oder Heilerde mit etwas Wasser anrühren und zwischendurch einnehmen, Kur mit Saft von Kartoffel, Weisskohl, Schafgarbe oder Sauerkraut. Morgens empfehlen wir Ihnen Müesli mit feinen Vollkorn-Haferflocken, vermischt mit biologischem Quark und ein paar Tropfen kaltgeschlagenem Leinöl. Eine Messerspitze Ingwerpulver darüber streuen.

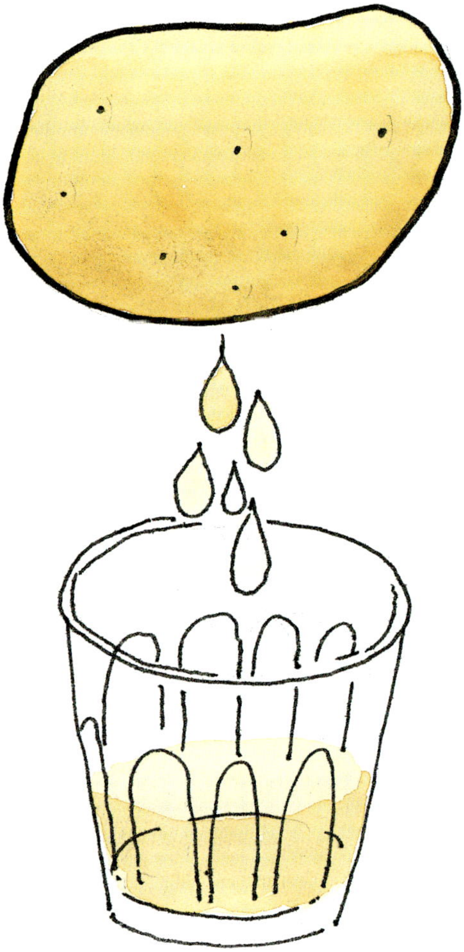

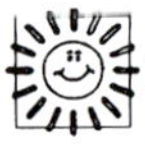

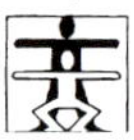

Entspannende Atemübungen, Gymnastik. Scharfe Gewürze, Alkohol, Kaffee meiden.

Magenübersäuerung

Sodbrennen, Saures Aufstossen

Übersäuerung durch denaturierte, mineralstoffarme Ernährung, zuviel Alkohol- oder Kaffeegenuss.

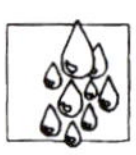

Die kalte Bauchwaschung am Abend oder die kalte Waschung am frühen Morgen oder in der Nacht, die dann vom Bett aus genommen wird mit anschliessender Wiedererwärmung im Bett, kräftigt die Verdauungsorgane und regt diese zu erhöhter Tätigkeit an. Zur Abwechslung ist die Dampfkompresse auf die Leber- oder Magengegend eine gute Massnahme.

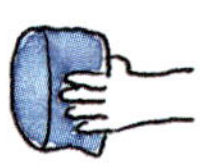

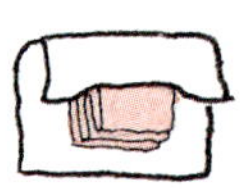

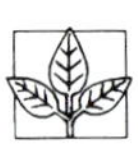

Tee einzeln oder nach Belieben gemischt von Johanniskraut, Tausendguldenkraut, Kalmus, Kamille, Pfefferminze, Süssholz, Sanikel oder Tee von getrockneten, inneren Hagebuttenkernen.

Das Teerezept von Sebastian Kneipp besteht aus der Mischung von Wermut, Zinnkraut und Salbei, davon stündlich einen Esslöffel voll einnehmen, zusätzlich morgens und abends jeweils drei Esslöffel voll Angelikatee.

Trinken Sie morgens nüchtern einen halben Deziliter rohen Kartoffelsaft, wenn nötig auch vor dem Mittag- und Abendessen. Er neutralisiert die Magensäure. Ein einfaches und hochwirksames Rezept ist die Einnahme von Leinsamen mit biologischer Rohmilch. Eine weitere gute Hilfe nach dem Essen ist die Einnahme von Lindenkohle, Lehm, Heilerde oder rohen Haferflocken mit Wasser angerührt. Regulierend wirkt auch der Karottensaft. Leichte und vorwiegend vegetarische, basenreiche Kneippkost.

Genussmittel einschränken oder mit Mass konsumieren.

Migräne

Siehe Kopfschmerzen.

Die Migräne kann wie Kopfschmerzen in verschiedenen Formen auftreten und auch sehr unterschiedliche Ursachen haben. Versuchen Sie herauszufinden, mit welcher Kneipp-Anwendung Sie bei Ihrer Migräne Erfolg haben oder womit Sie den Verlauf mildern können.

Milchschorf

Lauwarme Kompressen oder warmes Bad mit Tee von Stiefmütterchen oder Storchenschnabel.

Stiefmütterchentee (für das Kleinkind sehr verdünnt in der Trinkflasche geben) mit etwas Honig gesüsst, tagsüber öfters in kleineren Mengen trinken. Äusserlich eine milde Kräutersalbe anwenden.

Bis zur Gesundung milchfreie Ernährung, als Ersatz dient pflanzliches Eiweiss von Soja-, Reis- oder Mandelmilch, nahrungsergänzend ein Kalkpräparat, Vitamin F (Leinsamen).

Mumps

Ziegenpeter

Verläuft meist recht harmlos, trotzdem ist vor möglichen Folgen Vorsicht geboten (Hoden- oder Hirnhautentzündung). Ansteckend, meist mit Fieber, wenig schmerzhafte Schwellung am Ohr.

Ganzwaschung mehrmals täglich, kleine warme Auflage mit Heublumen oder Bockshornklee auf die Ohren oder den Hodenbereich oder rohe Schafwolle auflegen.

Tee von Huflattich, Malvenblüten und Veilchen. Frischpflanzensaft von Salbei, Kamille.

Verdünnte Frucht- und Obstsäfte, Kneippkost zerkleinern, damit sie wenig gekaut werden muss.

Bettruhe.

Mundschleimhautentzündung

Mundfäule

Fleissiges Mundspülen mit desinfizierendem Mundwasser oder Tee von Salbei, Kamille, Käslikraut, Zinnkraut, Kardewurzeln, Frauenmantel, Malvenblüten, Weidenröschen (Wurzel), Sanikel oder Storchenschnabel, Zitronenwasser, verdünntem Molkosan, medizinischem Wundwasser oder Spray oder getrocknete Heidelbeeren kauen. In hartnäckigen Fällen vorsichtig mit Myrrhentinktur bepinseln. Wenn keine Besserung, Arzt konsultieren.

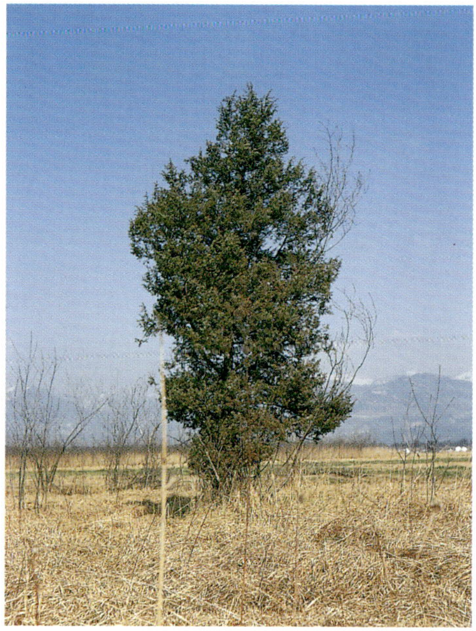

Wacholder

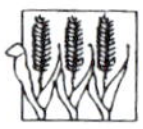

Kühle, reizlose und zerkleinerte oder flüssige Kneippkost, nahrungsergänzend natürliches Vitamin C, z.B. Sanddornfruchtmark und natürliches Kalkpräparat, morgens einen Teelöffel Thymianhonig langsam im Munde zergehen lassen. Propolis kauen.

Muskelkater

Nach ungewohnter oder ungewohnt starker Beanspruchung.

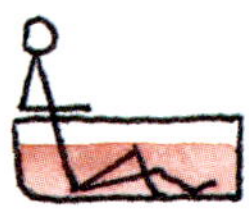

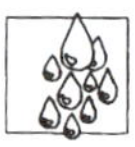

Entspannendes warmes Bad oder Teilbad mit Heublumen oder Wacholder. Anschliessend einreiben mit Kräuteröl oder Sportbalsam und Muskulatur lockern mit Massage und leichter Gymnastik.

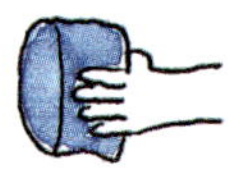

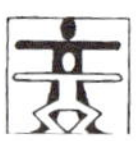

Vorbeugendes Training, langsamer Leistungsaufbau.

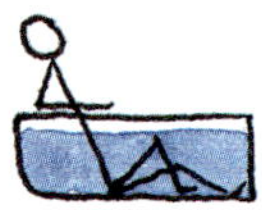

Muskelkrampf

Verkrampfte Muskelstränge durch mangelhafte Durchblutung.

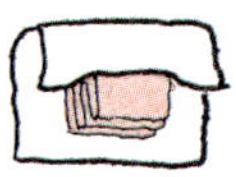

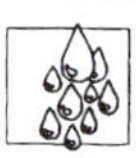

Muskel gegen Krampfrichtung dehnen. Feuchte Wärme entspannt, lockert die Muskulatur und regt die Hautdurchblutung an: der heisse Heublumensack oder die Dampfkompresse auf den verkrampften Muskel auflegen und einwickeln, dann das warme Bad, das warme oder ansteigende Fuss- oder Armbad mit Heublumen, die heisse Rolle oder die gezielte Massage und Einreibung mit wärmender Kräutersalbe.

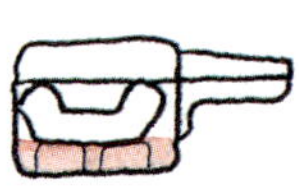

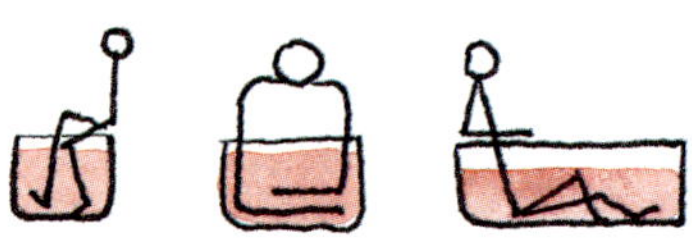

Frischpflanzensaft oder Präparat mit Pestwurz, Kamille oder Bärlapp, viel Flüssigkeit. Mit Farnwurzelöl einreiben, frisches Farnkraut oder Farnkissen auflegen. Bei akutem «Knieschnapper» unterwegs hilft nach alter Volksheilkunde das frische Farnkraut in der Hosentasche, oder – wenn es geht – im Schuh.

Basenreiche Kneippkost. Viel Frischkost. Nahrungsergänzend Magnesium einnehmen.

Muskeln kräftigen durch regelmässiges, leistungsangepasstes Bewegungstraining und Gymnastik. Bei wiederholten Waden- und Fusskrämpfen auf gut passendes und bequemes Schuhwerk achten.

Nachtschweiss

Bei Schwächezuständen oder bei Schweissausbrüchen in den Wechseljahren wirkt die kalte Waschung nervenstärkend. Bei nächtlichem Schweissausbruch stehen Sie am besten kurz auf und machen sich eine Teil- oder Ganzwaschung oder Sie nehmen das kalte Halbbad und gehen nachher sofort wieder in das warme Bett zurück, geniessen die wohltuende Erleichterung und schlafen behaglich wieder ein.

Tee oder Frischpflanzensaft von Salbei wirkt schweisshemmend bei Wallungen, Nachtschweiss und Schweissausbrüchen als Begleiterscheinung von Infekten, Angst und anderen nervösen Zuständen. Der Salbeitee kann gut ergänzt werden mit Johanniskraut, Melisse, Rosmarin oder Hopfen.

Kneippkost, zum Frühstück nervenkräftigendes Frischkornhafermüesli mit Dattelmark gesüsst. Zwischendurch ungesüsste Frucht- und Beerensäfte verdünnt oder in kleinen Portionen trinken. Natürliches Magnesium- und Aufbaupräparat.

Ausgeglichener Lebensrhythmus.

Nackenstarre

Feuchte Wärme entspannt und löst die Verkrampfung: so die heisse Rolle, der heisse Nackenguss, der heisse Heublumensack oder die Dampfkompresse. Vor Zugluft schützen. Schlafen auf Dinkelspreu- oder Hirsekissen ist zusätzlich ein aus Kneipps Zeiten altbewährtes und wohltuendes Ruhekissen.

Nägel

Brüchige oder dünne Finger- und Zehennägel

Regen Sie mit kalten Waschungen, dem kalten Arm- oder Fussbad, Knie-, Schenkel- oder Armguss den Stoffwechsel und die Blutzirkulation an. Wechseln Sie mit der Anwendung ab, jeden Tag eine andere.

Tee- oder Frischpflanzensaftkur mit Zinnkraut.

Kieselsäure- und kalkreiche Kneippkost, verwenden Sie öfters Hirsegerichte wie Hirseauflauf süss oder pikant, knusprige Fladen oder Hirseflocken in das Frühstücksmüesli. Hirse ist rasch zubereitet, ist leicht verdaulich und beliebt bei gross und klein. Es enthält als mineralstoffreichstes Getreide sehr viel Kieselsäure, die für feste Finger- und Zehennägel sorgt. Eventuell auch nahrungsergänzend ein Hefepräparat einnehmen, ausserdem achten Sie auf gute und regelmässige Verdauung.

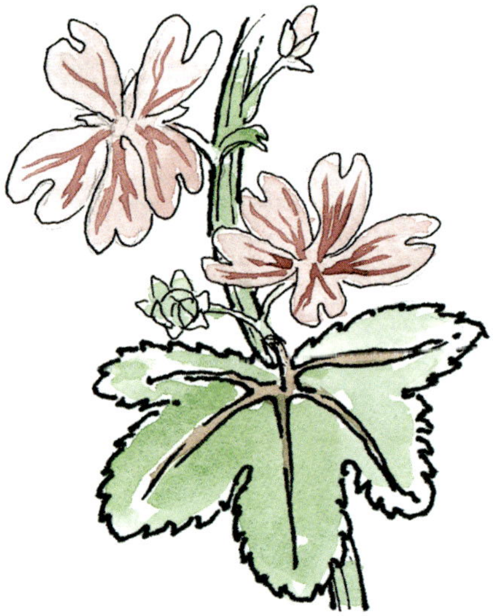

Nagelbettentzündung

Umlauf, Nagelbrühe

Machen Sie mit Käslikraut, Bockshornklee, Heublumen, Kamille, Osterluzei oder Lehm eine kleine heisse Auflage oder ein heisses, stark konzentriertes Kräutertauchbad. Nachbehandeln mit Kräutersalbe von Echinacea, Käslikraut, Silicea, Wundtinktur oder mit Honig bestreichen. Achtung: Bei Diabetes oder arteriellen Zirkulationsstörungen Arzt konsultieren.

Nagelpilz

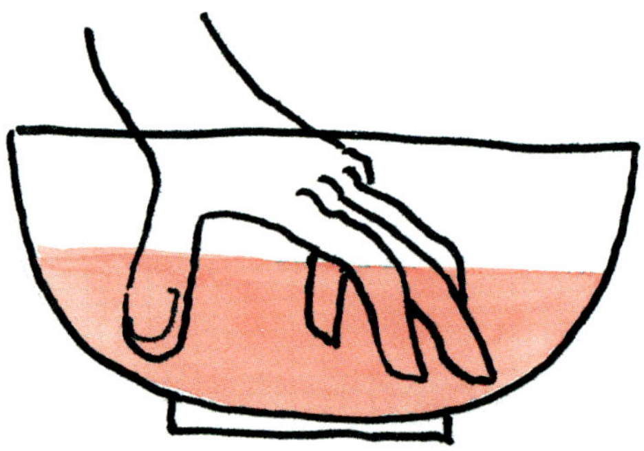

Kleine heisse Auflage oder heisses Teilbad mit Heublumen, Eichenrinde oder Bockshornkleesamen. Bei Vereiterung hat sich das heisse und konzentrierte Tauchbad mit Käslikraut oder Osterluzei bewährt. Betupfen Sie zwischendurch die Nägel mit Molkosan oder Teebaumöl, es wirkt bakterizid, fungizid und virozid. Achten Sie auf verstärkte Hygiene.

Narbenbildend

Zur Heilungsförderung und für eine schöne Narbenbildung regelmässig Johanniskrautöl oder Ringelblumensalbe auftragen und sanft einmassieren, Auflage mit Tee von Frauenmantel oder Ysop; Sebastian Kneipp verwendete für die Auflage die Gundelrebe.

Nasenbluten

Flach liegen, kalte Nackenauflage, kalter Nackenguss oder kaltes Fussbad. Milde Nasensalbe anwenden. Bei chronischem Nasenbluten kann man die Atemwege mit Wechselfussbad, Wassertreten und Barfusslaufen stärken.

Kur mit Hirtentäschelkraut- oder Schafgarbentee, Frischpflanzensaft oder fünf bis zehn Tropfen Hirtentäschelpräparat einnehmen.

Kneippkost, Vitamin C, Kalkpräparat.

Nervenschmerzen

Nervenentzündung, Neuritis

Chronische Schmerzen werden in der Regel mit Wärme behandelt, akute mit kalten oder lauwarmen Anwendungen. Erspüren und prüfen Sie selbst, was Ihnen besser bekommt. Hören Sie unbedingt auf Ihren Körper, was ihm gut tut. Falls Sie unsicher sind, prüfen Sie ganz kurz für ein paar Sekunden mit einem Wärme- und Kältetest, Ihr Körper gibt Ihnen die richtige Antwort.

Bei chronischen Nervenschmerzen bringt die heisse Dampfkompresse oder der heisse Heublumensack Schmerzlinderung. Wohltuend ist die Einreibung oder sanfte Massage mit Johannisöl, Kräuteröl, Wacholder oder Wallwurz. Die volle und tiefgreifende Wirkung der Kräuteröle erreichen Sie, wenn Sie anschliessend eine Dampfkompresse auflegen. Bei chronischen Nervenschmerzen im Gesicht sind kleine heisse Kompressen oder Kräuterauflagen mit Bockshornklee oder Leinsamen angebracht. Für trockene und langanhaltende Wärme ist das erwärmte Kirschensteinkissen sehr geeignet; Sebastian Kneipp empfahl hier besonders auch das erwärmte Haferkernsäckchen.

Bei akuten Nervenschmerzen oder einer Nervenentzündung entscheidet das eigene Empfinden, ob die Anwendung kalt, lau oder warm sein soll. Oft ist die kalte Anwendung erst nach Besserung sinnvoll wie die wärmeentziehende, kühlende und schmerzdämpfende Auflage mit Zusatz von Arnika oder die kalte Waschung mit Essigzusatz (ein Esslöffel auf ein Liter Wasser), die Sie dann mehrmals täglich wiederholen.

Brennesseltee eventuell gemischt mit etwas Fenchel und Zugabe von Pestwurztropfen.

Vorübergehend vegetarische Kneippkost, viel Rohkost, nahrungsergänzend Vitamine E und B.

Ruhe! Alkohol und Nikotin meiden.

Nervosität

Nervenschwäche, Neurasthenie, Reizbarkeit

Ursachen sind oft falsche Ernährung, Missbrauch von Genussgiften, zu wenig Schlaf, Bewegungsmangel, Aufregung, Kummer und Sorge, Blutzuckermangel und anderes mehr.

Nervenstärkend wirken die kalten Waschungen, eventuell mit Zusatz von Essig (ein Esslöffel auf ein Liter). Das Luftbad hat eine mild beruhigende Wirkung. Das morgendliche Taulaufen oder Barfusslaufen ist bei kopflastiger Nervosität wirkungsvoll. Abends beruhigt der Abendspaziergang oder das warme Bad oder Fussbad mit Lavendel, Baldrian, Hopfen oder Melisse.

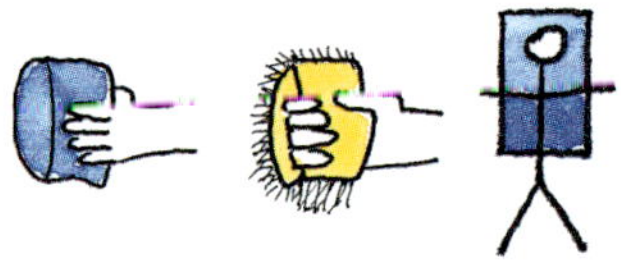

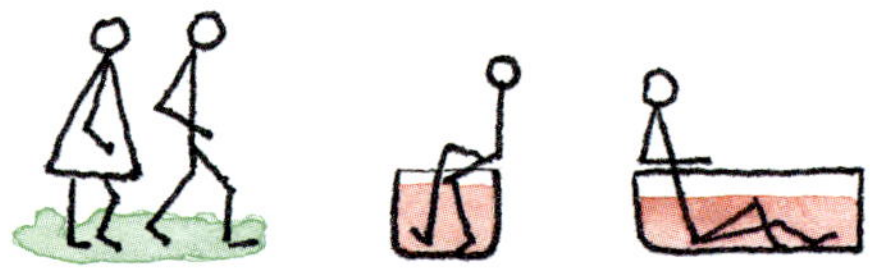

Nervenberuhigend wirkt der Tee mit Baldrian, Hopfen, Schlüsselblumenblüten und

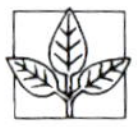

Melisse oder der Apfelschalentee oder Johanniskrauttee, mit einem Esslöffel Hafersaft ergänzt und etwas Honig gesüsst. Weitere Heilkräuter zur Teezubereitung oder als Fertigpräparat, die nervenberuhigend und nervenstärkend wirken, sind Verveine, Orangenblüten, Lavendel, Passionsblume, Löwenschwanz, Steinklee, Pestwurz, Ginseng und Taigawurzel. Der Tee von Pfefferminze wirkt beruhigend, wenn sein Aufguss länger zieht, bis zu zehn Minuten.

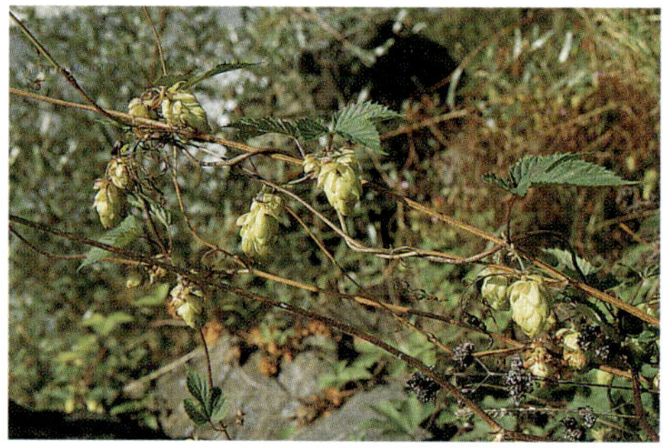

Hopfen

Reizlose, salz- und eiweissarme Kneippkost, viel Rohkost, Frucht- und Beerensäfte, zum

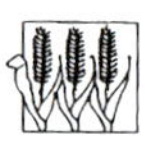

Frühstück Frischkornhafermüesli mit Weizenkeimen, Sonnenblumenkernen, Sesamsamen ganz oder als Paste sowie Orangenblütenhonig und Blütenpollen, getrocknete Bananen oder Malagatrauben. Eventuell nahrungsergänzend Magnesium sowie Nervenaufbaunahrung mit Vitamin B und Eisen einnehmen.

Atemübungen, körperliche und seelische

Entspannung, leistungsangepasster Sport. Nikotin, Alkohol, Kaffee meiden.

«Kaum irgend ein Umstand kann schädlicher auf die Gesundheit wirken als die Lebensweise unserer Tage: ein fieberhaftes Hasten und Drängen aller im Kampfe um Erwerb und sichere Existenz. Nicht etwa, dass die Errungenschaften unserer Zeit wieder geopfert werden müssten, aber es muss ein Ausgleich gefunden werden, um die überanstrengten Nerven zu stärken, ihre

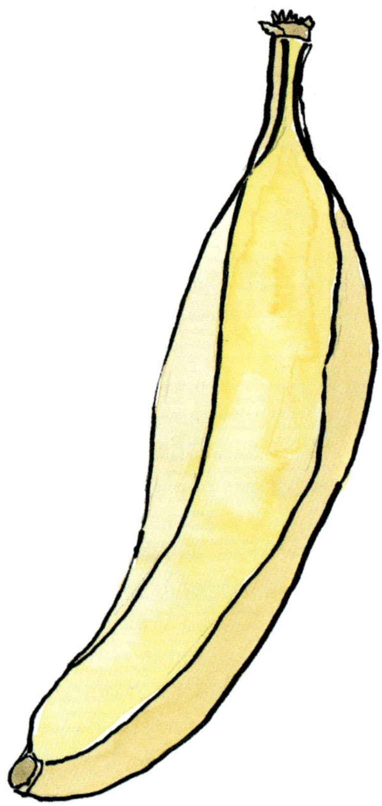

Kraft zu erhalten; es muss das Gleichgewicht hergestellt werden zwischen Arbeit und Lebensweise und dem Verbrauch der Nervenkraft.»
Sebastian Kneipp

Nesselfieber

Nesselsucht, Urticaria

Vielfach allergische Reaktion auf Nahrungsmittel, Medikamente, Insektenstich. Bei starker Reaktion Arzt konsultieren.

Kühlende Auflage oder Waschung mit erkaltetem Absud von Zinnkraut, wildem Stiefmütterchen, Spitzwegerich oder Storchenschnabel, Lehm- oder Essigwasser. Bewährt hat sich auch die Auflage mit gequetschten Kohl- oder Huflattichblättern.

Anregender Nierentee oder Frischpflanzensaft mit Goldrute, Birke, Zinnkraut, Brennessel oder Löwenzahn. Frischpflanzenpräparat mit wilden Stiefmütterchen.

Gründliche Darmreinigung (evt. Einlauf), Teefasten, zusätzlich Kalkpräparat einnehmen. Umstellen auf vitalstoffreiche Kneippkost. Mitunter erfahren Sie die Ursache der Störung durch genaues Beobachten Ihrer Lebens- und Ernährungsgewohnheiten. Am besten Sie führen über den nötigen Zeitraum ein Tagebuch. So kann das allergisierende Lebensmittel wie z.B. Erdbeere, Käse, Ei, Kamille gemieden oder der Körper mit der Einnahme sehr kleiner und allmählich steigernden Dosen desensibilisiert bzw. an diesen Stoff gewöhnt werden.

Nierenanregung

Unterfunktion, Wasserstauungen

Die Niere braucht Wärme und reagiert auf Wärme positiv, so sorgt die Dampfkompresse oder der heisse Heublumensack auf die Nierengegend für eine bessere Durchblutung der Nieren und stimuliert so schonend ihre Tätigkeit.

Ausreichend trinken ist sehr wichtig. Ebenso wichtig ist, was Sie trinken. (Mineralarmes) Wasser, Nierentee oder Frischpflanzensaft, um die Ausscheidung bei Schwäche oder Wasserstauungen mild anzuregen, ohne die Nieren zu reizen, einzeln oder gemischt mit Goldrute, Zinnkraut, Birke, Brennessel, Löwenzahn, Hauhechel, Quecke oder Vogelknöterich (evt. Seifenkraut in Mischung). Der Wacholder wirkt stark entwässernd, darf aber nur bei gesunder Nierenfunktion verwendet werden, ebenso Peterli nur in geringen Dosen oder in Teemischung.

Stärkungskur für die Nieren mit Teeaufguss von Goldrute, Brennessel, Hauhechel, Petersilie und Bohnenschalen, zusätzlich morgens zwei Esslöffel Birkensaft, mittags zwei Esslöffel Zinnkrautsaft, abends 10–20 Tropfen Ringelblumenessenz.

Eiweiss- und salzarme, reizlose Kneippkost, zwischendurch ein paar Kürbiskerne essen. Volksheilkundlich sind getrocknete Malagatrauben recht hilfreich, Kur mit Molke oder Molkosan oder mit Frischpflanzensaft von Sellerie, Brunnenkresse, Peterli oder Bohnen.

Nierengegend und Füsse warmhalten.

Nierenbeschwerden

Nierenbeckenentzündung
Nieren-Blasen-Entzündung

Arzt konsultieren. Bei Nierenbeschwerden stets mit Wärme behandeln. Oft im Anschluss einer Infektion, eitriger Angina, Eiterzahn usw.

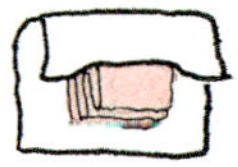
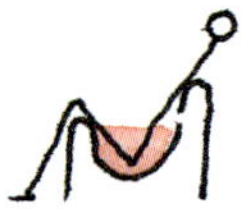
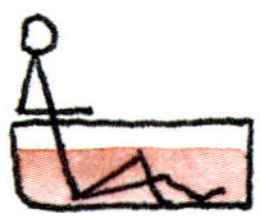

Die Nieren brauchen und reagieren auf Wärmebehandlung positiv. Das warme Bad oder das warme oder ansteigende Fuss- oder Sitzbad mit Zinnkraut oder Haferstroh durchwärmt den Körper nachhaltig und sorgt für eine bessere Durchblutung der Nieren. Ebenso bringt die Dampfkompresse oder der heisse Heublumensack Wärme für die Nieren und wirkt entzündungsberuhigend.

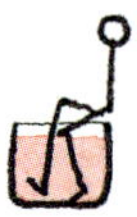
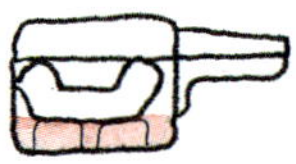

Tee oder Frischpflanzensaft, der die Ausscheidung leicht anregt ohne die Nieren zu reizen und bei Entzündung mild desinfiziert, mit Goldrute, Birke, Brennessel, Zinnkraut, Thymian, Bärentraubenblättern, Spierstaude oder Schliessgras mit Zugabe von Nieren- oder Echinaceatropfen.

Im Akutfall Salz ganz ausschalten. Eventuell einen oder mehrere nierenentlastende Saft-, Obst, Reis- oder Molketage einschalten, die zur Ausschwemmung von Natrium und Wasser beitragen. Nach dem Teefasten oder nach den Entlastungstagen beginnen Sie mit salz- und eiweissarmer, reizloser Kneippkost. Spinat und Rhabarber meiden. Trinken Sie Preiselbeersaft in kleinen Dosen, dieser wirkt stark entzündungswidrig und heilend auf Niere und Blase. Zwischendurch regelmässig ein paar Kürbiskerne essen stärkt Niere und Blase. Nahrungsergänzend Magnesium einnehmen, Stuhlgang fördern mit Leinsamen.

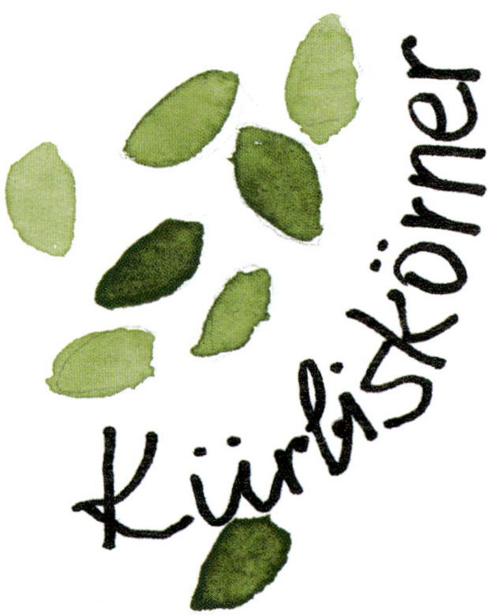

Strenge Bettruhe bis zur Gesundung. Vorbeugend vor Nässe und Kälte schützen, vor allem Füsse und Nierengegend stets warmhalten. Alkohol, Kaffee und schwarzen Tee meiden.

Nierenstein, Nierengriess

Nierenkolik

Arzt konsultieren.

Entspannend und schmerzlindernd wirkt das warme Bad oder Sitzbad mit Heublumen, Haferstroh oder Zinnkraut, ebenso die Dampfkompresse oder der heisse Heublumensack auf die Nierengegend.

Trinkkur mit (Mineral-)Wasser und wassertreibendem Tee von einer guten Nierenteemischung oder von Goldrute, Brennessel, Zinnkraut, Birke, Vogelknöterich, Quecke oder Hauhechel. Der Hagebuttentee als Kalt-Warm-Auszug enthält Vitamine und Mineralstoffe, wirkt harntreibend und beugt der Steinbildung vor.

Sebastian Kneipp empfiehlt das Trinken von frischem Quellwasser zur vermehrten Harnabsonderung sowie Tee von Wegtritt (Vogelknöterich), Haferstroh, Zinnkraut und Hagebutten.

Basenreiche Kneippkost, viel Rohkost, Salate, Früchte, Gemüse, kein Spinat (siehe Übersäuerung). Achten Sie auf genügend Trinkmenge. Nahrungsergänzend Magnesium einnehmen. Wenn nötig mit natürlichen Verdauungshilfen (siehe dort) für regelmässigen Stuhlgang sorgen.

In Absprache mit dem Arzt Trinkkur mit Bewegungstherapie kombinieren, um so die Steinförderung zu beeinflussen, z.B. mit Hüpfen, Seilspringen, Treppensteigen. Bei viel Bewegung kann mitunter ein Steinchen problemlos abgehen.

Ohnmacht

Kreislaufschwäche

Beengende Kleidung öffnen, flach lagern, eventuell Beine hochlagern, frische Luft, wenn nötig mit kräftigem Frottieren oder Trockenbürsten Kreislauf stimulieren.

Ohrensausen

Rauschen, Klingeln, Pfeifen – Verschieden ist die Ursache dieser sehr lästigen Geräusche, die das Hören unangenehm stören. Bei Ungewissheit Arzt konsultieren.

Entspannend und durchblutungsfördernd wirkt der heisse Nackenguss oder die heisse Nackenauflage. Allgemein ableitend, regulierend und zirkulationsanregend wirkt das Taulaufen, Trockenbürsten, die kalte Waschung, das warme Fuss- oder Wechselfussbad, der Knieguss oder das Wassertreten. Wechseln Sie ab mit den Kneipp-Anwendungen, jeden Tag eine andere. Da hoher Blutdruck das Ohrensausen verstärkt, sind blutdrucksenkende Kneipp-Anwendungen sinnvoll (siehe dort).

Kreislauftee mit Weissdorn und Buchweizenkraut mit Zugabe von Ginkgo- oder Taigatropfen.

Kneippkost, nahrungsergänzend natürliche Vitamine A (Rüeblisaft) und E (Weizenkeime und Weizenkeimöl).

Gezielte Entspannungs- bzw. auch Bewegungstherapie. Verschiedene Medikamente, Nikotin, Chinin verstärken das Ohrensausen; wenn möglich meiden.

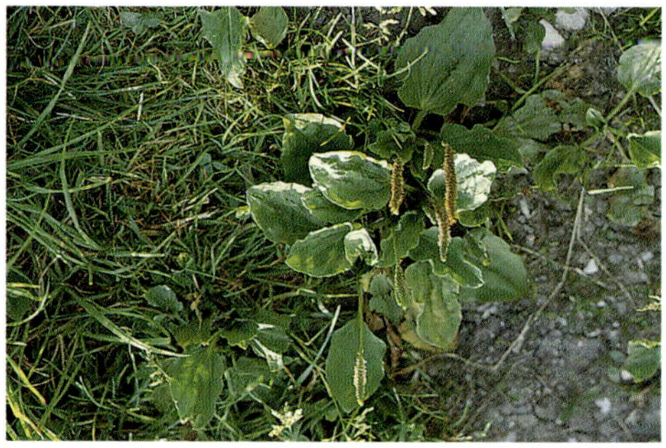

Breitwegerich

Ohrenschmerzen

Ohrenentzündung

Bei Fieber und Schmerzen im Innenohr unbedingt Arzt konsultieren.

Bei leichten Ohrenschmerzen hilft dic Auflage mit Zwiebel oder Kohl oder die kleine feuchtwarme Auflage mit Heublumen auf das Ohr. Auch der Ohrendampf mit Kamille, Schafgarbe, Brennessel oder Taubnessel beruhigt Entzündung und Schmerz. Bei starken Ohrenschmerzen ist eine dieser Anwendungen sinnvoll bis der Arzt kommt.

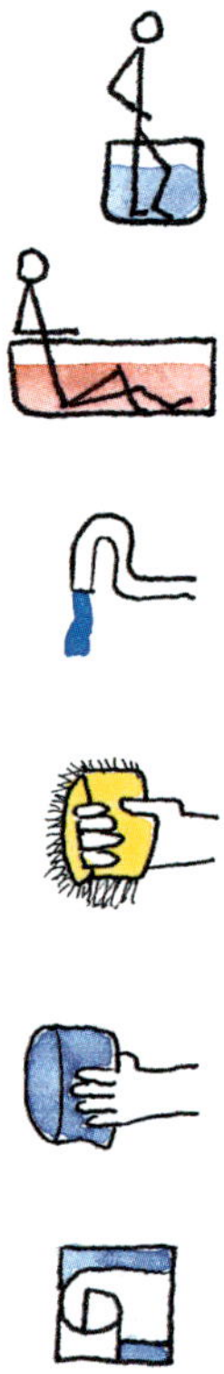

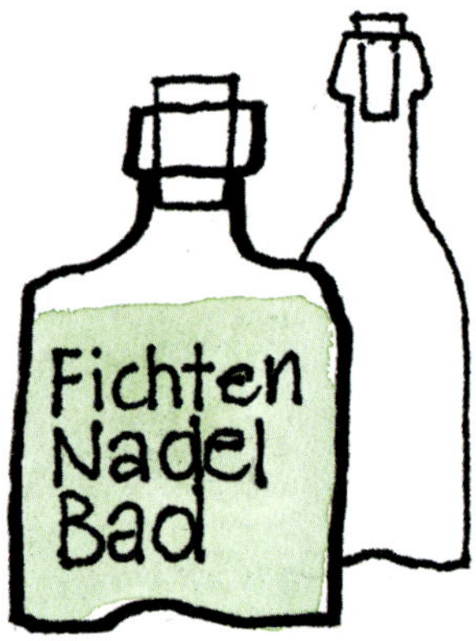

Bei Stauungen oder Verhärtungen im Ohr, die nach Krankheit entstanden sind und die das Hörvermögen mindern können, rät Sebastian Kneipp zur feuchten und warmen Auflage mit Krautwasser oder mit Tee von Zinnkraut, Sanikel oder Salbei, eventuell mit einem Stirnband oder Tuch befestigen. Diese Auflage vermag Stauungen aufzulösen.

Erkältungstee mit Echinaceatropfen. Für unterwegs und im Akutfall rät die Volksheilkunde zur Schmerzstillung: Lösen Sie Blattnervenfasern eines Breitwegerichblattes – die mittlere Nervenfaser hat die grösste Wirkung –, formen diese zu einem kleinen Knäuel wie ein Wattebausch und legen Sie diesen in das Ohr, oder quetschen Sie ein Breitwegerichblatt zwischen zwei Steinen und geben Sie ein bis zwei Tropfen dieses Saftes in das Ohr.

Vitamin-C-reiche Kneippkost, Sanddornsaft.

Bei Fieber Bettruhe.

Osteoporose

Knochenschwund

Ein leichter Knochenabbau gehört zum natürlichen Alterungsprozess, der sich nach den Wechseljahren jedoch oft beschleunigt. Die konsequente Behandlung kann selbst im fortgeschrittenen Stadium den Knochenabbau stabilisieren, nur rückgängig machen lässt er sich nicht mehr.

Hier sind durchblutungsfördernde und kreislaufanregende Kneipp-Anwendungen nützlich: die kalte Waschung am frühen Morgen oder in der Nacht, die dann vom Bett aus genommen wird, mit anschliessender Wiedererwärmung im Bett, Trockenbürsten, Wassertreten, die verschiedenen Güsse und Wechselgüsse, das warme Bad oder Teilbad mit Heublumen oder Fichtennadeln, das kalte Bad oder Teilbad. Eine gute Präventivmassnahme ist der kalte, stoffwechselanregende Lendenwickel oder die wöchentliche Sauna. Wechseln Sie mit diesen Anwendungen ab und wählen sie jeden Tag eine andere.

Tee oder Frischpflanzensaft mit Brennessel und Zinnkraut.

Basen- und kalziumreiche Kneippkost. Kalzium ist vor allem in Milch (Quark), Vollkornprodukten, Hirse, Broccoli, Sesam, Nüssen, vor allem in Haselnüssen, Feigen, Bohnen und Sojabohnen enthalten. Nahrungsergänzend Kalk-, Magnesium- und Vitamin-D-Präparat einnehmen. Übergewicht abbauen.

Bewegung, regelmässiges Fitnesstraining ohne Belastung, dabei sollten Sie sich nicht überfordern. Regelmässige körperliche Aktivität an frischer Luft wirkt stimulierend auf die Knochen und verhindert den schnelleren Abbau ihrer Substanz. Das Tageslicht fördert die körpereigene Vitamin-D-Bildung. Alkohol- und Nikotin meiden oder ganz gering halten. Wirbelsäule schonen, keine schweren Lasten tragen, Rückenschule.

Paradentose

Zahnfleischschwund

Zahnfleischmassage mit weicher Bürste. Spülung mit Tee von Salbei, Kamille, Blutwurz oder Ringelblume oder speziellem Kräuter- Mundwasser oder -Tinktur wie z.B. von Echinacea, Tormentill-, Propolis- oder Myrrhentinktur.

Kneippkost, reichlich natürliches Vitamin C, z.B. Sanddorn, Zitrusfrüchte, rohes Sauerkraut und anderes.

Parkinson

Arzt konsultieren.

Warmes Bad mit Thymian, Kur mit Schafgarbentee, Kneippkost, Gelee royal.

Periodeschmerzen

Menstruation

Bei Unklarheiten, zu starker und unregelmässiger Menstruation muss der Arzt die Ursache klären.

Entkrampfend und beruhigend wirkt die Dampfkompresse oder der heisse Heublumensack auf die Nierengegend.

Eine schelle Hilfe ist die kalte Bauchwaschung. Beruhigend sowie vorbeugend und zur Kräftigung ist das warme Fuss-, Dreiviertel- oder Sitzbad zu empfehlen.

Bei Schmerzen, unregelmässiger Periode wirkt die gezielte Teekur über drei Wochen kräftigend und regulierend: täglich eine Tasse Tee von Schafgarbe, einzeln oder gemischt mit Goldmelisse und weisser Taubnessel schluckweise trinken. Die Schafgarbe entkrampft und beruhigt und wirkt regulierend. Teekur eventuell wechseln mit Tee von Johanniskraut, Kamille, Frauen- oder Silbermantel oder Ringelblumen, bei Blutungsstörungen wie zu starker Blutung kombiniert mit Hirtentäschelkraut oder Weissklee, der Vitamin-K-haltig ist. Salbeitee wirkt regulierend und ausgezeichnet bei Beschwerden.

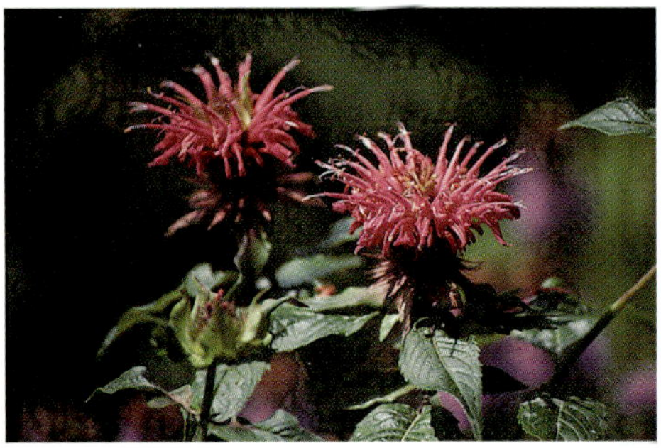

Goldmelisse

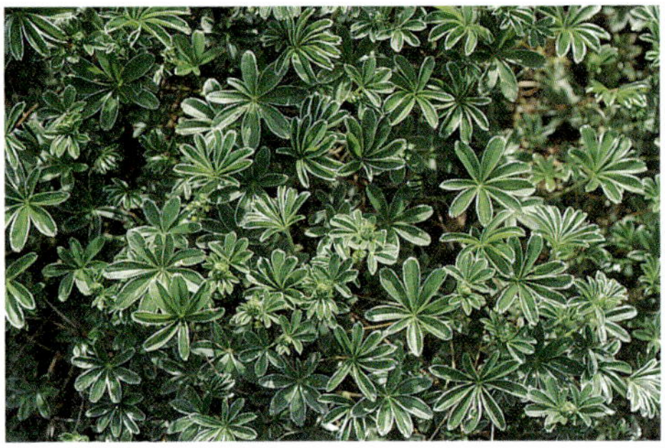

Silbermantel

Bei Krämpfen im Akutfall wirkt der Tee oder der Frischpflanzensaft von Anserine (Gänsefingerkraut) entkrampfend. Die Pestwurz beruhigt und entspannt.

Bei chronischer Unterleibsentzündung Teekur mit weisser Taubnessel, Frauenmantel und Schafgarbe.

Kneippkost.

Ausgeglichene Lebensweise, Gymnastik.

Pilzerkrankung

Pilze befallen Haut, Schleimhäute (Darm, Mund, Scheide) sowie auch innere Organe. Arzt konsultieren.

Immunsystem stärken mit Kneipps Abhärtungsübungen.

Haut- und Fusspilz: mildes Kleiebad oder Fussbad mit Eichenrinde. Nach der Anwendung oder Reinigung Zehenzwischenräume gut trockentupfen oder -fönen, anschliessend mit Teebaumöl- oder Propolissalbe (hat eine antibiotische Wirkung) eincremen. Kochfeste Naturwäsche tragen, fleissig wechseln, sorgfältige Hygiene.

Darmpilz: dreimal täglich Apfelessig oder Molkosan mit Wasser verdünnt trinken, Propolis, Kapuzinerkresse.

Nagelpilz: Hände oder Füsse in Essig- oder Molkosanwasser baden, zwischendurch mit Teebaumöl betupfen.

Ausgewogene Kneippkost, Milchsäure einbeziehen wie z.B. milchsauer vergorene Gemüsesäfte. Süssigkeiten strikt meiden, da Pilze diese besonders lieben. Knoblauch, Meerrettich und Zwiebel sind Pilzkiller – in den Ernährungsplan einbauen.

Prellung

Quetschung, Bluterguss, Sportzerrung

Hier gilt es, mit Kälte die Blutzufuhr zu drosseln, die Schwellung zu dämmen und den Schmerz zu dämpfen. Dies erreichen Sie mit einer kalten Auflage mit Quark, Lehm, Essigsaurer Tonerde, Gel oder Tinktur von Arnika, Ringelblume, Beinwell oder Johanniskraut. Machen Sie die kalte Auflage in Serien, das heisst, bei Warmwerden Auflage abnehmen und erneuern. Zwischendurch aussetzen, nicht unterkühlen.

Prostata, Vergrösserung

Probleme beim Wasserlassen oder ständiger Harndrang, Blut im Harn. Arzt konsultieren.

Warmes oder ansteigendes Sitz- oder Fussbad mit Heublumen oder Zinnkraut, heisser Heublumensack oder Dampfkompresse auf die Nierengegend. Vorbeugen mit nervenstärkenden Waschungen und zirkulationsanregenden Kneipp-Anwendungen wie Wechselfussbad, Wechselkniequss, Trockenbürsten, Sauna – wenn es der Arzt erlaubt.

Tee von weisser Taubnessel oder Peterlisamen, Goldrutentee oder Prostatateemischung mit Alpenrosenblüten, weisser Taubnessel, Weidenröschen, Schlüsselblume, Goldrute und Brennesselwurzeln. Tee mit Honig süssen und morgens und mittags eine halbe Stunde nach dem Essen schluckweise trinken. Nieren-Blasen-Tropfen, Präparat von Goldrute oder Sägepalmetropfen aus dem Fachgeschäft.

Reizlose Kneippkost, verwenden Sie zur Saucenzubereitung für Rohkost- und Salatspeisen Kürbiskern- oder Weizenkeimöl. Knabbern Sie dreimal täglich auf den Tag verteilt je ein Teelöffel Kürbiskerne zur Vorbeugung gegen vorzeitige Beschwerden. Sorgen Sie mit Leinsamen für eine gute, regelmässige Verdauung. Eventuell nahrungsergänzend Propolis oder Blütenpollen einnehmen.

Kein Alkohol. Unterkühlung der Nieren und Blase meiden. Sorgen Sie stets für warme Füsse.

Rachitis

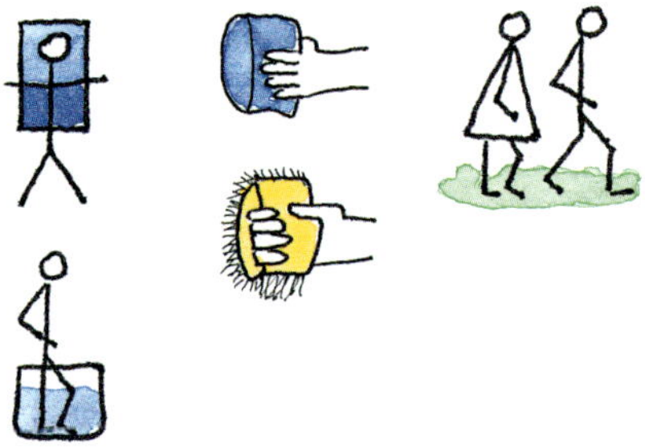

Stoffwechsel leicht anregen mit dem Luft- und Sonnenbad und kalten Waschungen. Reizstärke der Anwendungen langsam steigern und mit Kneipps Abhärtungsübungen wie Trockenbürsten, Wassertreten, Tau- und Barfusslaufen die Eigenkräfte mobilisieren und stärken.

Kur mit Tee oder Frischpflanzensaft – einzeln oder kombiniert – von Tausendguldenkraut, Zinnkraut und Brennessel. Die Brennessel enthält als eine der wenigen Pflanzen Vitamin D.

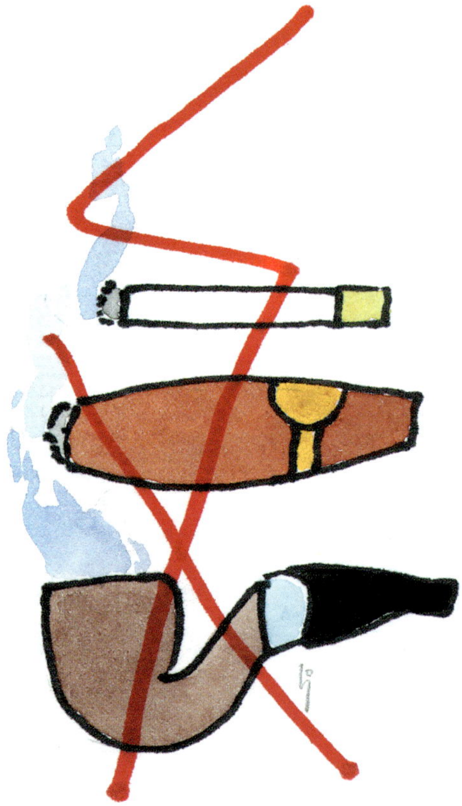

Kalziumreiche Kneippkost, Sesam in die Ernährung einbauen in Form von Samen, Sesamhonig oder Sesampaste und davon täglich einen Teelöffel voll einnehmen, auf das Vollkornbrot streichen oder ins Müesli mischen. Nahrungsergänzend ein natürliches Kalkpräparat einnehmen, Kur mit Karottensaft und Weizenkeimen, natürlichen Vitaminen A, D und C. Eventuell Kur mit Lebertran und diesen zur besseren Verträglichkeit zum Essen einnehmen.

Leistungsangepasste Bewegung an frischer Luft, Kur am Meer oder im Gebirge.

Raucherbein

Verminderte Durchblutung der Arterien in den Beinen durch langanhaltende und starke Übersäuerung. Gefährdet sind Raucher, Diabetiker und Übergewichtige. Ursache ist falsche Ernährung, Bewegungsmangel, Rauchen.

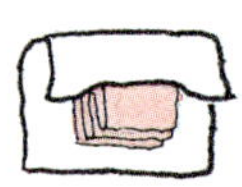

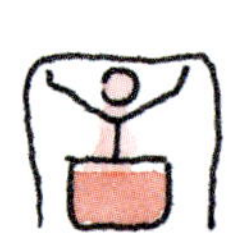

Fussreflexzonenbad, Reflexzonenmassage. Je nach Stadium Wechselfussbad oder Wechselgüsse anwenden. Keine zu starken Kaltreize.

Durchblutungsförderndes Ginkgopräparat, ferner hat sich das tibetische Naturheilmittel Padma 28 bewährt.

Basenreiche und salzarme Kneippkost. Viel Flüssigkeit, morgens beim Aufstehen zwei Deziliter (Mineral-)Wasser trinken. Vorschlag für ein basenreiches Frühstück: Hirse-, Kastanien-, Sojaflocken und/ oder Amaranth mit Sauermilch (L+) natur und zwei Esslöffel Sanddornfruchtmark mischen. Als Frühstücksgetränk ein Deziliter naturreinen, ungesüssten Brombeersaft unverdünnt trinken. Unbedingt Nahrungscholesterin wie zum Beispiel Fleisch, Innereien, Hering, Räucherlachs usw. meiden oder einschränken. Kein Zucker, kein Weissmehl, keine denaturierten oder raffinierten Nahrungsmittel.

Striktes Rauchverbot, Gehtraining.

Raucherhusten

Hustendämpfend und schleimlösend wirkt der Dampf mit Eukalyptus, Fichtennadeln oder Kamille, ebenso das Einreiben der Brust mit Bronchialsalbe oder mit einem mit Olivenöl verdünnten ätherischen Öl von Thymian, Eukalyptus oder Fichtennadeln und dann eine Dampfkompresse darauf geben. So erhält die Einreibung die gewünschte verstärkte Tiefenwirkung. Am Abend nehmen Sie ein warmes Fussbad, es fördert die Schlafbereitschaft und mildert den schlafstörenden Husten in der Nacht. Bei hartnäckigem Raucherhusten dämpfen die Sauna oder das Dampfbad den Raucherhusten wirksam, beide Massnahmen sind aber mit dem Arzt abzusprechen.

Schleimlösender Hustentee mit einer oder mehreren hustenwirksamen Heilpflanzen gemischt: Spitzwegerich, Tannenknospen, Sonnentau, Thymian, Königskerze, Malvenblüten, Ringelblumenblüten, Lungenkraut, Pestwurz. Die Pestwurz wirkt entkrampfend, sie kann dem Tee als Präparat in Tropfenform beigegeben werden. Tee mit wenig Honig süssen, eventuell etwas Zitronensaft oder schwarzen Holunderbeerensaft zugeben.

Kneippkost, viel Rohkost und diese, wenn verträglich, reichlich garniert mit frisch geschnittenen Zwiebeln aus biologischem Anbau. Natürliches Vitamin C in Form von rohem Sauerkraut und Sanddornfruchtmark. Wir empfehlen Ihnen morgens nach dem Aufstehen, etwa eine Viertelstunde vor dem Frühstück, ein bis zwei Glas frisches Brunnen- oder kohlensäurefreies Mineralwasser zu trinken. Nehmen Sie zum Frühstück einen Teelöffel Thymianhonig oder Tannenknospen-Latwerge ein oder streichen Sie ihn auf das Vollkorn-Frühstücksbrot. Trinken Sie dazu Vitamin-C-reichen Hagebuttentee. Nehmen Sie tagsüber drei- bis viermal Meerrettichsaft in kleinen Dosen ein, verdünnt mit etwas Wasser. Nach wie vor beliebt und bekannt für seine reinigende und kräftigende Wirkung auf die Atemwege ist der naturreine Holundersaft, den Sie mit heissem Wasser verdünnen; etwas Zitronensaft zugeben und mit Thymianhonig leicht süssen. Ein leichtverdauliches und eiweissarmes Abendessen soll Ihren Schlaf nicht behindern.

Nikotinverbot! Rauchen lähmt den Bewegungsmechanismus der Flimmerhärchen in den Lungen, und kleinste Staubpartikelchen usw. müssen deshalb durch Abhusten hinausbefördert werden. Leistungsangepasste Bewegung und Atemgymnastik an frischer Luft.

Rekonvaleszenz
Wiederaufbau nach Krankheit, Operation.

«Rekonvaleszenten, Leute, die eben von schweren Krankheiten genesen sind, sollen sich hüten, zu früh zu ihrem Geschäft zurückzukehren; sie mögen wohl bedenken, dass ihr Körper in allen seinen Theilen geschwächt ist! Sie müssen sich sorgfältig pflegen und dürfen nicht eher an eine ernste Arbeit denken, als bis sie wieder vollständig zu Kräften gekommen sind und ihre frühere Gesundheit wieder erlangt haben.»
Sebastian Kneipp

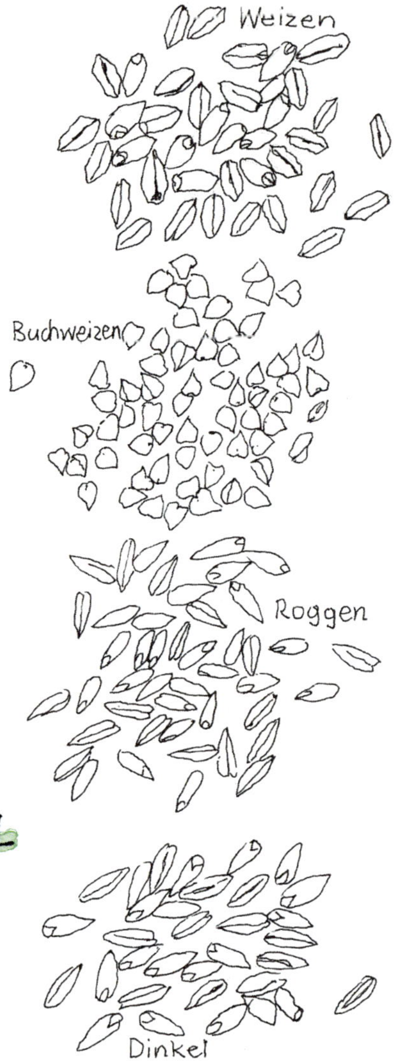

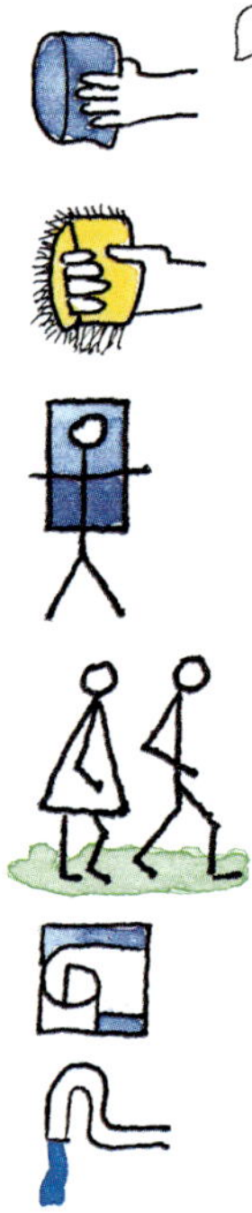

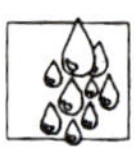

In der Rekonvaleszenz sind milde Kneipp-Anwendungen nützlich. Diese mobilisieren und stärken die körpereigenen Kräfte. Am besten Sie beginnen mit der morgendlichen Kaltwaschung, Trockenbürsten, Luftbad oder bei besserem Befinden mit dem bewährten Taulaufen. Tagsüber oder abends unterstützen stoffwechselanregende Anwendungen, wie z.B. die heisse Leberauflage oder der wärmestauende Lendenwickel, die Entgiftung des Körpers. Allmählich Reize steigern mit Güssen, Wechselgüssen, Bad, nach Absprache mit dem Arzt auch Sauna.

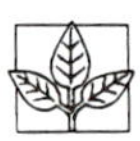

Die Wasseranwendungen werden sinnvoll mit nieren- und stoffwechselanregenden Tees oder Frischpflanzensaft von Goldrute, Birke, Luzerne, Brennessel, Löwenzahn, Brunnenkresse oder Zinnkraut unterstützt. Ergänzend dazu eine Tasse Tausendguldenkrauttee, von der tagsüber stündlich ein Esslöffel voll eingenommen wird, eventuell zusätzlich ein Aufbaupräparat von Ginseng, Propolis oder Gelee royal.

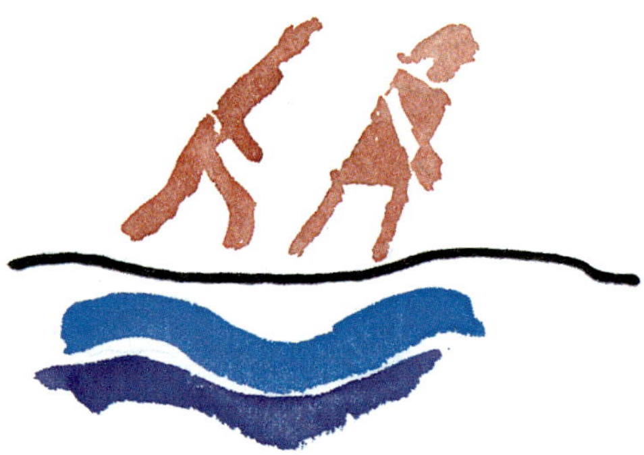

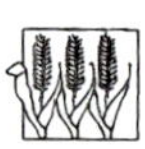

Vitamin-C-reiche Kneippkost, Frühstücksmüesli ergänzt mit Sanddornmark oder auf das Frühstücksbrot Honig gemischt mit Blütenpollen und Gelee royal. Zwischendurch natürliche, vitaminreiche und ungesüsste Fruchtsäfte wie Brombeer-, Aprikosen-, Schlehen-, Sauerkirsch-, Erdbeer- und Himbeersaft. In der Saison frische Beerenfrüchte, nahrungsergänzendes Aufbaupräparat mit Vitamin E (Weizenkeime) und Vitamin B (Hefe).

Langsamer Bewegungs- und Trainingsaufbau, Steigerung nach Verträglichkeit, nicht überfordern, Wanderungen mit Ruhepausen, möglichst ausgeglichene Lebensweise im Wechsel von Tun und Ruhen.

Rheumabeschwerden

Arztdiagnose. Das Wort Rheuma stammt aus dem Griechischen und bedeutet soviel wie «Umherziehender Schmerz». Rheuma hat viele Gesichter und scheint so alt zu sein wie die Menschheit. Schon der griechische Arzt Hippokrates hat diese Krankheit vor 2000 Jahren genau beschrieben.

Für die verschiedenen rheumatischen Erkrankungen gibt es zahllose Ursachen: Erkältung, Stoffwechselstörung, Ernährungssünden, Eiterherde (Mandeln, Zahn, Nebenhöhlen), Erbanlage, anhaltende seelische Konflikte und vieles mehr.

«Rheumatismus ist wahrlich der ewige Judas unter den Krankheiten. Die Heilung des Muskelrheumatismus ist ohne Zweifel schwierig, und Medikamente sind hier ganz ohnmächtig; denn nimmt man gelinde, so nützen sie nichts, und nimmt man starke, so reissen sie mehr nieder, als sie aufbauen. Hier heisst es: Was in die Natur eingedrungen ist und im Innern Schaden angerichtet hat, das muss alles ausgeleitet werden, und je einfacher und schuldloser dieses vor sich geht, um so sicherer erfolgt die Heilung.»
Sebastian Kneipp

Bei chronischen Beschwerden bevorzugt der Rheumatiker warme Anwendungen und diese tun ihm sehr wohl. Die Wassertemperatur für das warme Bad darf hier ausnahmsweise etwas erhöht sein, also 38–40 Grad. Das warme oder ansteigende Fuss-, Arm- oder Dreiviertelbad mit Heublumen, Haferstroh, Fichtennadeln, Meersalz, Wacholder, Rosskastanien, Rosmarin oder Moorbad oder das wöchentliche Saunabad durchwärmt und entspannt. Angenehm wohltuend lockert eine anschliessende Massage die Muskulatur.

Für eine örtlich tiefgreifende Durchwärmung und Durchblutung sorgt der heisse Heublumen- oder Kartoffelsack oder die heisse Lehmauflage. Beliebt ist auch die heisse Hirse- oder Maisbreiauflage, da sie sehr lange heiss bleibt. Den Brei bereiten Sie wie üblich zu ohne Zutaten und geben ihn heiss in einen Leinensack, den Sie vorsichtig auflegen und mit Baumwoll- und Wolltuch einwickeln. Reiben Sie mehrmals am Tag die schmerzhafte Stelle ein mit einem durchblutungsfördernden Rheuma-Kräuterbalsam.

Zur Abwechslung und falls Sie es als angenehm empfinden, applizieren Sie bei guter Körperwärme einen kurzen Kaltwasserreiz, auf den der Körper aktiv reagieren und selber Wärme erzeugen muss. Wenn nötig, vorher erwärmen mit warmem Wasser, trocken bürsten oder trocken reiben. Der wärmestauende Lendenwickel regt den Stoffwechsel intensiv an und fördert die Ausscheidung belastender Stoffe, was bei chronischem und akutem Rheuma sehr wichtig ist. Am besten wird er morgens früh angelegt, da der

Körper (Stoffwechselfunktion) um diese Zeit am besten reagiert. Abends angelegt beruhigt er angenehm. Er kann zwei bis dreimal wöchentlich angelegt werden. Als Abwechslung dient die morgendliche kalte Waschung. Sie regt den Stoffwechsel und die Ausscheidung mild an und erfrischt und stärkt Körper, Nerven und Psyche.

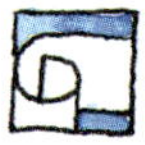

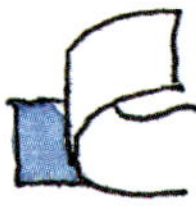

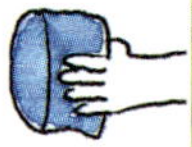

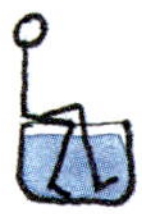

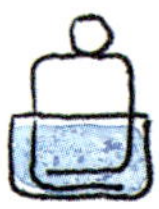

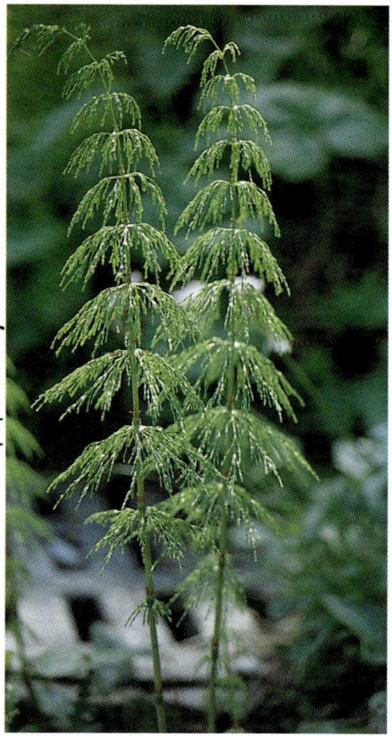

Zinnkraut

Bei akutem und entzündlichem Rheuma wirkt die kalte oder nach Belieben zimmerwarme Auflage mit Lehm, Quark, roher Zwiebel oder gequetschtem Kohlblatt kühlend, entzündungshemmend und schmerzdämpfend. Die kalte oder zimmerwarme Waschung mit Essigzusatz (ein Esslöffel auf ein Liter), das kalte Fuss- oder Armbad oder der Kneippguss regt die Blutzirkulation und den Stoffwechsel an. Ferner gibt es eine Reihe altbewährter Rezepte aus der Volksheilkunde oder aus Kneipps Hausmittelschatz. Versuchen Sie herauszufinden, welches Ihnen am besten bekommt:

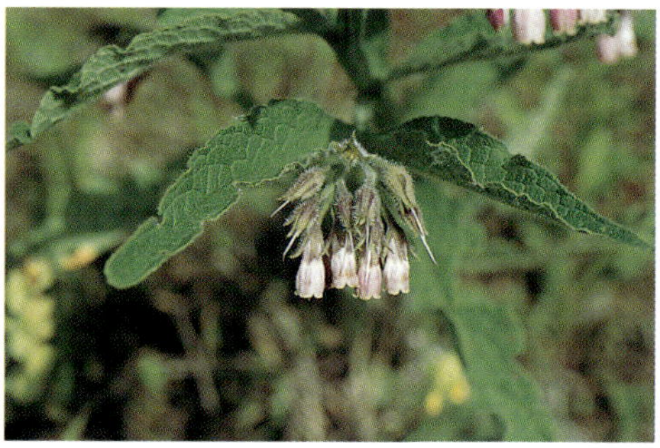

Beinwell

Getrocknete Beinwellwurzeln in Wasser aufkochen und auflegen.
Frische Beinwell- oder Birkenblätter heiss überbrühen und auflegen.
Frische Beinwellblätter quetschen und auflegen.
Einreiben mit Beinwell-, Lavendel- oder Farnwurzeltinktur. Anschliessend oder über Nacht wärmendes Farnkissen auf die schmerzende Stelle auflegen (Leinensäckchen gefüllt mit Wurmfarn). Zubereitung der Tinktur: 250 Gramm Wurzeln des Wurmfarns, des Beinwells oder Lavendelblüten kleinschneiden und mit einem Liter Branntwein (70 %ig) übergiessen, 14 Tage stehen lassen, abgiessen und die Tinktur ist fertig.

Rohe Wolle vom frischgeschorenen Schaf auflegen oder in Leinensäckchen füllen und auflegen. Sie gibt eine angenehme und natürliche Wärme und wirkt schnell und nachhaltig. Sie können die Wolle vorher auch etwas mit Schnaps tränken.

500 Gramm Weizenkleie mit heissem Wasser anrühren, etwas Schnaps dazugeben, in Leinensäckchen füllen und auflegen.

Bemerkung: Alle Auflagen zuerst mit einem Baumwolltuch und dann mit einem Wolltuch einwickeln. Mit der Wärmeflasche bleiben sie länger warm. Wenn Sie vor der Auflage die schmerzende Stelle einreiben, erhalten Sie eine verstärkte Wirkung.

Besonders eignet sich die Frühlings-Teekur mit frischen und jungen Birken- und Brennesselblättern oder die Kur mit Frischpflanzensaft von Zinnkraut. Wirksam unterstützt wird die Kur mit täglich ein bis zwei Tassen Entwässerungstee von Hauhechel, Holunderblüten, Weidenrinde, Spierstaude, Berberitze, Quecke, Karde oder Stechpalmenblättern. Diese Heilpflanzen können Sie einzeln oder gemischt verwenden und nach Belieben wechseln. Die Volksheilkunde rät zum Tee mit Baumnusskreuzchen (Holzkreuzchen zwischen beiden Nusshälften).

Vorschlag für Teekur: Ehrenpreis, Brennessel- oder Birkenblätter, Schlüsselblumenblüten, Weidenrinde und Goldrute zu gleichen Teilen gemischt und zwei Tassen pro Tag schluckweise trinken.

«Wer Anlagen hat zu Gicht und Rheuma oder schon an diesen Gebrechen leidet, trinke längere Zeit hindurch ein bis zwei Tassen Schlüsselblumentee. Die heftigen Schmerzen werden sich lösen und allmählich verschwinden.»
Sebastian Kneipp

Bei Rheuma und Appetitmangel rät Sebastian Kneipp zum Tee von Salbei, Bitterklee und Wermut oder von Tausendguldenkraut, Spitzwegerich und Schafgarbe. Täglich langsam und schluckweise eine Tasse trinken.

Umstellung auf leicht verdauliche, vitalstoff- und basenreiche, fleisch- und salzarme Kneippkost (siehe Übersäuerung). Im Frühling mischen Sie frische Löwenzahn-, Bärlauch-, Sauerampfer- und Brennesselblätter, Kresse, Brunnenkresse, Blüten und Blätter von Kapuzinerkresse und Wiesenschaumkraut in den Salat oder geben diese kurz vor dem Anrichten kleingeschnitten in die Suppe. Brennesselblätter kurz andünsten und eventuell mit Zwiebeln und Spinat ergänzen, ergibt ein gesundes Frühjahrsgemüse. Anstelle von Salz frische oder getrocknete Gewürzkräuter verwenden. Weitere Ernährungsempfehlungen: täglich Quark, Molke und Milchprodukte (L+), roten und schwarzen Johannisbeer- oder Erdbeersaft in kleinen Portionen oder mit Wasser verdünnt trinken. Die schwarze Johannisbeere wird im Volksmund auch «Gichtbeere» genannt. Nahrungsergänzend Basenmischung, Propolis und natürliches Eisenpräparat einnehmen, denn oft leiden Rheumatiker an Eisenmangel. Für geregelten Stuhlgang sorgen (siehe Verdauungshilfen), Übergewicht abbauen und Fastentage einschalten: Obsttag, Saftfastentag mit Sellerie-, Meerrettich- und Kartoffelsaft, Molketag, Vollreis- oder Kartoffeltag. Meiden Sie unbedingt industriell verarbeitete Nahrungsmittel, gehärtete Fette, Weissmehl, Weisszucker sowie ihre Produkte.

Schützen Sie sich vor Kälte und Nässe, sorgen Sie vor allem stets für warme Füsse. Alkohol, Nikotin, Kaffee meiden. Regelmässige, leistungsangepasstc Bewegung, auch wenn die Glieder schmerzen. Bewegung oder sportliche Betätigung sind enorm wichtig, das beste Mittel, einer möglichen Invalidität vorzubeugen: Bewegungsübungen ohne schwere Belastung der Wirbelsäule und grossen Gelenke, Schwimmen, Radfahren, Wassergymnastik, Wandern mit gutem Schuhwerk und entsprechend geeigneter Kleidung. Überbeanspruchung vermciden, stets auf richtige Haltung achten. Hier kann auch die Musiktherapie die Behandlung ergänzen und einiges zur Besserung beitragen, und zwar durch rhythmisches Bewegen zur Musik oder einfach nur durch Anhören schöner Musik. Klangvolle Musik, ihre Schwingungen und der Rhythmus können heilende Kräfte entwickeln. Da verschiedene Menschen auf die gleiche Therapieform verschieden reagieren, empfehlen wir Ihnen die individuell angepasste Therapie und besonders die Bade- und Kneippkur im Kurhaus.

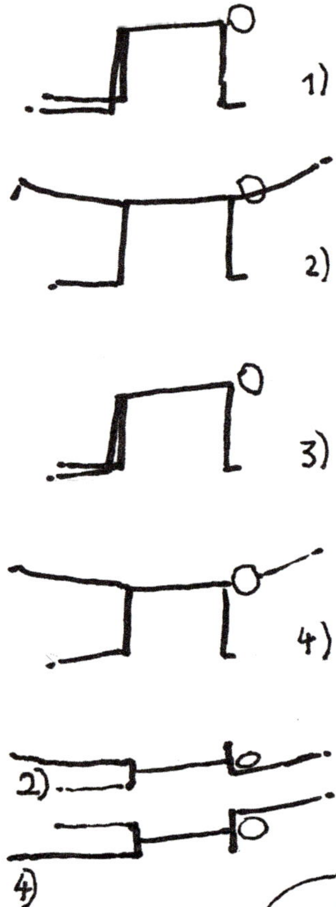

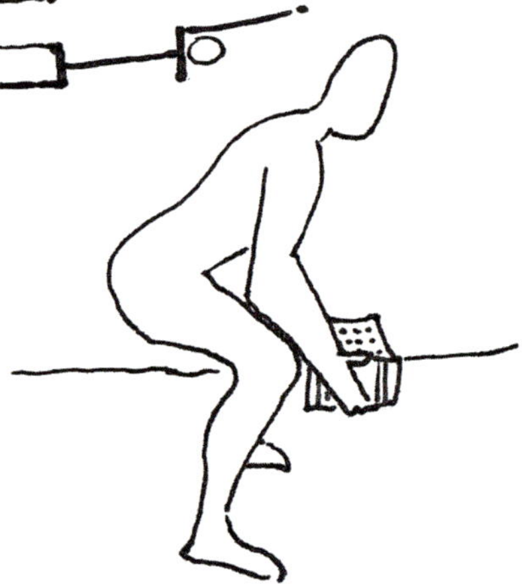

Rippenfellentzündung

Trockener und quälender Husten, begleitet von heftigen Stichen und Schmerzen, geringes Fieber.

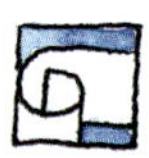

Gute Hilfen sind das Inhalieren oder der Dampf mit Kamille, der kalte Brustwickel, die zimmerwarme Quarkauflage sowie auch der heisse Heublumen- oder Kartoffelsack.

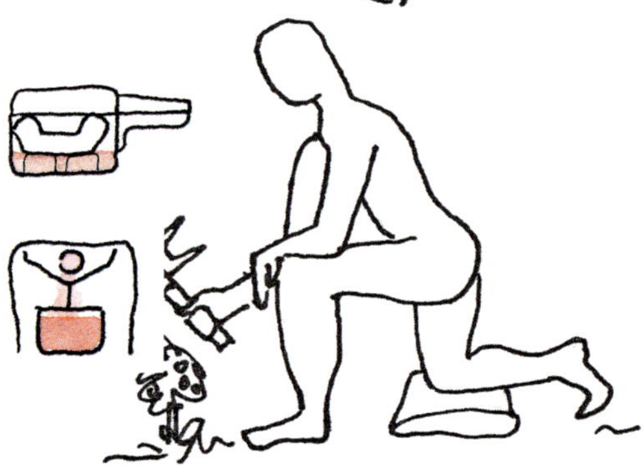

Hustentee oder Hustensaft mit schleimlösenden Heilpflanzen, einzeln oder gemischt von Spitzwegerich, Malve, Thymian, Sonnentau, Tannenknospen. Mit etwas Honig süssen und Echinaceatropfen beigeben. Bei krampfhaftem Husten entspannt und beruhigt die Pestwurz als Beigabe in die

Teemischung oder die Tropfenzugabe in den Tee. Ergänzend zum Brustwickel ist der schweisstreibende Tee von Linden- und Holunderblüten mit Zitronensaft und Honig eine gute Hilfe zur Wärmebildung.

Vitaminreiche Kneippkost.

Bettruhe, frische Luft, zugfreies Zimmer. Patient überwachen oder öfters nachschauen.

Rückenschmerzen

Verspannungen, Ischialgie, Bandscheibenleiden

Rückenschmerzen haben viele Ursachen. Sie können vorübergehend bloss Unbehagen verursachen, eine Erkältung sowie eine körperliche oder seelische Überforderung signalisieren oder aber von tieferer Bedeutung sein wie z.B. Erkrankung oder Entzündung der Wirbelsäule, der Gebärmutter, der Nieren, des Beckens und anderer Organe. Arzt konsultieren!

Bei einer leichten Erkältung oder Stress sorgen Sie abends mit dem warmen Fussbad für warme Füsse und einen guten und erholsamen Schlaf. Bei Verspannung entkrampft und lockert die feuchtwarme Auflage mit ihrer örtlich tiefen Durchwärmung, wie die Dampfkompresse, der heisse Heublumen- oder Kartoffelsack. Ebenso entspannt der heisse Lumbalguss, das warme Fussbad oder Dreiviertelbad mit Heublumen die verspannten Muskeln und lindert den Schmerz.

Bei nicht vollwertiger Ernährung empfehlen wir Ihnen eine Blutreinigungs- bzw. Entschlackungskur mit Tee oder Frischpflanzensaft, einzeln oder kombiniert von Brennessel, Birke, Zinnkraut, Löwenzahn.

Basenreiche, vor allem kalziumreiche Kneippkost. Kalzium ist enthalten in Milchprodukten und auch reichlich in Vollkornprodukten, Sesamsamen und Nüssen, vor allem in Haselnüssen. Verstopfung vermeiden mit natürlichen Verdauungshilfen (siehe dort), eventuelles Übergewicht normalisieren.

Mit gezieltem Rückenturnen und Training die Rückenmuskulatur stärken bzw. mit gezielter Rückenschule vorbeugen oder damit umgehen lernen, z.B. mit dem Heben schwererer Lasten oder gebücktem Arbeiten. Wählen Sie das geeignete Bett. Schenken Sie auch dem Bettinhalt Beachtung, so ist die straffe, eher harte Matratze für Ihr Wohlbefinden besser. Vermeiden Sie Stress, denn auch stete körperliche oder seelische Überforderung kann zu Verspannungen und Rückenschmerzen führen.

Salmonellen

Arzt konsultieren, meldepflichtig. Symptome sind Bauchschmerzen, Übelkeit, (Brech-) Durchfall, Fieber. Verläuft in der Regel als leichte bis mittelschwere Durchfallerkrankung und kann ohne bakterielle Untersuchung von anderen Darminfektionen nicht unterschieden werden.

Teefasten. Die durch Erbrechen und Durchfall verlorene Flüssigkeit ersetzen (Salze, Säuren und Basen), z.B. mit einem Liter Schwarztee mit einem Teelöffel Salz und zwei Esslöffeln Zucker und Saft von zwei Zitronen oder Orangen. Für Säuglinge, Kleinkinder und auch ältere Menschen ist der grosse Flüssigkeitsverlust lebensgefährlich, sofort Arzt konsultieren!

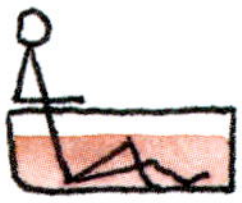

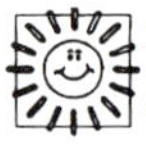

Vorbeugen: Alle Rohmilch- und Roheispeisen, Salate, Mayonnaisen, Hackfleisch, rohes Fleisch am gleichen Tag essen, da sich die Keimvermehrung auch bei Kühlschranktemperatur fortsetzt. Hygiene in der Zubereitung dieser Speisen.

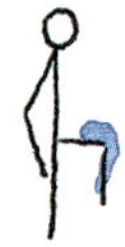

Scheidenentzündung

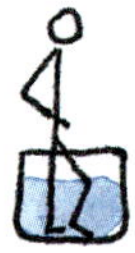

Nur bei leichter, harmloser Entzündung Selbstbehandlung.

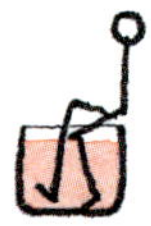

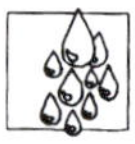

Lauwarme Waschung oder Bad mit Salbei- oder Kamillentee oder verdünntem Molkosan. Zwischendurch kalte Auflage mit Naturjoghurt (L+) oder Quark.

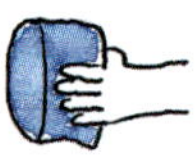

Teekur mit Schafgarbe, weisser Taubnessel und Goldmelisse.

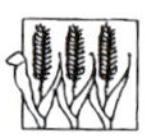

Basenreiche Kneippkost, morgens einen Teelöffel Honig, gemischt mit Blütenpollen und Gelee royal, einnehmen oder auf das Vollkorn-Frühstücksbrot streichen, stärkt die Abwehrkraft.

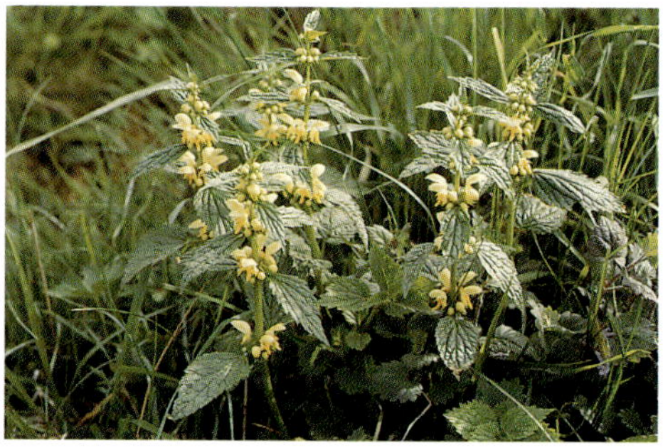

gelbe Taubnessel

Schilddrüse

leichte Fehlfunktion

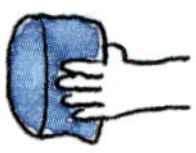

Reagiert bei extremem Jodmangel mit Kropfbildung. Bei schwereren Funktionsstörungen Arzt konsultieren. Unspezifische Symptome wie Unlust, Reizbarkeit usw. erschweren oft die Diagnose.

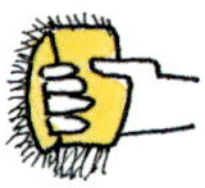

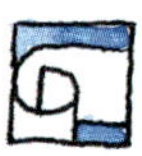

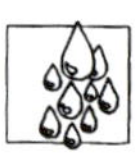

Kalter Halswickel, kalte Halsauflage mit Lehm. Regulierend und kräftigend wirkt die morgendliche kalte Waschung oder das Trockenbürsten.

Bei leichter Überfunktion: Salbeitee oder Pfefferminztee mit Zitrone und, nach altem Rezept, zerquetschte Spitzwegerichblätter auflegen. Bei Anschwellungen hat sich die Frischpflanzensaftkur mit Brunnenkresse oft bewährt.

Kneippkost. Bei leichteren Kropfleiden haben sich Meeralgenpräparate gut bewährt. So ist die Einnahme von Kelp oder Agar-Agar nützlich – eine pulverisierte asiatische Meeralge, die organisches Jod und viele Mineralstoffe enthält. Regulierend wirkt der Saft der Karotte und Aprikose. Bei leichter Überfunktion Kur mit Sauerkraut- oder Zwiebelsaft.

Schlafstörungen

Liegen Sie abends oft lange wach, erwachen Sie in der Nacht oder frühzeitig, so beachten Sie Ihr individuelles Schlafbedürfnis, das abhängt von Alter, Temperament, Blutdruck, Tagesaktivität und Klima. Recht oft aber sind seelische Konflikte, Überforderung, Nervosität, körperliche und seelische Reizüberflutung und anderes mehr Ursache für die Schlaflosigkeit.

«Die Schlaflosigkeit, diese aufsässige Verfolgerin Vieler, kann in mancherlei Ursachen ihren Grund haben: in Störungen des Blutumlaufes, in unterdrückter oder mangelhafter Hautthätigkeit (Transpiration), in Gasen, welche Magen und Unterleib quälen, usw.»
Sebastian Kneipp

Sorgen Sie für einen guten Schlaf, er ist eine wichtige Erholungszeit und die nötige Regeneration für Körper, Nerven und Seele. Vor allem ist der Schlaf vor Mitternacht der gesündeste Schlaf und wichtig, der Morgenschlaf ist weniger erholsam. Das Heilmittel Wasser eignet sich hier ganz besonders gut, da es auf das vegetative Nervensystem und damit auch auf das Schlafzentrum ganz allgemein einen harmonisierenden Einfluss hat. Die Kneipp-Hydrotherapie bietet eine Reihe beruhigender und schlaffördernder Anwendungen.

Das warme Bad oder Fussbad mit Lavendel, Melisse, Baldrian oder Hopfen beruhigt und entspannt nachhaltig bei Nervosität und Schlafstörungen und eignet sich deshalb ideal als Abendbad. Herrlich einschlaffördernd wirkt das Wassertreten, das kalte Fussbad, der Knieguss, die Unterkörperwaschung oder die Bauchwaschung. Bedingung ist aber, dass Sie sofort nach der Anwendung ins Bett gehen.

Bei Durchschlafstörungen, wenn Sie nachts oder frühzeitig aufwachen, machen Sie eine rasche Kaltanwendung: eine kalte Unterkörper- oder Bauchwaschung, den Knieguss oder ein kaltes Halbbad. Gehen Sie danach sofort wieder zurück ins warme Bett.

«Niemandem rathe ich, zu künstlichen, betäubenden Schlafmitteln zu greifen. Sie gelten mir, um es mit einem Worte zu sagen, als unnatürlich, und was unnatürlich ist, kann der Natur niemals förderlich sein.»
Sebastian Kneipp

Beruhigende Abendtees zum Abwechseln mit etwas (Orangenblüten-)Honig süssen und eventuell einen Esslöffel Hafersaft dazugeben:

Tee von Orangenblüten, Goldmelisse oder Zitronenmelisse,
Tee von Melisse und Malvenblüten,
Tee von Johanniskraut, Verveine, Apfelschalen oder Steinklee,

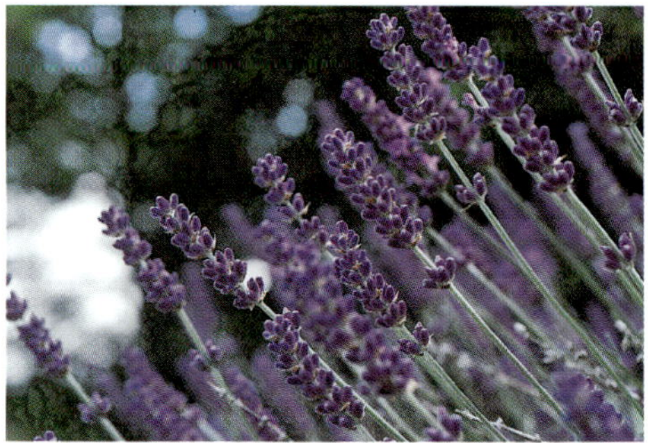

Tee von Hopfen, Lavendel, Johanniskraut und Erika,
Tee von Orangenblüten-, Malven-, Taubnesselblüten und Hopfen,
Tee von Baldrian, Hopfen, Zitronenmelisse und Orangenblüten,
Tee oder mit Wasser verdünnter Frischpflanzensaft von Baldrian und Weissdorn.

Baldrian entspannt Herz und Nerven und dämpft die Erregbarkeit des Gehirns.
Die Zitronenmelisse beruhigt und schützt das Kleinhirn gegen Umwelteinflüsse.
Die Passionsblume gilt als sanfter «Schlaferreger».

Beliebt ist auch das beruhigende Kräuterkissen, gefüllt mit einer Kräutermischung oder Lavendelblüten. Über die Atmungsorgane werden die angenehmen Duft- und Aromastoffe aufgenommen. Diese beruhigen und erleichtern das Einschlafen und lassen schön träumen.

Kneippkost, Verstopfung vermeiden, wenn nötig Verdauung mit natürlichen Verdauungshilfen (siehe dort) unterstützen. Abends nur leicht verdauliche, eiweissarme und nicht zu späte Mahlzeiten. Verzichten Sie abends auf Kaffee, Cola, schwarzen und grünen Tee und Alkohol. Trinken Sie stattdessen ein Glas voll warme Milch mit etwas Lavendel- oder Orangenblütenhonig. Bei Nervosität nehmen Sie nahrungsergänzend ein natürliches Aufbaumittel mit Hefe (Vitamin B).

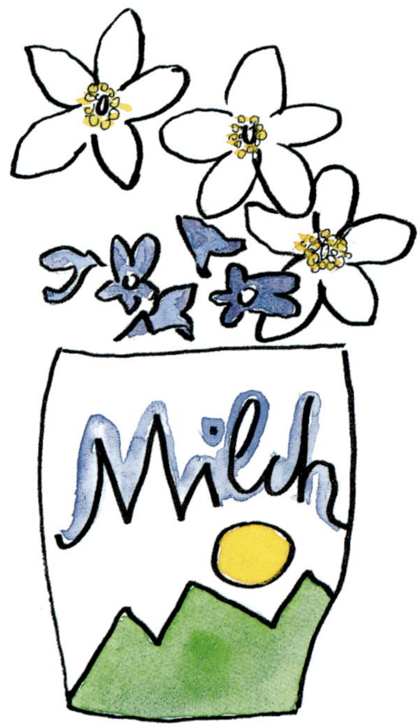

Beherzigen Sie obige Empfehlungen der anderen Säulen. Lassen Sie zum Tagesausklang eine ruhige Feierabend-Einstimmung aufkommen mit Spiel, Plaudern, Musizieren oder Musikhören, Lesen leichter Lektüre, Entspannungsübungen oder -Massage. Auch der Abendspazierung, d.h.

etwa eine halbe Stunde zügig gehen, beruhigt und entspannt.

Achten Sie beim Zubettgehen auf warme Füsse. Verlassen Sie sich nicht auf das Gefühl, tasten Sie mit den Händen, denn kalte Füsse behindern das Einschlafen sehr. Nehmen Sie dann ein warmes Fussbad mit Lavendel oder Hopfen. Wichtig ist auch eine gute Schlafumgebung, ruhiges Zimmer, passendes Bett und Zubehör wie Matratze, Bettdecke aus Wolle oder Seide, Zimmertemperatur 16–18 Grad, gut durchlüftetes Zimmer.

Sollte sich der Schlaf nicht sofort einstellen, regen Sie sich nicht auf, denken Sie an etwas Schönes oder beten Sie. Vor allem, versuchen Sie nicht, den Schlaf zu erzwingen. Damit erreichen Sie das Gegenteil. Versuchen Sie, wach zu bleiben, löschen Sie das Licht, halten Sie die Augen offen und zählen Sie Schäfchen – wieviel Tausend sind es?

Oder, vielleicht sind Sie abends zu wenig müde. Gehen Sie dann erst ins Bett, wenn Sie müde sind und stehen Sie morgens rechtzeitig auf. Verzichten Sie auf den Mittagsschlaf und überprüfen Sie, ob Sie Ihren Körper in der Bewegungstherapie zu sehr einschränken. Dann geben Sie ihm so oft wie möglich genügend Freiraum für Bewegung an der frischen Luft.

Schleimbeutelentzündung

Arzt konsultieren.

Gelenk ruhig stellen. Die akute Schleimbeutelentzündung verlangt eine kalte Auflage mit Quark, Lehm, Kohlblatt, Gel oder Tinktur von Arnika oder Ringelblume. Bei längerer Entzündungsdauer mit eher chronischem Charakter behandeln Sie mit Wärme und verwenden die warme oder heisse Lehmauflage oder die zimmerwarme Kohlblatt- oder Quarkauflage.

Mineralstoffreiche Kneippkost.

Schnupfen, Nasenkatarrh

Kalte Füsse, leichte Zugluft und damit verbunden eine langsame, schleichende Aus- und Unterkühlung bedeuten Schnupfengefahr.

Erleichterung bringt der Nasendampf mit Salbei, Eukalyptus Thymian, Pfefferminze oder Kamille; die Wärme hemmt das Wachstum der Schnupfenerreger. Notfalls und nicht als Langzeittherapie eine milde Nasensalbe oder -tropfen verwenden. Diese wirken abschwellend und bringen kurz Erleichterung, ein paar Stunden später werden die Nasenschleimhäute um so stärker durchblutet und die Nase rinnt mehr als vorher. Aufgeschnittene Zwiebel im (Kinder-)Zimmer auflegen, Zwiebelduft einatmen lindert den Schnupfen. Das warme oder ansteigende Fussbad wirkt ableitend, durchwärmt und wirkt reflektorisch heilungsfördernd auf die Atemwege.

Erkältungstee mit Linden-, Holunderblüten, Thymian oder anderen mit Echinaceatropfen oder heisser schwarzer Holunderbeerensaft mit Zitrone und Honig. Trinkmenge etwas einschränken. Sebastian Kneipp empfiehlt täglich eine Tasse Tee von Huflattich mit Zinnkraut. Bei dauernder Erkältung ist zur Stärkung der Schleimhäute die Teemischung mit kieselsäurehaltigen Pflanzen wertvoll: Zinnkraut, Lungenkraut, Hanfnessel, Schliessgraswurzel und Vogelknöterich.

Verwenden Sie bei starkem Schnupfen Papiertaschentücher. Geben Sie ein bis zwei Tropfen Eukalyptus-, Latschenkiefer-, Pfefferminz- oder Thymianöl darauf und atmen Sie die verdampfenden Wirkstoffe durch die Nase tief ein. Nach Verwendung entsorgen.

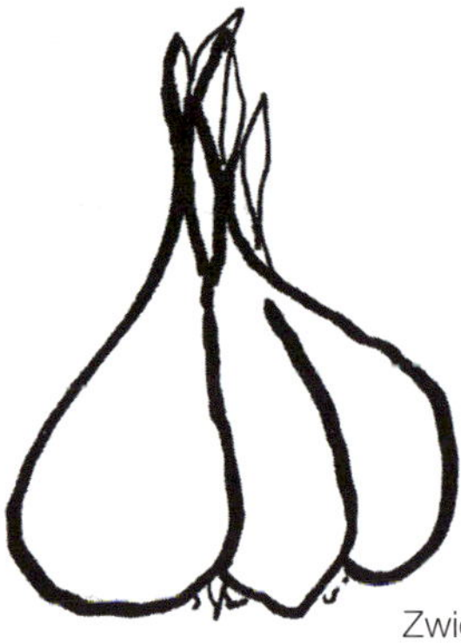
Zwiebel

Kneippkost, Rohkosttage, Hirse-, Buchweizen- und Vollreisgerichte in den Speiseplan einbauen. Wenn nötig, mit natürlichen Verdauungshilfen Ausscheidung fördern. Zwischendurch Vitamin-C-reiche Früchte oder Fruchtsäfte von Orange, Grapefruit, Sanddorn, schwarzen Johannisbeeren, heissen Holunderbeeren- oder Brombeerensaft verdünnt mit Honig und Zitrone oder heisses Zwiebelwasser trinken. Für die Zubereitung des Zwiebelwassers eine geschnittene Zwiebel kurz im heissen Wasser ziehen lassen, abseihen, mit etwas Honig süssen und langsam und schluckweise trinken.

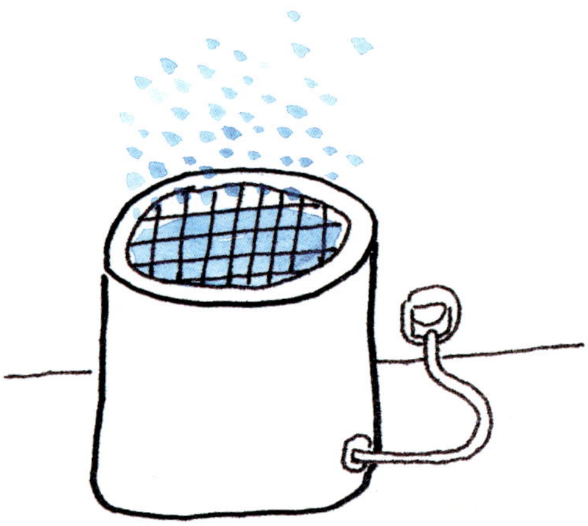

Tragen Sie der Aussentemperatur angepasste warme Bekleidung, besonders warme Fussbekleidung. Sorgen Sie in geheizten Räumen für genügend Luftfeuchtigkeit, denn trockene Luft trocknet die Schleimhäute aus und macht sie anfällig gegenüber Krankheitskeimen. Nicht Rauchen, Alkohol meiden.

Schuppenflechte

Psoriasis

Arzt konsultieren. Sie ist mehr unangenehm als gefährlich und erfordert in der Behandlung sehr viel Geduld. Versuchen Sie es mit einer intensiven Kneipptherapie und einer Kostumstellung.

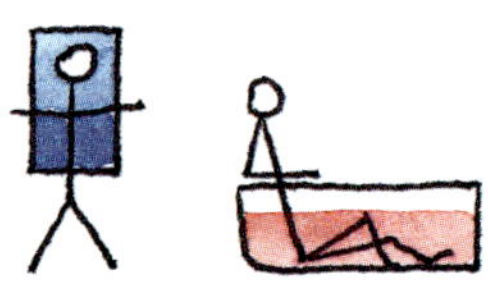

Wärme! Luft- und Sonnenbad, warmes Bad mit Meersalz, Heublumen, Molke oder Kleie. Linderung bringt die Auflage mit Quark, Lehm (mit Meerwasser anrühren) oder Beinwell. Haut sorgfältig mit Tee von Schafgarbe, Eichenrinde, Brennessel, Storchenschnabel oder Stiefmütterchen, Molke oder verdünntem Molkosan abwaschen oder betupfen. Nachbehandeln mit milder Kräutersalbe, z.B. mit Käslikraut, zum Aufweichen und Ablösen der Schuppen. Verwenden Sie für die Körperreinigung ausschliesslich milde Naturprodukte. Dem eigenen Kräftevermögen angepasst mit Kneipps Abhärtungsübungen wie Taulaufen, Wassertreten und kalten Waschungen Immunsystem stärken. Damit vorsichtig beginnen und eigene Reaktion beachten.

Blutreinigungskur mit Tee oder Frischpflanzensaft von Stiefmütterchen, Brennessel, Birke, Zinnkraut oder Löwenzahn.

Salz- und eiweissarme Kneippkost, viel Rohkost. Nahrungsergänzend Magnesium einnehmen, Milch- und Milchproduktekonsum reduzieren oder vorübergehend einstellen. Stattdessen Soja, Mandel- und Reisdrink einsetzen. Müesli mit Hirseflocken. Rohkost- und Saftfastentage einschalten. Für gute und regelmässige Verdauung sorgen.

Bade-Kneippkur, Sonnen- und Höhensonnenbestrahlung sowie Meer- und Luftbäder haben eine heilende Wirkung. Zu empfehlen ist die Badekur zu Hause mit Badesalz vom Toten Meer oder am Toten Meer. Die Licht- und Wasserverhältnisse am Toten Meer wirken bei Schuppenflechte und zahlreichen anderen Hautproblemen besonders günstig.

Schüttelfrost

Intensiv Wärme zuführen mit Wärmflasche, Trockenbürsten oder Massieren mit rauhem Frotteetuch, mit dem warmen Bad oder ansteigenden Fussbad. Dazu heissen Tee trinken, z.B. Lindenblütentee mit Lindenblütenhonig gesüsst und etwas Zitronensaft.

Magnesiumreiche Kneippkost. Magnesiumreich sind vor allem Bananen, Datteln und Mandeln.

Schwangerschaft

Geübte schwangere Kneipperinnen können auch in der Schwangerschaft mit ihren Wasserbehandlungen weiterfahren, sehr zum Wohle für Mutter und Kind. Ungeübte schwangere Kneipperinnen steigen mit den milden Waschungen und Abhärtungsübungen vorsichtig ein in Kneipps Wasserheilverfahren. Dabei ist die Stärke der Anwendung dem eigenen Befinden anzupassen und die Reaktion nach der Anwendung genau zu beobachten. Nach der Kneipp-Anwendung muss sich Wohlbefinden einstellen. Ansonsten war die Anwendung zu stark, die Technik falsch oder die Goldenen Kneipp-Regeln wurden nicht genau beachtet.

Bei Neigung zu Krampfadern empfehlen wir die systematische Venenpflege (siehe dort).

Der Bildung von Schwangerschaftsstreifen beugen Sie vor mit leichtem Trockenbürsten. Anschliessend Rosenmassageöl oder ein anderes bevorzugtes und mildes Kräuteröl sanft mit flacher Hand einmassieren.

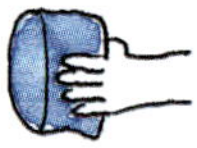

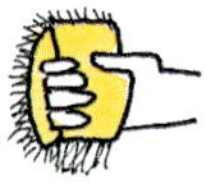

Für die Stillzeit Brustwarzen vorbeugend mit der morgendlichen Kaltwaschung gegen Entzündung abhärten und schützen.

Ein gesundes Getränk bildet der Früchte- oder Kräutertee, einzeln oder gemischt und mit wenig Honig gesüsst, von Gold- oder Zitronenmelisse, Verveine, Hagebutten, Salbei, Johanniskraut, Apfelschalen, Orangenblüten oder anderen.

Die Teekur mit Zitronenmelisse ist oft recht hilfreich bei morgendlichem Erbrechen.

Die Teekur mit Himbeerblättern in den letzten Schwangerschaftswochen erhält und pflegt die Elastizität der Geburtsmuskeln.

In den letzten drei Schwangerschaftsmonaten täglich einen Esslöffel Leinsamen einnehmen. Der Leinsamen besitzt wertvolle Inhaltsstoffe und hochungesättigte Fettsäuren (Vitamin F), pflegt das Gewebe, erhält es elastisch und er gilt daher als die sanfte Geburtshilfe. Zudem verhütet er vielerlei Unpässlichkeiten in der Schwangerschaft wie Magenbrennen, Verstopfung, Hämorrhoiden.

Die vitamin- und kalziumreiche, salzarme Kneippkost ist die beste Voraussetzung für den normalen Verlauf von Schwangerschaft und Geburt. Vitamin-C-reiche Früchte, Beeren und Gemüse, am besten frische in der Saison oder getrocknete Früchte und ungesüsste Frucht- und Beerensäfte; Vitamin-B-reiche Lebensmittel wie z.B. Hefe (Flocken), Nüsse, Leinsamen, Sonnenblumenkerne, Sesamsamen, Sojabohnen, Hafer, Vollreis, Buchweizen, Vollkornprodukte. Der Eisenbedarf ist in der Schwangerschaft ungewöhnlich hoch. Eisen ist enthalten in Äpfeln, Erdbeeren, Weintrauben, Pflaumen, Aprikosen, Fei-

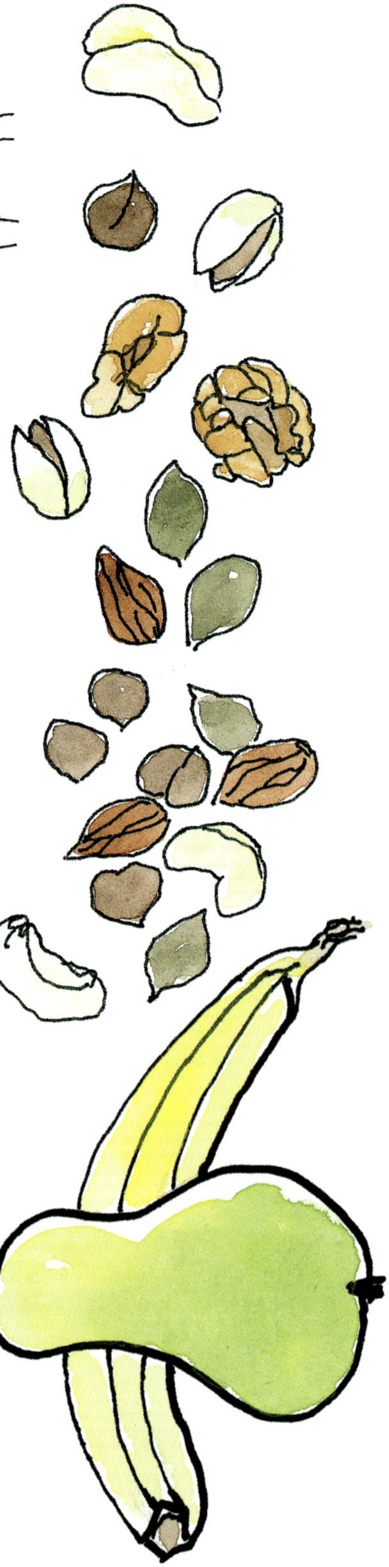

gen, Sesamsamen, Brennesseln, Radieschen, Karotten, Randen, Kopfsalat (in der Saison, kein Treibhaussalat), Spinat, Spargel, Gerste, Roggen, Mais, Linsen, Bohnen, Soja. Wichtig für Mutter und Kind sind das Vitamin D, das den Kalk- und Phosphorstoffwechsel reguliert, und das Kalzium. Beides ist in der Vorzugsmilch und in Milchprodukten reichlich enthalten.

Vorschlag: Frühstücksflocken- oder -Frischkornmüesli mit frischen Früchten, Rosinen, Korinthen, getrockneten Aprikosen, Pflaumen oder Bananen, Sonnenblumen- oder Pinienkernen, ergänzt mit Sanddornmark. Bevorzugen Sie Rohkost, Obst, Salate, angereichert mit sebstgezogenenen Keimen und Sprossen sowie Weizenkeim-, Sesam- oder Baumnussöl, reichlich schonend gedämpftes Gemüse. Planen Sie Hirse-, Hefe- und Weizenkeimflocken in den Speiseplan ein. Trinken Sie als Apéro oder zwischendurch in kleinen Portionen verdünnten Tomaten- oder Karottensaft. Salzen Sie sparsam mit Meersalz (Natrium-Kalium-Gleichgewicht), würzen Sie mit Kräutern und Hefeflocken. Sorgen Sie mit täglich einem Esslöffel Leinsamen für regelmässigen Stuhlgang.

Viel Bewegung an frischer Luft, Wandern, Radfahren, Gymnastik, Schwimmen, kein 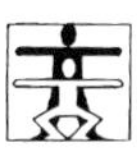 hartes Training! Erlernen spezifisch geburtsvorbereitender Gymnastik und entspannender Atemübungen.

Keine Drogen, Medikamente, wenn unbedingt nötig, nur in Absprache mit dem Arzt.  Schwarztee und Kaffee reduzieren oder meiden. Alkohol und Nikotin streng verboten. Rauchen schädigt den Fötus, ja sogar schon die empfängnisbereite Eizelle.

Schweisshemmend

Schweissausbruch in der Nacht ist oft ein Zeichen für Schwäche nach Krankheit oder Erschöpfung, nach grosser körperlicher oder seelischer Anstrengung und Überforderung oder eine Begleiterscheinung der hormonellen Umstellung in den Wechseljahren. Oft signalisiert übermässige Schweissbildung Nervosität.

Hier empfehlen wir Ihnen besonders die morgendliche Kaltwaschung zur Kräftigung des vegetativen Nervensystems und 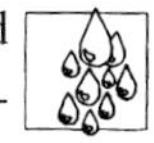 schonenden Regulierung der Hautstoffwechselfunktion. Sie werden schon nach ein paar Tagen die kräftigende Wirkung dieser einfachen Waschungen spüren. Dann ist es sinnvoll, wenn Sie mit den Anwendungen täglich wechseln, und da steht Ihnen eine ganze Palette offen: Trockenbürsten, Luftbad, Wassertreten, kaltes Armbad oder Fussbad, Tau- und Barfusslaufen, Güsse, Wickel, Sauna.

Wachen Sie nachts schweissgebadet auf, so machen Sie rasch vom Bett aus eine kalte Ganzwaschung und gehen anschliessend gleich wieder in das warme Bett zurück. Geniessen Sie dann die wohltuende Erfrischung, bevor Sie behaglich wieder einschlafen.

Als Abendanwendung bei Fuss- oder Handschweiss empfehlen wir Ihnen das warme Fussbad oder ein Armbad mit Zusatz von Fichte, Zinnkraut, Salbei oder Eichenrinde.

Teekur oder Kur mit Frischpflanzensaft von Zinnkraut und Salbei, Ysoppräparat. Bei nächtlichem Schweissausbruch wirkt 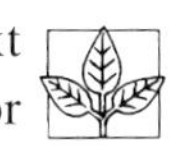 die Tasse mit erkaltetem Salbeitee vor dem Schlafengehen schweisshemmend.

Magnesiumreiche Kneippkost. Magnesium ist enthalten in Feigen, Datteln, Bananen, Nüssen, Sonnenblumenkernen, Sesamsamen, Milchprodukten, Vollreis, Weizen, Gemüse. Wo passend, mit frischen oder getrockneten Salbeiblättern würzen oder garnieren. Eventuell nahrungsergänzend ein natürliches Aufbaupräparat.

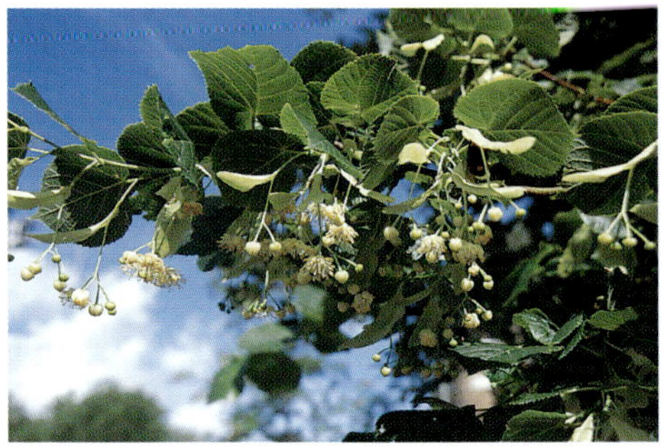

Lindenblüte

Schweisstreibend

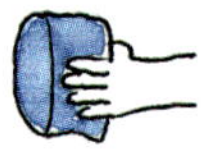

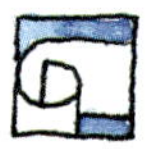

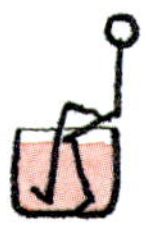

Gut schweisstreibende Hilfen oder um künstlich Fieber zu erzeugen sind das ansteigende Fussbad, der schweisstreibende Lenden- oder Kurzwickel und die Sauna. Bei fiebrigen Zuständen kann mit den kalten Serienwaschungen oder nassen Socken in Serien Schweissausbruch herbeigeführt werden.

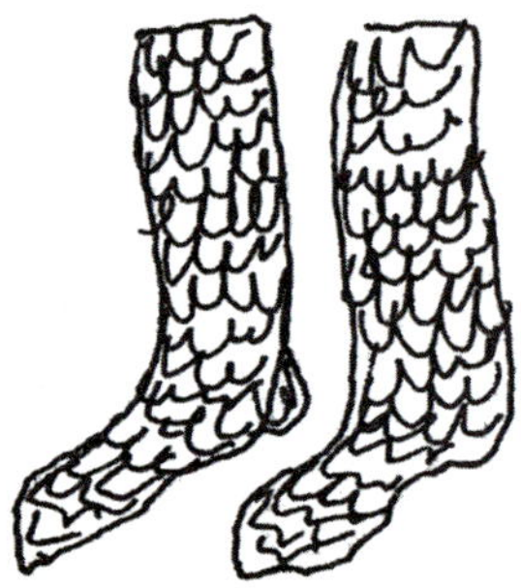

Die hydrotherapeutischen Anwendungen werden sinnvoll unterstützt mit schweisstreibendem Tee von Linden- und Holunderblüten, eventuell ergänzt mit Spierstaude, Weidenrinde oder Stechpalmenblättern mit etwas Zitronensaft und leicht gesüsst mit Honig.

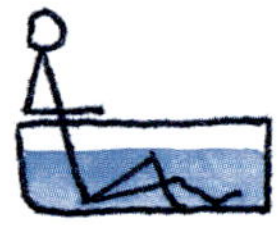

Kräftig gewürzte Kneippkost mit Paprika, Cayenne, Ingwer, schwarzem und weissem Pfeffer. Warm und verdünnt getrunken, wirkt der Brombeerensaft schweisstreibend, auch schleimlösend bei Katarrh und Heiserkeit.

Schwindel

Ursache Blutarmut, Kreislaufstörungen.

Mit einer milden Teilwaschung morgens die Blutzirkulation anregen, allmählich, bei guter Reaktion und Wohlbefinden, wechseln und Reizstärke mit einem Teilguss oder kaltem Teilbad vorsichtig steigern. Abends beruhigt das warme Fussbad mit Lavendel, Melisse oder Hopfen. Ältere Menschen mit wenig Eigenwärme machen anfangs die morgendliche Waschung mit temperiertem Wasser.

Tee mit Rosmarin und Pfefferminze, Schlüsselblumenblüten oder Verveine. Ätherisches Öl von Lavendel, Minze oder Rosmarin auf die Schläfen tupfen und leicht einmassieren. Bei älteren Menschen Ginkgopräparat.

Kneippkost, Rosmarinhonig auf das Frühstücksbrot oder ins Müesli oder dreimal täglich einen Teelöffel davon einnehmen, bei Blutarmut nahrungsergänzendes Vitamin- und Eisenpräparat einnehmen. Sorgen Sie für geregelten Stuhlgang (siehe Verdauungshilfen), auch träge Verdauung kann Schwindel verursachen.

Schlaf bei offenem Fenster. Regelmässiges und langsam gesteigertes Kreislauftraining.

Sexualstärkung

Zwei- bis dreimal wöchentlich das kalte Halbbad. Es sorgt für eine gute Durchblutung und Kräftigung der Unterleibsorgane. Dieses nimmt man am besten mit gut durchwärmtem Körper vom Bett aus und geht anschliessend zur Wiedererwärmung in das warme Bett zurück. Auch das Wechselsitzbad ist eine kräftig anregende und durchblutungsfördernde Massnahme und sehr zu empfehlen. In Ergänzung dazu kräftigen und regulieren im täglichen Wechsel Kneipps Abhärtungsübungen, die kalten Waschungen und die Güsse das Organ- und Nervensystem, den gesamten Organismus.

Abends ist das warme Bad mit einem beruhigenden und schlaffördernden Zusatz von Melisse oder Baldrian oft die gute Hilfe für den nötigen und erholsamen Schlaf. Bei Übererregbarkeit Abendbad mit Hopfen.

Teekur mit Engelwurz, Bohnenkraut und Fenchel, einzeln oder gemischt. Bei Übererregbarkeit Hopfentee. Volksheilkundlich bei Impotenz Tee von getrockneten Blütenstempeln der Hagebutte.

Kräftig mit Kräutern und Gemüse wie z.B. Cayenne, Paprika, Pfeffer gewürzte Kneippkost mit hohem Rohkostanteil. Vitalstoffreiches Frühstück mit Haferfrischkornmüesli, ergänzen mit Blütenpollen und Weizenkeimen und nach Belieben Ingwerpulver darüberstreuen. Mittagessen mit Rohkostsalat von Sellerie (ist hormonhaltig) oder Fenchel, angereichert mit kaltgepresstem und Vitamin-E-reichem Weizenkeimöl. Vitamin E ist wichtig für den Sexualhaushalt. Vitalisierend wirkt der vitaminreiche schwarze Johannisbeer- oder Selleriesaft-Apéro. Eiweissreiche, leichte Abendmahlzeit.

Sommersprossen

Sommersprossen sehen oft reizvoll aus und geben einem Gesicht das besondere Flair. Sollten sie stören, dämpfen kleine Hilfen etwas ihren Farbton, so die Auflage mit Quark, Sauermilch oder Heilerde, die lauwarme Kompresse mit Tee von Brunnenkresse oder Löwenzahn, das Auftragen oder Betupfen mit Salbe von Brunnenkresse, Siliceabalsam oder mit etwas Zitronensaft. Sommersprossen tendieren dazu, bei Sonneneinwirkung vermehrt und farbintensiver zu erscheinen. Hier ist wiederholtes Auftragen von Sonnenschutz nötig. Sonnenbrand vermeiden.

Sonnenbrand, Sonnenstich

Geniessen Sie die Sonne mit Mass, Vorsicht und Verstand und nie ungeschützt.

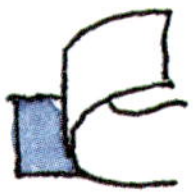

Bei Sonnenbrand: im Schatten lagern, Auflage mit kaltem Wasser, Quark, geschnittenen, rohen Kartoffeln, frischen gequetschten Efeu- oder Huflattichblättern, mit Johannisöl einölen oder Käslikrautsalbe auftragen.

Bei Sonnenstich: im Schatten lagern, kalte Waschungen, wiederholt wärmeentziehende Auflage mit kaltem Wasser auf Kopf oder Nacken, Vitamin C, viel Flüssigkeit eventuell mit Zitronensaft und etwas Salz (halber Teelöffel auf einen Liter Wasser).

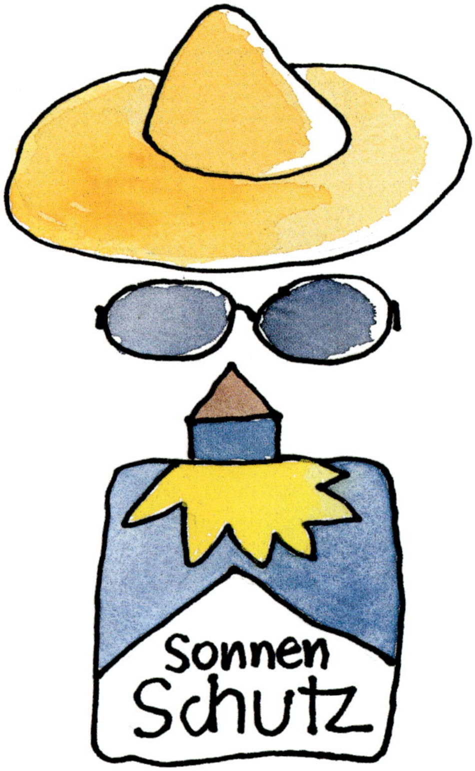

Verwenden Sie Sonnencreme mit dem entsprechenden Lichtschutzfaktor. Tragen Sie Sonnenhut und Sonnenbrille, in den Bergen im Winter geprüfte Sonnenbrille, die die gefährlichen UV-Strahlen filtert. Bräteln Sie nie über die Mittagszeit. Achten Sie vor allem auf diese Vorsichtsmassnahmen beim Kind und Kleinkind.

Vorbeugen: vernünftig sonnenbaden, anfangs kurze Sonnenbäder von zehn Minuten, die Sie langsam steigern. Tragen Sie wiederholt Sonnenschutz auf, besonders auf Nase, Lippen und Ohrläppchen.

Tips für heisse Sommertage aus dem sonnigen Süden:
«Bei dreissig Grad im Schatten können Sie nichts Besseres tun, als die Lebensgewohn-

heiten der Südländer anzunehmen: Verlangsamen Sie Ihr Arbeitstempo! Wenn Wohnung und Arbeitsplatz einigermassen kühl bleiben sollen, müssen Sie Fenster und Türen tagsüber geschlossen halten. Lassen Sie nur die kühle Nachtluft herein. Bewahren Sie auch bei grosser Hitze kühlen Kopf! Lassen Sie den breitrandigen Strohhut wieder zu Ehren kommen, er schützt vor Sonnenstich. Bevorzugen Sie an heissen Tagen die warme Dusche für die Morgentoilette; Sie schwitzen danach weniger. Hüten Sie sich vor einem eiskalten Trunk, wenn Sie stark erhitzt sind. Sie könnten sich damit eine Magenschleimhautentzündung einhandeln. Viel besser hilft ein Schluck heisser Tee.»

Sportzerrung

Quetschung, Bluterguss, Prellung

Kalte, wärmeentziehende Auflage mit Quark, Lehm oder Arnika, wenn nötig in Serien oder wiederholtes Auftragen von Arnika- oder Beinwellgel oder Essigsaurer Tonerde.

Stillen

Die Muttermilch ist die ideale Nahrung für das Neugeborene. Sie ist hygienisch und enthält wichtige Antikörper, die das Kind vor verschiedenen Krankheiten schützen. Das Stillen vertieft die Beziehung zwischen Mutter und Kind. Zudem fördert das Stillen die Rückbildung der Gebärmutter und vermindert das Brustkrebsrisiko.

In der Schwangerschaft vorbeugend angewendet, verhütet die morgendliche kalte Brust- oder Oberkörperwaschung Entzündungen der Brustwarzen beim Stillen. Bei einer Brustwarzenentzündung fördert die Kaltwaschung den Heilungsprozess, ebenso die kalte Quarkauflage in Serien. Sie kühlt angenehm und hemmt die Entzündung. Heilend wirkt die Beinwellauflage oder das Auftragen von Beinwellbalsam oder einer speziellen Heilsalbe vom Fachgeschäft.

Während der Stillzeit ist der Trinkbedarf der Mutter erhöht, etwa zwei bis zweieinhalb Liter Flüssigkeit pro Tag in Form von (Mineral-) Wasser und Heilkräutertee. Teekräuter, die die Milchbildung fördern sind Verveine, Kümmel, Fenchel, Anis sowie der Schlehenfruchtbeerensaft. Zwischendurch empfehlen wir Ihnen den Tee von Brennessel und Ringelblume. Die Brennessel ist mineralstoffreich für Mutter und Kind, die Ringelblume wirkt entzündungshemmend. Süssen Sie den Tee mit etwas Honig und geben Sie eventuell einen Esslöffel kraftspendenden Hafersaft dazu.

Vitamin- und kalziumreiche Kneippkost. Bevorzugen Sie die Vitamine A, der B-Gruppe, C und D. Die B-Vitamine sind enthalten vor allem in Vollreis – dieser ist leicht verträglich für Magen und Darm, für Mutter und Kind –, ferner in Hefeflocken, Weizenkeimen, Sonnenblumenkernen, Pinienkernen, Sesamsamen, Mandeln, Baumnüssen, Paranüssen, Sojabohnen, Hafer, Buchweizen und Vollkornprodukten. Die Vitamine A und D sind beide enthalten in Frischmilch und Milchprodukten (kalziumreich), in kaltgepressten Ölen wie Baumnuss-, Sesam- und Sonnenblumenöl. Diese Öle dürfen während der Stillzeit ausnahmsweise grosszügig verwendet werden, z.B. für Salatsaucen, Rohkostteller. Vitamin C ist reichlich enthalten im Sanddorn- und Hagebuttenmark. Sanddorn ist auch reich an Vitamin A.

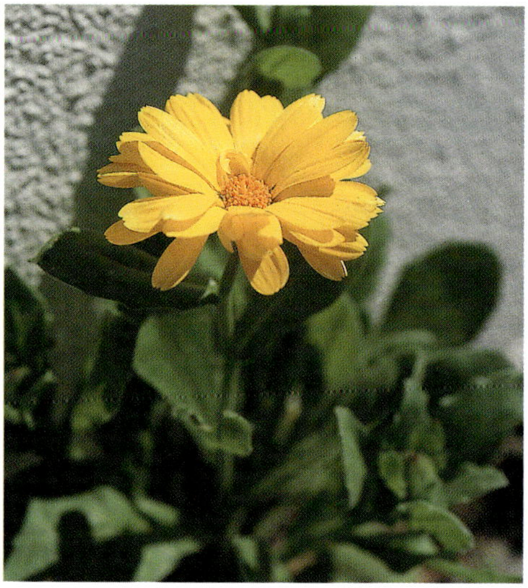

Ringelblume

Getrocknete Bananen sind vitalstoffreich, leicht verdaulich und aktivieren die Milchabsonderung. Getränke wie Molkona oder Schlehensaft fördern die Milchbildung. Besonders eignet sich auch der verdünnte Tomaten- oder Karottensaft mit seinem hohen Gehalt an basischen Mineralsalzen und Vitaminen. Eventuell nahrungsergänzend ein nervenstärkendes, natürliches Präparat einnehmen wie Weizenkeimöl, Vitamin B.

Meiden: Zitrusfrüchte und blähende Speisen wie Kohl, Hülsenfrüchte, Zwiebel, Knoblauch.

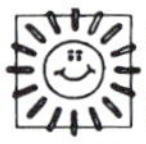

Viel Ruhe im Wechsel mit einer ausgleichenden und angepassten, leichten Bewegung, Spazierengehen und mässiges, vernünftiges Sonnenbad. Genussmittel wie Alkohol, Nikotin und Kaffee meiden.

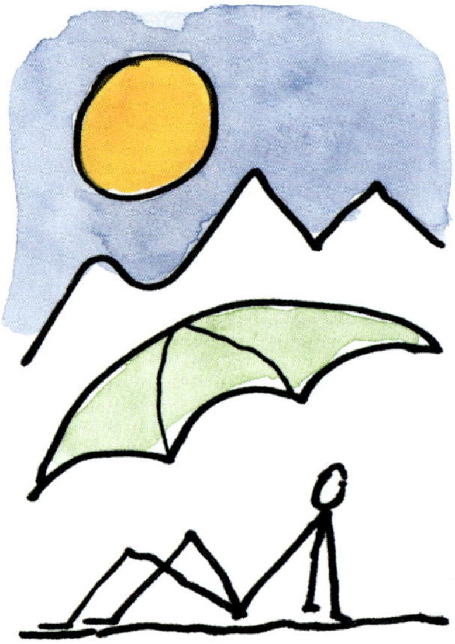

Stirnhöhlenentzündung

Nebenhöhlenentzündung

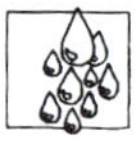

Bei akuter, fieberloser Entzündung wirkt das warme Fuss- oder Halbbad mit Eukalyptus oder Fichte gut durchwärmend und reflektorisch ableitend und heilungsfördernd auf die Atem- und Kopforgane.

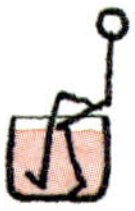

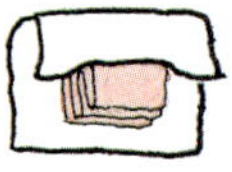

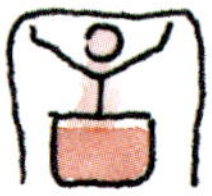

Bei chronischer Entzündung löst der Kopfdampf mit Kamille oder Eukalyptus den trockenen, zähen Schleim. Ebenso nützlich ist die feuchte Wärme der kleinen heissen Auflage mit Leinsamen oder Bockshornklee auf beide Wangen (Jochbein). Zur Abwechslung und für langanhaltende trockene Wärme hat sich das heisse Kirschensteinkissen sehr bewährt; Sebastian Kneipp empfahl besonders auch das erwärmte Haferkernsäckchen.

Tee mit Eukalyptus, Pfefferminze, ergänzt mit Erkältungstropfen. Propolis kauen.

Kneippkost, vitaminreiches Frühstücksmüesli mit Sanddornmark und Blütenpollen.

Sorgen Sie stets für warme Füsse. Tragen Sie der Witterung entsprechend warme Kleidung und Schuhe, wenn nötig warm gefütterte Schuhe und Kopfbedeckung.

Stoffwechsel

Siehe auch Übergewicht.

Alles, was der Mensch isst, wird im Körper verarbeitet und umgewandelt in körperlich verwertbare Substanzen. Diese Umwandlung, Verarbeitung und Energiegewinnung von Nahrung und Sauerstoff nennt man Stoffwechsel. Stoffwechselleiden entstehen, wenn Organe wie der Verdauungsapparat, die Leber, Lunge, Haut, Nieren ihre Stoffwechsel- bzw. Ausscheidungsfunktion nicht ordnungsgemäss erfüllen.

Hier sind stoffwechselanregende, kalte Kneipp-Anwendungen besonders nützlich, angefangen mit milden Waschungen, Trockenbürsten, Luftbad, Taulaufen, kalten Teilbädern bis hin zu den Güssen und der Sauna. Wechseln Sie ab mit diesen Anwendungen, jeden Tag eine andere. Gehen Sie auch im Winter so oft wie möglich ans Tageslicht. Wir empfehlen Ihnen auch zwei- bis dreimal in der Woche den kalten Lendenwickel. Dieser entfaltet besonders in den frühen Morgenstunden zwischen fünf und sechs Uhr seine beste stoffwechselanregende Wirkung.

Kur mit Heilkräutertee oder Frischpflanzensaft – mit einer Heilpflanze oder zwei bis drei kombiniert: Brunnenkresse, Brennessel, Birke, Schafgarbe, Zinnkraut, Ringelblume, Bärlauch, Artischocke, Pfefferminze, Löwenzahn, Holunderblüten, Hauhechel oder Quecke. Viel trinken, täglich etwa zwei Liter. Hierauf soll besonders der alternde Mensch achten und sich nicht allein auf sein Durstgefühl verlassen, damit der Körper die für die Stoffwechselfunktion nötige Flüssigkeit bekommt.

Faserstoffreiche Kneippkost, Salatteller anreichern mit Zwiebeln, frischen Keimen und Sprossen, Bärlauch- und Löwenzahnsalat im Frühjahr. Im Winter viel Rohkostgemüse der Saison wie Blaukraut, Sauerkraut, Kabis oder Weisskohl, Sellerie, Rüebli und Randen. Ein besonders wertvolles, mineralstoff- und Vitamin-C-reiches Gemüse zur Aktivierung des Stoffwechsels ist der Sellerie. Seine ätherischen Öle und Vitalstoffe regen die Drüsenproduktion an und helfen Umweltgifte aus dem Körper auszuscheiden. Auch der Randen-, Zwiebel- und der Karottensaft, verdünnt mit (Mineral-)Wasser, beeinflussen den Stoffwechsel günstig. Der Vollreistag reguliert leichtere Stoffwechselentgleisungen. Der Meerrettichsaft, in kleinen Dosen verdünnt genossen, stimuliert den Stoffwechsel. Ein erfrischendes und schonend stoffwechselanregendes Getränk für zwischendurch ist verdünntes Molkosan.

Viel Bewegung an frischer Luft, Wandern, Velofahren usw. aktivieren die Stoffwechselfunktionen.

Stress

«Dann hat er ein beständiges Drücken und ein peinigendes Gefühl in der Herzgegend, jede Kleinigkeit regt ihn stark auf und bringt ihm Angst, Furcht, Schwermut und Verzagtheit.»
Sebastian Kneipp

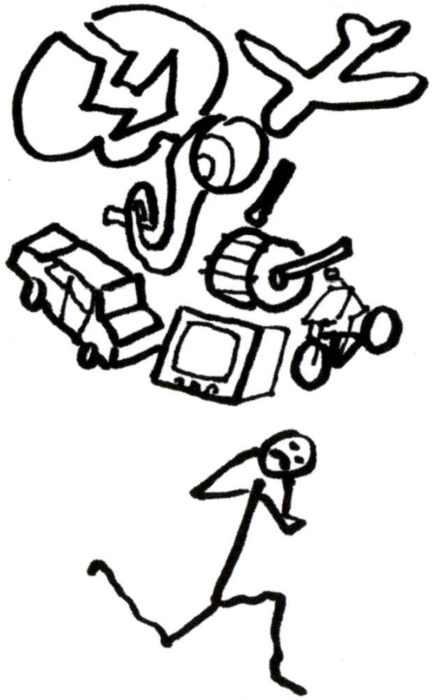

Ein gewisses Mass an Stress gehört zum Leben, wirkt beflügelnd auf Leistung und Lebensfreude. Dauerstress – wie z.B. Konflikte in der Familie oder Nachbarschaft, ständiges Überfordertsein oder zu hohe Anforderungen an sich selbst, aber auch Unterfordertsein und Langeweile usw. – schwächt das Immunsystem, führt zu inneren Verspannungen. Der Körper reagiert mit individuell sehr unterschiedlichen gesundheitlichen Störungen wie z.B. Abgeschlagenheit, Rückenschmerzen oder anderen Beschwerden.

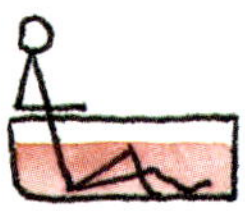

Stressabbauend, schlaffördernd und beruhigend wirkt das warme Lavendelbad am Abend vor dem Schlafengehen. Der erholsame Schlaf (siehe Schlafstörungen) ist wichtig, besonders die Schlafphase vor Mitternacht. Die Kneippschen Abhärtungsübungen stärken das Immunsystem und erhöhen wesentlich auch die Leistungsfähigkeit sowie die körpereigene Stresstoleranz. Vor allem kräftigen die morgendlichen kalten Waschungen das vegetative Nervensystem und wirken nachhaltig harmonisierend. Aber auch das Wassertreten, Taulaufen oder das morgendliche Trockenbürsten sind gute Hilfen. Wechseln Sie ab mit den Anwendungen, jeden Tag eine andere.

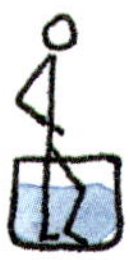

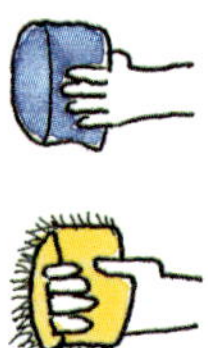

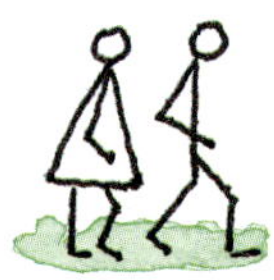

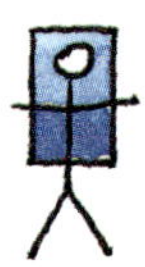

Tee oder Frischpflanzensaft von Johanniskraut und Pestwurz. Er beruhigt, ohne die Konzentration zu beeinträchtigen.

Melissentee mit Zugabe von einem Esslöffel Hafersaft. Taigawurzel als Tee oder Präparat.

Kneippkost. Zum Frühstück Frischkornhafermüesli ergänzt mit Blütenpollen, Nüssen und Sanddornmark. Eventuell nahrungsergänzend Magnesium- und ein natürliches Vitamin-B- und Lezithin-Präparat einnehmen.

Der gesunde Ausgleich in der Freizeit ist besonders wichtig. Ob dies mit Autogenem Training, Gartenarbeit, Malen, Musizieren, Wandern oder Ausdauersport geschieht, ist etwas ganz Individuelles. Für den einen ist Joggen die beste Erholung, für den anderen kann das Hören guter Musik die richtige Therapie sein. Musik ist Balsam für die Seele. Bewegung oder Tanz zur Musik wirkt befreiend und stimmungsaufhellend. Jeder soll nach seiner Neigung und Vorliebe seine Lieblingsbeschäftigung entdecken. Möglichkeiten gibt es viele. Oft jedoch ist der Stress in festgefahrenen Lebensgewohnheiten und Beziehungen «hausgemacht». Dann ist es wichtig, diese neu und gründlich zu überdenken. Mit dem, was nicht zu ändern ist, findet man sich am besten ab und versucht, das beste daraus zu machen, die kleinen Dinge des Alltags zu entdecken und sich daran zu erfreuen. Sie sind nicht selbstverständlich.

Übergewicht

Falsche Lebensgewohnheiten, falsche und zu reichliche Ernährung sind meist die Ursache von Übergewicht. Vielfach führt seelisches Leid zur Ess-Sucht und zum sogenannten Kummerspeck. Übergewicht ist nebst dem ästhetischen Problem Risikofaktor und Grundursache vieler Erkrankungen. Kneipp bietet zur Normalisierung des Gewichtes ein bewährtes Programm an. Verlassen Sie sich Ihrer Gesundheit zuliebe nicht auf vielversprechende Mode- und Wunderdiäten.

Der kurmässig angewandte, heisse Heublumensack oder die Dampfkompresse, aufgelegt auf die Lebergegend, regt die Leberfunktion an und ist eine gute Massnahme, vor allem bei träger Verdauung. Auch unterstützt der wärmestauende Lendenwickel die Entschlackung tiefgreifend, da er die Stoffwechselfunktionen allgemein stark stimuliert. Seine besonders gute Wirkung entfaltet er in den frühen Morgenstunden zwischen fünf und sechs Uhr. Weitere unterstützende und stoffwechselanregende Massnahmen sind die kalten Waschungen, das morgendliche Trockenbürsten oder Bürstenbad, die Kneippschen Güsse und die Sauna.

Viel trinken, aber keine gesüssten oder gesalzenen Getränke. Die Kur mit Tee oder Frischpflanzensaft von Birke, Löwenzahn und Brennessel unterstützt die Stoffwechselfunktion und die Entschlackung.

Reduzierte und ausgewogene, salz- und fleischarme oder fleischlose Kneippkost, die überwiegend aus Rohkost bestehen soll, ist die beste Methode, das Gewicht langsam und auch auf Langzeit abzubauen und zu halten. Essen Sie das Wenige langsam und geniessen Sie jeden Bissen.

Bei der reduzierten Kost kann das Hungergefühl nagen. Gut ist, wenn Sie sich mit ihm anfreunden und sich an den purzelnden Pfunden erfreuen. Gute Hilfen sind pflanzliche Lebensmittel wie Pektine und Faserstoffe wie z.B. Guarkern (Guar ist eine in Indien und Pakistan heimische Bohne und hat ein besonders hohes Quellvermögen) oder Caroba (Johannisbrotmehl). Mit viel Wasser eingenommen, quellen sie im Magen stark an und vermögen so das Hungergefühl zu dämmen. Dazu gehört auch die Spirulina, ein Präparat der Süsswasseralge mit hohem pflanzlichen Eiweissgehalt und gesundheitlichem Wert. Der wöchentliche Fasten- oder Entlastungstag (siehe Fastenkur) unterstützt die Gewichtsabnahme. Zu empfehlen ist auch eine Fastenkur.

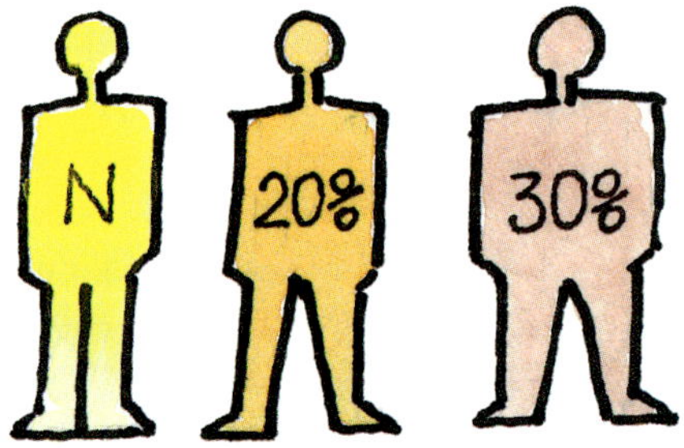

Die Körpergrösse in Zentimeter minus 100 entspricht dem Normalgewicht in Kilogramm. Normalgewicht bedeutet eine hohe Lebenserwartung. Bei einem Übergewicht von **20%** kann sich die Lebenserwartung bis zu 25% und bei einem Übergewicht von **30%** sogar bis zu 50% verringern.

Vermehrt körperliche und regelmässige Bewegung an frischer Luft steigert den

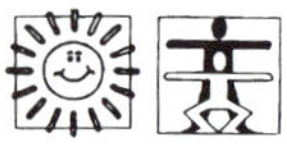

Energieverbrauch. Alkohol und Nikotin meiden.

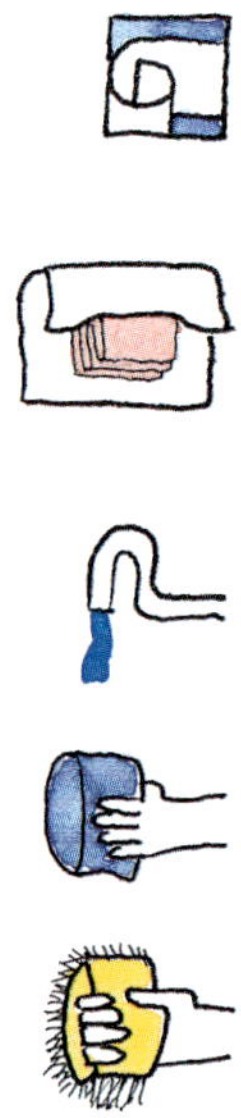

Übersäuerung

Säuren-Basen-Gleichgewicht

Der pH-Wert des Urins gibt Aufschluss über den Säuregehalt, der normal neutral bis leicht sauer ist. Sein Wert schwankt, vor allem ist der erste Morgenurin sauer und soll deshalb nicht gemessen werden. Auch beeinflusst die aufgenommene Nahrung den pH-Wert stark und schnell.
Die pH-Werte sind bei 7.0–7.5 normal, unter 7 sauer, über 7.5 basisch.

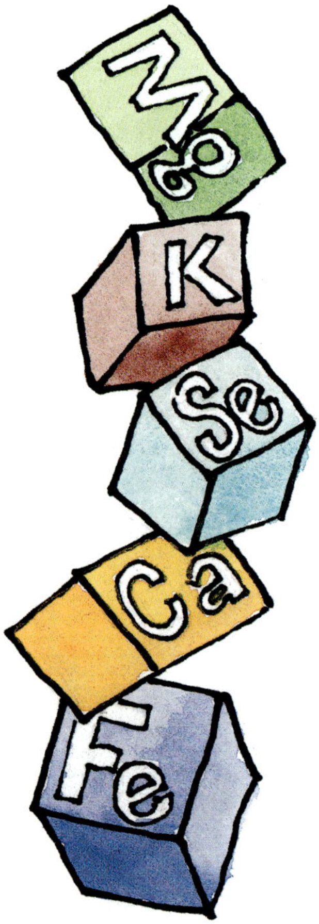

Eine vitamin- und mineralstoffarme Ernährung stört den Stoffwechsel von Eiweiss, Fett und Zucker und damit den natürlichen Abbau von Schlacken. Es entstehen im Körper Säuren. Bei andauernder Übersäuerung kommt es mangels Basen, die zur Neutralisierung und Ausscheidung der Schlackenstoffe unbedingt notwendig sind, zu Ablagerungen in Geweben, Muskeln, Sehnen, Nerven, Knochen, Organen, überall dort, wo ein Depot gefunden werden kann. Die Folgen sind verschieden, jeder Körper reagiert anders: reduzierte Abwehrkraft, Gesundheitsbeschwerden wie Schlafstörungen, Kopfweh, Migräne, depressive Zustände, Ödeme, Kreuzschmerzen, Arthritis, Gicht, Rheuma in allen Formen, Magen-, Nieren- oder Blasenleiden. Auch die Nieren-, Blasen- und Gallensteinbildung ist eine Notmassnahme des Körpers, überschüssige Ausscheidungsstoffe zu deponieren. Eine weitere Notmassnahme des Körpers ist die Plünderung der Kalium- und Kalziumreserven in Knochen und Zähnen, um an die für den Schlackenabbau nötigen Mineralien zu gelangen.

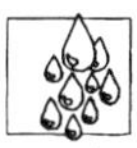

Hier sind alle Kneipp-Anwendungen nützlich, die die Durchblutung und den Stoffwechsel fördern und die Ausscheidung anregen. Wechseln Sie ab mit den Anwendungen, jeden Tag eine andere: die Dampfkompresse oder der heisse Heublumensack auf die Lebergegend, das Trockenbürsten, Waschungen, Bäder, Güsse, der wärmestauende Wickel, die Sauna und die Massage.

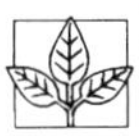

Mit reichlich Flüssigkeit (Mineral-)Wasser, basenreichen Tees und damit erhöhter Harnmenge wird auch vermehrt Säure ausgeschieden. Kur mit nierenanregendem Tee oder Frischpflanzensaft von Goldrute, Birke, Zinnkraut, Brennessel oder Löwenzahn. Der Tee von Walderdbeerblättern oder Kirschenstielen der süssen Wildkirschen vermag die Harnsäure leicht zu vermindern.

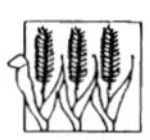

Kaliumreiche, salz- und eiweissarme Kneippkost. Nahrungsergänzend Mineralstoffe (Basenmischung) einnehmen, Fastenkur (siehe dort) mit Molke, Kräutertee, Frucht- und Gemüsesäften und Gemüsebouillon. Ideal ist das Einschalten eines wöchentlichen Obst- oder Vollreistages. Besonders zu empfehlen ist der Frischmolketag. Molke ist fettarm und basenreich, vitamin- und mineralstoffreich und enthält hochwertige Milcheiweisse und -zucker. Sie unterstützt die Nierentätigkeit und fördert die Ausscheidung von Giften und Schlackenstoffen, zu denen auch die Säuren gehören.

Bevorzugen Sie basenreiche Lebensmittel. Der Körper benötigt beides, doch überwiegt sein Bedarf an Basen bei weitem: Basen 80 % und Säuren nur 20 %.

Basenreiche Lebensmittel oder Basenspender sind reife Früchte, Gemüse, Sauerkraut, Kartoffeln, Mais, Kastanien, Zwiebeln, Knoblauch, Salate, Vollreis, Sojabohnen und ihre Produkte, Gemüsebouillon, Frucht- und Gemüsesäfte, rohe Milch, Rahm, Molke, Sauermilchprodukte, Eigelb, Bananen, Feigen, Trauben, Mandeln, Kräutertee, Gewürzkräuter.

Im ungefähren Säuren-Basen-Gleichgewicht oder leicht säurebildend sind Vollkorngetreide und Vollkornprodukte, Honig, Vollrohrzucker, Butter.

Säurespender sind Spargel, Artischocken, Tomaten, Rhabarber, Rosenkohl, Nüsse (ausser Mandeln), Schwarztee, Kakao, Geflügel, Fisch, Eiweiss, Käse, Hülsenfrüchte.

Säurebildende Nahrungsmittel – und diese sind nach Möglichkeit zu meiden oder einzuschränken:
Weisser Zucker und damit gesüsste Erzeugnisse wie Schokolade, Torten und vieles mehr. Lesen Sie bei Fertigprodukten die Analyse und beachten Sie versteckte Zucker, z.B. in Teegranulat, Salatsaucen, Senf, Ketchup, Sirup, Fertigmüesli, Kindernahrung, Vitaminpräparaten usw. Meiden

Sie ebenso Weissmehl und alle Weissmehlprodukte wie Weissbrot, weisse Teigwaren usw., Wurstwaren und Fleisch, Fleischbrühe, gehärtete Fette, tierische Fette und Öle, Kaffee, Alkohol.

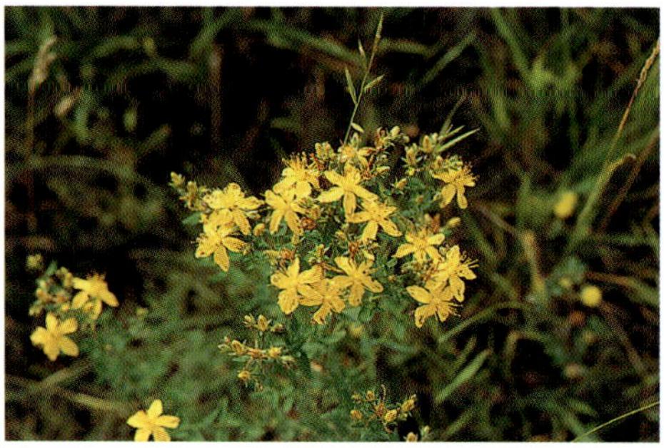

Johanniskraut

Viel Bewegung an frischer Luft wie Radfahren, Wandern, Gymnastik, vernünftiger Sport ergänzt die Wasser-, Pflanzen- und Ernährungstherapie optimal. Die Gewebezellen werden mit Sauerstoff gut ernährt und Schlackenstoffe können besser abgebaut werden. Ausgeglichene Psyche, gesunde Lebensweise, positives Denken fördern, keine «saure» Stimmung.

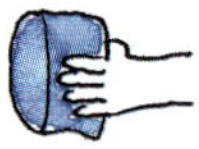

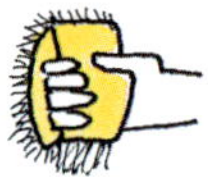

Unausgeglichenheit

Depressive Verstimmung

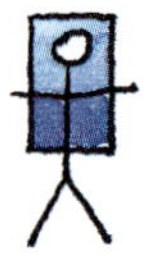

Regelmässige Waschungen stärken das vegetative Nervensystem, das Trockenbürsten wirkt ausgleichend, der heisse Nackenguss löst eventuelle Verspannungen, das Luft- und Sonnenbad hebt die Stimmung.

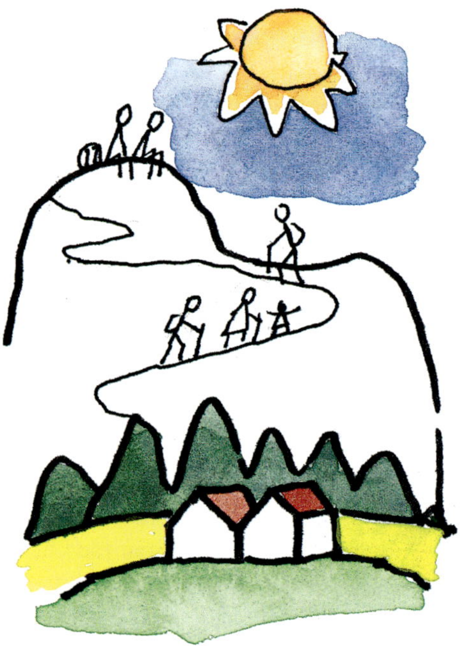

«Es lässt sich mit Recht behaupten, dass Helle und Sonnenlicht sehr dazu beitragen, eine gute Stimmung im Menschen hervorzubringen, somit auf Geist und Körper wesentlich einwirken.»
Sebastian Kneipp

Kur mit Tee oder Frischpflanzensaft von Johanniskraut. Es gilt als Sonnenschein und Balsam für die Seele und hat eine heilsame, stimmungsaufhellende Wirkung. Zum Kombinieren oder Wechseln: Tee, Saft oder Präparat von Salbei, Borretsch, Schafgarbe, Weissdorn, Frauenmantel, Brennessel, Passionsblume, Ginseng, Luzerne oder Taiga.

Kneippkost, eventuell Aufbaupräparate mit Vitaminen und Eisen, Gelee royal. Nach altem Rezept der Volksheilkunde macht der warm getrunkene Brombeerensaft froh. Probieren Sie es aus.

Wandern, ausgleichendes Hobby, Sport im Freien sind herrliche Stimmungsaufheller. Gehen Sie so oft wie möglich ans Tageslicht. Auch wenn die Sonne nicht scheint oder bei Nebel. Das Licht regt die stimmungsaufhellenden Hormone und die Vitamin-D-Bildung an. Auch das Lauschen guter Musik oder das Tanzen wirkt auf extreme Gefühle wie Wut, Traurigkeit und Frustration ausgleichend.

Venenentzündung

Venenleiden

Sehr bewährt hat sich die kühlende und wärmeentziehende Auflage mit Lehm oder Arnikatinktur, die in entzündetem Stadium mehrmals neu aufgelegt wird. Des weiteren zu empfehlen ist die Auflage mit Quark oder Kohlblatt oder das Auftragen von Rosskastanien-, Mäusedorn-, Arnika- oder Wallwurzgel. Auch die nassen Socken oder der Wadenwickel mit Arnika-, Rosskastanien- oder Essigzusatz sind vorzügliche Hilfen. Mitunter sind Stützstrümpfe zu tragen.

Präparat aus dem Fachgeschäft für die innerliche und äusserliche Anwendung mit den typischen Venenkräutern Rosskastanie, Honigklee oder Raute. Venentropfen. Andere hilfreiche Kräuter für innerlich und äusserlich sind Hamamelis, Schafgarbe und Huflattich.

Kneippkost, Vitamin-C-reichen Sanddornfruchtsaft einbauen, Normalgewicht anstreben und bei Übergewicht Fasten- oder Obsttage einschalten. Wenn nötig, mit natürlichen Verdauungshilfen wie Leinsamen, Pflaumen und Feigen Verdauung unterstützen.

Entspannende Gymnastik. Beine nachts hochlagern. Tragen Sie lockere, bequeme Kleidung, keine zu engen Schuhe und zu hohe Absätze.

Verbrennung leichten Grades

Blasen nicht aufstechen.

Kaltes Wasser, kalte Auflage mit Quark, Kohlblatt, roher, geschnittener oder geriebener Kartoffel oder Zwiebel, Johannisöl, Wallwurz, Efeublättern, Wundheilsalbe, Echinacea. Eine Soforthilfe gegen Verbrennungen, wie z.B. Verbrennungsspray, gehört in jede Küche und Hausapotheke.

Verdauungsbeschwerden

Bei unklaren Bauchbeschwerden ist der Arzt zu konsultieren.

Eine schnelle Hilfe bei kleinen Störungen ist die kalte Bauchwaschung. Sie beruhigt bei Blähungen oder aktiviert die träge Verdauung, ebenso die Dampfkompresse, der heisse Heublumensack oder die heisse Kräuterauflage, z.B. mit Schafgarbe, aufgelegt auf den Bauch-, die Magen- oder Lebergegend, die auch Krämpfe löst, beruhigt und entspannt.

Bei träger Verdauung, Blähungen oder Völlegefühl nach zu üppigem, fettreichem Essen ist die Tasse Tee von bitterstoffreichen Heilpflanzen eine gute Verdauungshilfe oder sie besänftigt verschiedene Verdauungsbeschwerden, sie regt den Gallenfluss an und reguliert oder aktiviert die Verdauungstätigkeit: Pfefferminze, Löwenzahn, Schafgarbe, Ringelbumen oder Artischocke. Bei akuten Beschwerden sind das Tausendguldenkraut und der Wermut die Teefavoriten. Bei Blähungen wirken Fenchel, Anis und Kümmel blähungswidrig und mild verdauungsanregend. Beim Kleinkind wird der Fencheltee bevorzugt und mit Erfolg ergänzt mit einer beruhigenden, feuchtwarmen Bauchkompresse. Eventuell vorher ein paar Tropfen Kümmelöl auf das Bäuchlein geben und sanft um die Nabelgegend einmassieren.

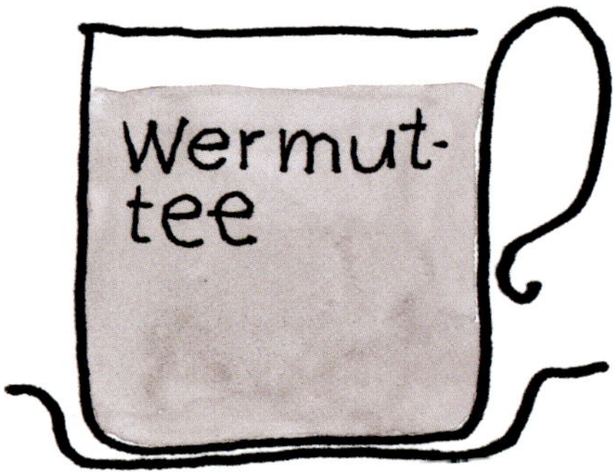

Bei chronischen Verdauungsbeschwerden: Kur mit Tee oder Frischpflanzensaft von Artischocke. Das in der Artischocke enthaltene Cynarin unterstützt und beeinflusst die Leberfunktion bei verschiedenen Beschwerden sehr günstig. Es regt die Leber zur Gallenproduktion an, die im Zwölffingerdarm das Fett in kleinste Teile zerlegt. Gut wirkt auch der Löwenzahn oder der gelbe Enzian.

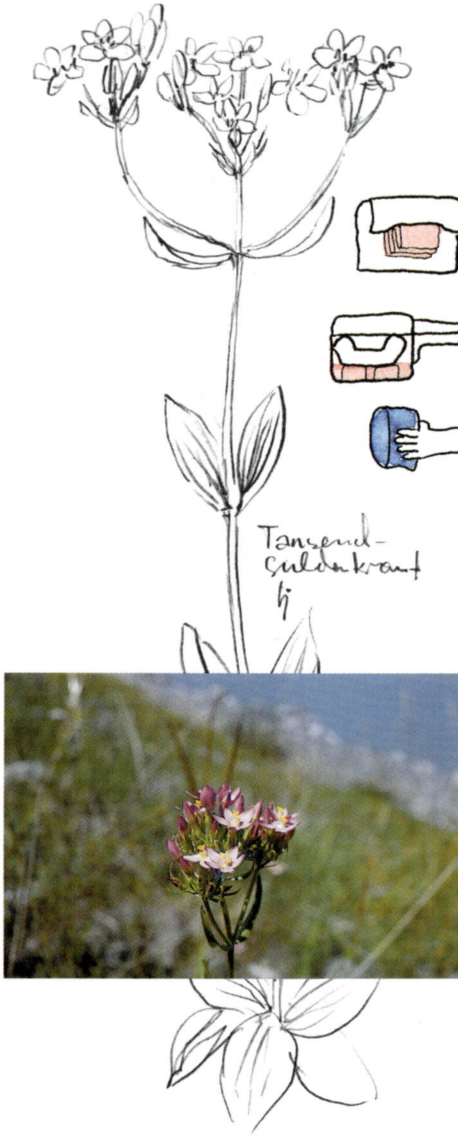

Bei Krämpfen wirkt der Tee von Anserine (Gänsefingerkraut) oder Meisterwurz krampflösend.

Kneippkost, Frischkornmüesli mit Goldleinsamen, Pflaumen oder Feigen. Vor jedem Essen einen Teelöffel Senfkörner mit etwas Wasser einnehmen. Zum Mittagessen einen halben Deziliter Sauerkrautsaft unverdünnt trinken.

Bewegung, langsam essen und gut kauen. Weniger essen, dafür Qualität.

Verdauungshilfen

Verstopfung, Darmträgheit

Ungesunde Lebensweise, vor allem kalorienreiche, faser- und vitalstoffarme Ernährung, ungenügende Trinkmenge, mangelnde Bewegung sind Grundursachen für eine träge Verdauung und Verstopfung, die wiederum Ursachen vieler Befindlichkeitsstörungen wie Kopfweh, Unwohlsein, Unlust bis hin zu ernsthafteren Erkrankungen sind.

Wohlbefinden und Gesundheit sind abhängig von einer guten Verdauung und die Verstopfung muss unbedingt vermieden werden. Dazu bietet Kneipp gute Hilfen. Abführmittel sind wenig sinnvoll, da sie die Darmarbeit vollkommen lahmlegen und abhängig machen.

Die abendliche kalte Bauchwaschung ist Kneipps natürliche Abführpille und die einfachste und schnellste Anwendung mit kräftig verdauungsanregender Wirkung. Zudem schläft man nach der Bauchwaschung gut ein. Weitere unterstützende Verdauungshilfen sind die Dampfkompresse oder der heisse Heublumensack auf die Leber-, Magen- oder Bauchgegend.

Die Tasse Tee mit bitterstoffreichen Heilpflanzen regt die Verdauungsfunktion kräftig an: Wermut oder Tausendguldenkraut (diese beiden Heilkräuter sind im Akutfall grossartige Hilfen, sollten aber nicht über längere Zeit eingesetzt werden), Schafgarbe, Pfefferminze oder Löwenzahn einzeln oder gemischt mit Fenchel, Anis, Kümmel, Ringelblumen- oder Malvenblüten.

Bei spastischer Verstopfung, Stuhlzurückhaltung aus Angst vor Schmerz, z.B. bei Hämorrhoiden oder beim Kleinkind aufgrund harten Stuhls usw., entkrampft und entspannt die Pestwurz. Pestwurztropfen obigem Verdauungstee zugeben. Weicher Stuhl und sanfte Entleerung wird auch durch die Einnahme von täglich einem Esslöffel Leinsamen erreicht.

Abführend und darmregulierend wirkt der Tee von Faulbaumrinde (nicht in der Schwangerschaft oder beim Stillen) oder ein Bitterstoffpräparat aus dem Fachgeschäft. Aloe, Senna, Rhabarberwurzel, Rizinusöl wirken stark abführend, meist verbunden mit Bauchschmerzen und dürfen nicht während der Schwangerschaft, dem Stillen oder für Kinder verwendet werden.

Die faserstoffreiche, salz- und fleischarme Kneippkost mit viel Rohkost regelt normalerweise die Verdauung von selbst. Gewürzkräuter wirken fast alle verdauungsanregend und blähungswidrig. Gut kauen, langsam und in Ruhe essen ist eine sehr wichtige Voraussetzung für die gute Verdauung. Nahrungsergänzend: morgens nüchtern ein Glas frisches (Mineral-)Wasser trinken, als Apéro oder zwischendurch ein kleines Glas Sauerkrautsaft oder Buttermilch trinken. Falls nötig, unterstützen Sie die Verdauung mit einer der nachfolgend aufgeführten natürlichen Verdauungshilfen:

Täglich einen Esslöffel voll Leinsamen einnehmen, gut kauen oder vorher grob schroten. Die quellenden Pflanzenschleime des Leinsamens wirken als reizfreies Gleitmittel und seine unverdaulichen Samenhülsen (Faserstoffe) wirken mild abführend. Die Leinsamen besitzen wertvolle Inhaltsstoffe, hochungesättigte Fettsäuren. Sie eignen sich gut für eine Langzeitkur.

Oder täglich einen Esslöffel voll Flohsamen, Milchzucker, Weizen- oder Haferkleie mit viel Flüssigkeit einnehmen oder dem Frühstücksmüesli oder Joghurt beimischen oder abends zwei Feigen oder Kurpflaumen essen. Diese können nach Belieben auch über Nacht eingeweicht und morgens mit dem Einweichwasser gegessen werden. Für unterwegs sind der trinkfertige Feigen- oder Pflaumensaft oder die Früchtewürfel mit Feigen, Pflaumen und Leinsamen praktisch zum Mitnehmen. Eine gute Hilfe und zugleich gute Reinigungskur ist die Kur mit Senfsamen, von denen man morgens und mittags ein bis zwei Teelöffel voll einnimmt.

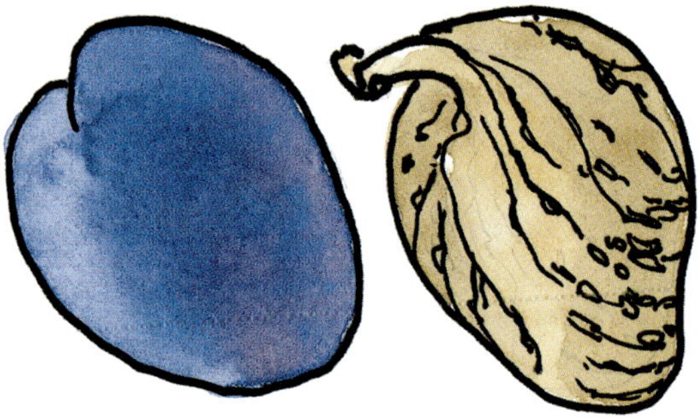

Der Leinsamen

hat als Heilpflanze und vor allem als natürliche Verdauungshilfe einen hohen Stellenwert und ist sehr geschätzt; diese Pflanze hat Sebastian Kneipp ein Leben lang begleitet. In Kneipps Wassertherapie sind seine empfohlenen Leinenstoffe immer noch unersetzlich und nicht wegzudenken.

Drogist Claude Roggen zum Leinsamen: Warum sind die hochungesättigten Ölsäuren so wichtig? Unser Körper benötigt täglich vier bis sechs Gramm lebenswichtige Linolsäuren, die ihm über die Ernährung zugeführt werden müssen, weil er diese nicht selber aufbauen kann. Der tägliche Bedarf wird bereits mit ein bis zwei Esslöffel frisch gebrochener Leinsaat abgedeckt.

Frisch gemahlene Leinsaat enthält 40 % Leinöl mit den hochungesättigten Fettsäuren, welche einen günstigen Einfluss auf die Sauerstoffversorgung im Innern des Körpers (Blut, Zellen, Drüsen, Haut) haben. Diese Linolsäuren bauen überschüssiges Cholesterin ab. Besonders ab dem 30. bis 40. Lebensjahr sollte man diesen Wundersamen einnehmen, um gewissen Alterskrankheiten vorzubeugen, ja sogar einige Zivilisationskrankheiten auszuräumen. Der

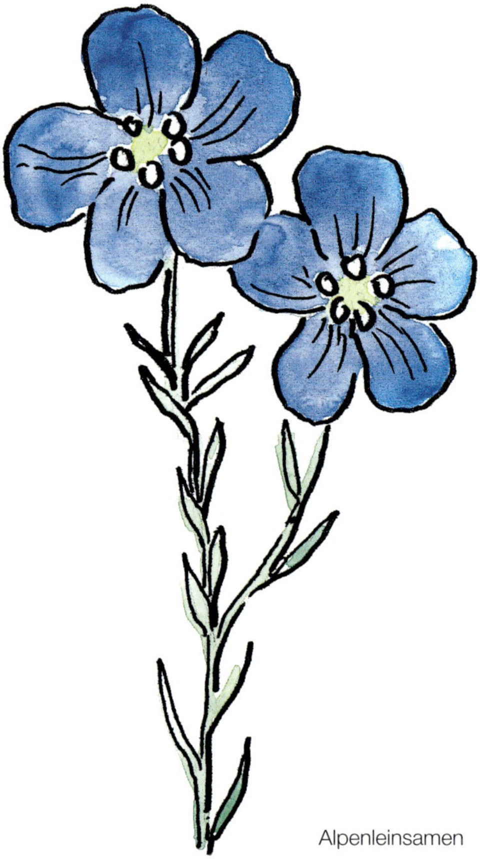

Alpenleinsamen

Leinsamen enthält auch viel Vitamin E (56 %). Unsere Vorfahren wussten um die geburterleichternde Wirkung des Leinsamens, der gleichzeitig der werdenden Mutter zu einer geregelten Stuhlentleerung verhilft. Ferner wirkt frisch gemahlene Leinsaat, dank dem Hautvitamin F, bei unreiner Haut, Ekzem, Akne, Bibeli, Hautentzündungen. Die Leinsaat verhindert und heilt Entzündungen im Magen-Darm-Bereich und ist auch bei unangenehmen Analekzemen und Hämorrhoiden angezeigt.

Die Leinsaat mahlen oder brechen Sie mit einer elektrischen Schlag-Kaffemühle (Mixer) und verwenden sie am besten gleich, da sie oxydiert und ihre gute Wirkung verliert.

«Verdaut der Magen schwer, so nimmt man am besten zur Regelung der Verdauung jede Stunde einen Esslöffel voll frischen Wassers, in schwierigeren Fällen alle halbe oder alle Viertelstunden. Nehmt keine scharfen Laxire! Die Magensäfte werden dadurch geschwächt.»
Sebastian Kneipp

Viel Bewegung an frischer Luft regt den Stoffwechsel an: Gymnastik, Laufen, Wandern, Bergwandern, Schwimmen, Radfahren, Gartenarbeit. Körperliche Aktivität stimuliert die Darmtätigkeit. Bei dem, der sich nicht bewegt, bewegt sich auch die Verdauung nur träge. Alkohol und Kaffee meiden oder mit Vernunft dosieren.

Vergiftung

Durch Nahrung oder Medikamente.

Schnelle Hilfen: Lehm (Heilerde) oder Lindenkohle oder Birkenasche in etwas Wasser auflösen und einnehmen. Diese haben die Fähigkeit, die Giftstoffe aufzusaugen und auszuscheiden. Holzasche wirkt hauptsächlich gegen Gifte, die sauer reagieren wie Benzoesäure, Phosphor, Schwefelsäure und andere. Eichenrinde enthält viel Gerbsäure und ist in Wasser oder Milch gekocht ein gutes Mittel bei alkalisch reagierenden Giften.

Das Toxikologische Institut in Zürich gibt Auskunft bei Vergiftungen: Telefon 01 / 251 66 66.

Verrenkung

Luxation

Gelenk in momentaner Stellung mit Bandage fixieren und Arzt konsultieren.

Kalte Auflage mit Gel, Salbe oder Tinktur von Arnika, Wallwurz, Essigsaure Tonerde, Antiphlogestine. Später Bewegungsübungen.

Verspannungen

Warme oder ansteigende Wasseranwendungen wirken entspannend und entkrampfend: warmes Dreiviertel- oder Vollbad, heisser Nacken- oder Lumbalguss, Dampfkompresse, heisser Heublumensack oder heisse Rolle.

Verstauchung

Ruhigstellen.

Kalte Auflage mit Quark, Kohlblatt, Lehm, kaltes Wasser oder mit kühlender Salbe, Tinktur oder Gel von Wallwurz, Arnika,

Essigsaure Tonerde, Euceta, Tigerbalsam. Wenn nötig, die kalte Auflage in Serien anwenden, dass heisst die Auflage bei Warmwerden mehrmals erneuern.

Wachstum

Luft- und Sonnenbad.

Zinnkrauttee oder -saft.

Magnesiumreiche Kneippkost, Kur mit Bierhefe, Aprikosen-, Tomaten- und Karottensaft.

Viel Bewegung.

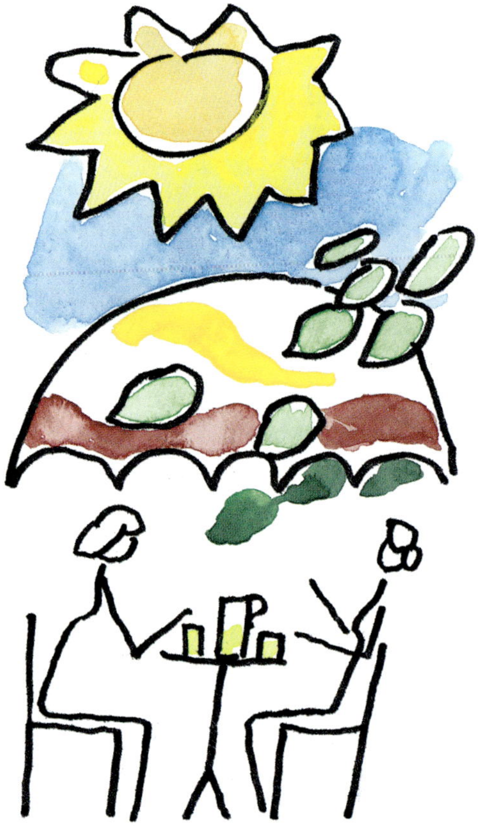

Wadenkrämpfe

Nächtliche Wadenkrämpfe sind oft Symptome für Durchblutungsstörungen der Beine oder eine Stoffwechselstörung.

Aufstehen, fest auftreten und Zehen hochstrecken, verkrampfte Muskeln dehnen. Leichte Einreibung oder sanfte Massage, warmes Bad oder Fussbad mit Rosskastanie oder Rosmarin, Dampfkompresse oder heissen Heublumensack auflegen. Farnwurzelöl einreiben, Farnkissen auflegen.

Tee oder Präparat von Anserine oder Rosskastanie, Venentonikum.

Magnesium- und Vitamin-B-reiche Kneippkost, vor allem auf die Vitamine B12 und B1 achten.

Zügige Abendspaziergänge.

Warzen

Hier gibt es eine Reihe alter, volksheilkundlicher Rezepte, diese schmerzlosen, gutartigen aber unschönen kleinen Hautwucherungen loszuwerden. Es braucht zwar Geduld, denn die Prozedur muss fleissig, meist mehrmals täglich und über mehrere Tage wiederholt werden:

Auflage mit Eichenrinde oder Thujablättern.
Betupfen mit frischem Saft von Schöllkraut, Hauswurzblättern oder Löwenzahn.
Betupfen mit Thujatinktur eventuell vermischt mit Glycerin.
Betupfen mit Teebaum- oder Rizinusöl.
Einreiben mit Innenseite einer Bohne, geschnittenem Knoblauch oder Zwiebel.
Einseifen mit einer guten Kernseife – zweimal täglich – anschliessend lauwarm abwaschen.
Bananenschale mit der Innenseite über Nacht auflegen, festbinden und einwirken lassen.
Behandeln mit Salbe von Ringelblume, Propolis oder Teebaum.
Wegätzen mit Höllenstein (Silbernitrat) oder Säuren (Arzt).
Mit speziellem Warzenpflaster aus dem Fachgeschäft abdecken.

Wassersucht

Ödeme, Wasserstauungen an Füssen

Wasserstauungen können Anzeichen einer ernsthaften, gesundheitlichen Störung sein. Arzt konsultieren.

Das kalte Fussbad, Wassertreten, nasse Socken oder Wadenwickel, Tau- und Barfusslaufen sowie das Auftragen von Kräutergel, Balsam oder Lotion mit Wallwurz, Arnika oder Zinnkraut sind wertvolle therapeutische Hilfen.

Besonders zu empfehlen ist die Kur mit Tee, Frischpflanzensaft oder Präparat von Zinnkraut. Geeignete Teemischung: Rosskastanie, Ginkgo und das Buchweizenkraut als die rutinhaltigste Pflanze. Kur mit nierenanregendem Entwässerungstee oder Frischpflanzensaft – einzeln oder gemischt – mit Brennessel, Zinnkraut, Birke, Goldrute, Quecke. Weitere entwässernde Heilpflanzen für die Teemischung zum Wechseln: Gänseblümchen, Seifenkraut, Wasserdost, Karde, Hauhechel, Maisgriffel, Bohnenschalen.

Salzarme oder salzlose, vegetarische Kneippkost, zwischendurch ein paar Kürbiskerne knabbern, Übergewicht normalisieren. Stark entwässernd wirkt der (wöchentliche) Kartoffeltag. Dabei essen Sie auf den ganzen Tag verteilt ein Kilo «Gschwellti» in der Schale und trinken dazu nierenanregenden Kräutertee oder einen Deziliter Selleriesaft. Entschlackend und kreislaufentlastend wirkt auch ein Molke-, Vollreis- oder Apfeltag oder mit Früchten der Saison (siehe Fastenkur).

Regelmässig gezielte Gymnastik, Bewegung, Wandern mit bequemem Schuhwerk. Keine Bekleidung mit einengenden Gummizügen, Beine nach langem Stehen wenn immer möglich etwas hochlagern. Kein Alkohol.

Wechseljahrbeschwerden

Wallungen, Unausgeglichenheit, Nervosität, Schlaflosigkeit, Reizbarkeit, Angst, Depressionszustand. Die Kneipptherapie kann hier besonders erfolgreich eingesetzt werden.

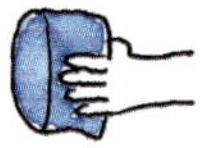

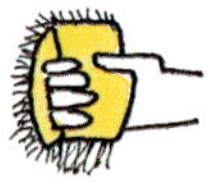

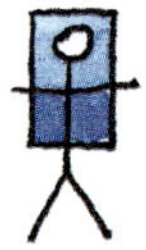

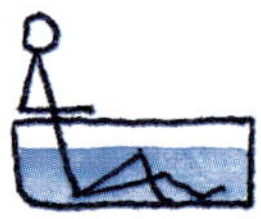

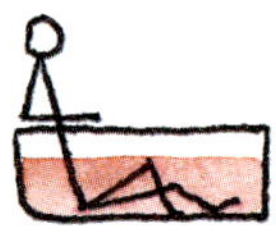

Praktisch eignen sich alle Kneipp-Anwendungen. Kneipps Abhärtungsübungen wie

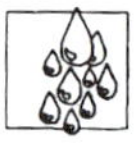

Trockenbürsten, kalte Waschungen, Wassertreten, kaltes Fussbad, Luft- und Sonnenbad, Sauna kräftigen das Nervensystem und aktivieren das Immunsystem, was die hormonelle Umstellung in den Wechseljahren sehr erleichtert.

Vor allem wirken die morgendlichen kalten Waschungen oder das kalte Halbbad kräftigend auf das vegetative Nervensystem, ausgleichend auf die Psyche und erfrischend auf das Gemüt. Zur allgemeinen Erfrischung sind die Waschungen sehr geschätzt bei Hitzewallungen. Stören Hitzewallungen in der Nacht den Schlaf, bringen die kalte Waschung oder das kalte Halbbad wohltuende Erleichterung und guten Schlaf. Sie werden dann vom Bett aus genommen mit anschliessender Wiedererwärmung im Bett.

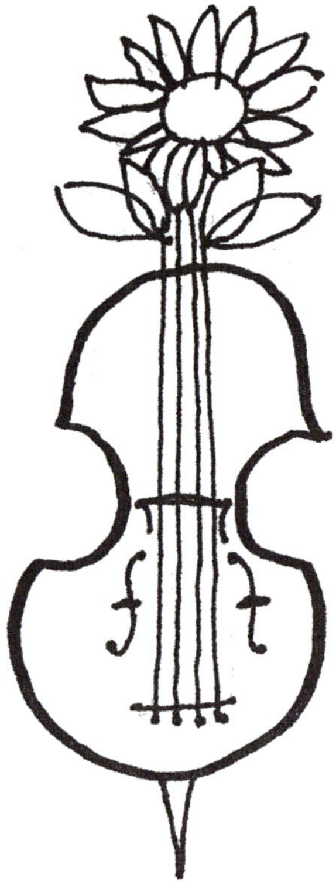

Am Abend entspannt das warme Bad mit Lavendel, Melissen oder Hopfen, das warme Fussbad oder Wechselfussbad oder das warme Sitzbad mit Zinnkraut.

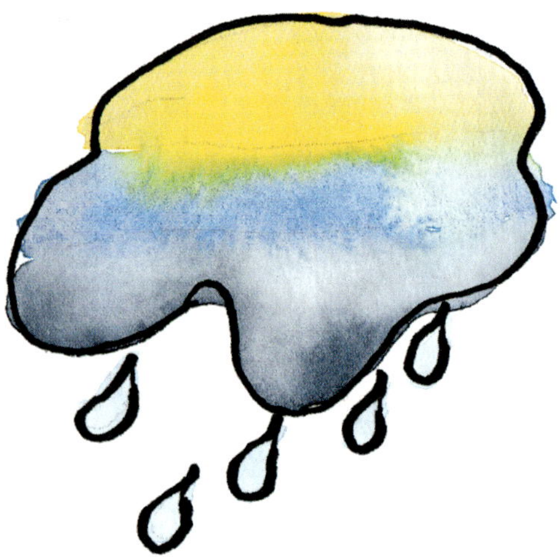

Bei Schweissausbruch, Hitzewallung, Angst oder nervösen Zuständen: Teekur oder

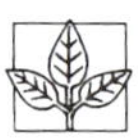

Frischpflanzensaft von Salbei. Bei Verstimmung: Tee- oder Saftkur mit Johanniskraut. Es hat eine heilsame Wirkung bei seelischen Verstimmungen. Das Johanniskraut ist der Sonnenschein der Seele und ist eine hervorragende Naturarznei bei Reizbarkeit, Niedergeschlagenheit, Schwindel, Angst und den damit zusammenhängenden Befindlichkeitsstörungen. Beruhigend wirkt der Hopfenzapfen, bei seelischer Erregung entspannt und beruhigt die Pestwurz als Tropfenzugabe in den Tee.

Weitere bewährte Heilpflanzen in der hormonellen Umstellung, die Sie einzeln als

Tee zubereiten oder aber auch beliebig mischen können, sind Frauenmantel, Silbermantel, Salbei, Schafgarbe, Borretsch, Storchenschnabel, Weissdorn, Rosmarin, Hirtentäschel, Gänsefingerkraut, Bingelkraut sowie Präparate von Ginseng, Borretsch, Nachtkerzenöl oder Wanzenkraut.

Kalzium- und magnesiumreiche Kneippkost. Zum Frühstück Haferfrischkornmüesli mit Blütenpollen und Sanddornmark, ergänzt mit einem Kalkpräparat oder einer Mineralsalzmischung. Mit frischen, am besten selbstgezogenen Keimen und Sprossen den Speiseplan aufwerten. Vermeiden Sie Übergewicht. Dies belastet den Kreislauf. Bei Verstopfung natürliche Verdauungshilfen (siehe dort) verwenden.

Betrachten Sie die Wechseljahre als neuen Lebensabschnitt und Chance. Vor allem halten Sie sich fit mit ausreichender und regelmässiger Bewegung, Sport, Gymnastik an frischer Luft. Dies kräftigt die Muskeln, tonisiert den Kreislauf. Kombiniert mit Kneipp-Anwendungen und kalziumreicher Kneippkost beugen Sie Osteoporose wirkungsvoll vor. Lebensfreude und positive Lebenseinstellung stärken das Immunsystem, Lachen erheitert das Gemüt und setzt stimmungsaufhellende Hormone frei. Ebenso ist gute Musik – Musikhören, Musikspielen, Tanzen – Balsam für die Seele. Die Musik vermag extreme Gefühle wie Traurigkeit, Verstimmung usw. auszugleichen. Wichtig ist auch das geistige Training und die Pflege sozialer Kontakte.

Wetterfühligkeit

Wetterumstellungen, Temperaturschwankungen beeinträchtigen vielfach das Wohlbefinden. Verschiedene Befindlichkeitsstörungen wie Kopfschmerzen, Verstimmung, Unruhe, Kreislaufstörungen usw. können auftreten oder sich verstärken.

Stärken Sie Ihre Widerstandskraft mit Kneipps Abhärtungsübungen, mit Waschungen, Güssen, Bädern und Wickeln. Wechseln Sie mit den verschiedenen Anwendungen, dosieren Sie diese Ihrem eigenen Kräftevermögen entsprechend.

Nervenberuhigender und -stärkender Tee mit Johanniskraut, etwas Honig und eventuell einem Esslöffel Hafersaft. Dieser Tee kann gut ergänzt werden mit Bitterklee, Steinklee, Zitronen- oder Goldmelisse. Bei Kreislaufstörung Tee von Melisse, Weissdorn, Pfefferminze und Mistel.

Kneippkost.

Bewegung und Sport an frischer Luft, ausgedehnte Spaziergänge.

Wolf

Kalte Auflage oder Waschungen mit Zusatz von Zinnkraut, Eichenrinde, Storchenschnabel, Odermennig oder Kamille.

Echinaceatropfen einnehmen stärkt die Widerstandskraft. Für unterwegs und im Akutfall ist die Auflage mit frischen Walnussblättern beste erste Hilfe.

Wunden, Hautschürfungen

Übliche Wundversorgung: Wundpuder darüberstreuen oder Kräuterheilsalbe, z. B. von Echinacea, Käslikraut oder Ringelblume auftragen oder Auflage mit Tee von Zinnkraut, Schafgarbe, Storchenschnabel, Käslikraut, Kamille, Sanikel, Johanniskraut oder Arnika (auf eiternde Wunden).

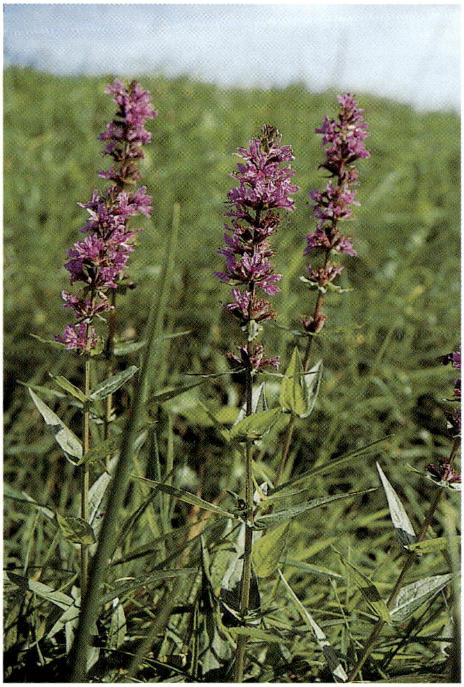

Weidenröschen

Wundliegen

Häufiges Umlagern des Patienten und Wechseln der Bettwäsche und -kleidung.

Gezielte Waschungen mit Tropfenzugabe von Arnika oder Echinacea oder Essigwasserzusatz (ein Esslöffel Essig auf ein Liter), Käslikrauttee oder Käslikrautextrakt (Malvedin) als Waschungszusatz. Käslikraut wirkt gewebebildend. Anschliessend mit Johannisöl leicht einmassieren, Kräuterbalsam oder spezielle Wundheilsalbe vom Fachgeschäft auftragen. Zum Abwechseln Waschung oder Auflage mit Tee von Osterluzei, Storchenschnabel, Nelkenwurz, Wollblume, Hohlzahn, Labkraut. Benutzen Sie ein Wasserkissen oder Schaffell als Liegeunterlage.

Zahnfleischentzündung

Mund spülen mit Kräutermundwasser oder lauwarmem Tee von Salbei, Kamille, Thymian, Sanikel, Eichenrinde, Anserine oder Weidenröschenwurzeln. Eine gute Hilfe ist auch die sanfte Zahnfleischmassage mit Myrrhetinktur.

Kneippkost, reichlich natürliches Vitamin C von Sanddorn, Grapefruit, Orangen sowie vorübergehend nahrungsergänzend ein natürliches Kalkpräparat.

Zahnschmerzen

Zahnarzt konsultieren. Chronische Eiterherde streuen Toxine oder Krankheitserreger in die Blutbahn und können Krankheitsherde und Ursache für die verschiedensten Krankheiten sein.

Schmerz lindern durch Aufträufeln oder Einreiben von Nelkenöl auf den Zahn. Tut Wärme wohl, ist die äusserliche warme Auflage auf die Wange mit Leinsamen oder das praktische und wärmespendende Kirschensteinkissen oder Kräuterkissen richtig.

Zahnproblemen vorbeugen mit mindestens täglich zweimaligem gründlichem Zähneputzen. Unterwegs neutralisiert der zuckerfreie Kaugummi notfalls die Säuren durch die Speichelproduktion beim Kauen.

Zuckerkrankheit

Diabetes

Ursache ist vielfach zu reichliche, vitalstoffarme und falsche Ernährung, Bewegungsmangel, meist verbunden mit Übergewicht und träger Stoffwechselfunktion oder die Erbanlage. Arzt konsultieren.

Hier sind stoffwechselanregende Kneipp-Anwendungen sinnvoll. Mild anregend wirkt das Luft- und Sonnenbad, ebenso die morgendliche kalte Waschung. Kräftig anregend wirkt das morgendliche Trockenbürsten sowie die intensive Hydrotherapie mit den verschiedenen Güssen, der kalte Lendenwickel, der heisse Heublumensack auf die Lebergegend oder das warme Heublumenbad. Wechseln Sie ab mit den Anwendungen, probieren Sie täglich eine andere.

Durst stillen mit (Mineral-)Wasser, Tee und ungesüssten Getränken. Der Tee nachfolgender Kräuter, einzeln oder in Mischung, beeinflusst den Zuckerstoffwechsel günstig: Heidelbeer-, Oliven-, Walnussblätter, Rosmarin, Löwenzahn, Salbei, Maisgriffel oder Baumnusskreuzchen (Holzkreuzchen zwischen Baumnusshälften). Kur mit Frischpflanzensaft oder -präparat von Artischocke, Löwenzahn, Brennessel, Schafgarbe oder Bohnenschalen. Die Volksheilkunde rät zu einem gut bekömmlichen Tee mit Himbeer-, Brombeer- und Erdbeerblättern, der schwach Blutzucker senkend wirkt. Bei Altersdiabetes ist die Taigawurzel in Form eines Fertigpräparates aus dem Fachgeschäft sehr geschätzt, da sie den Zuckerstoffwechsel positiv beeinflusst.

Salzarme Kneippkost, viel Rohkost, rohes Sauerkraut, Milchsäureprodukte, Salate mit Bitterstoffen wie Endivien, Chicoree, im Frühling junge Löwenzahn- und Schafgarbenblätter. Salatsauce mit kaltgeschlagenem Sonnenblumen- oder Distelöl, etwas Magerquark oder Buttermilch und Gewürzkräutern zubereiten. Verwenden Sie anstelle von Kochsalz frische oder getrocknete Gewürzkräuter oder sparsam Meersalz. Meersalz enthält Mineralstoffe und macht deshalb nicht so durstig wie Kochsalz. Eine für Diabetiker besonders geeignete Gemüsepflanze ist der Topinambur, der wie Kartoffeln zubereitet werden kann oder als Saft erhältlich ist. Er enthält wertvolle und blutzuckersenkende Inhaltsstoffe und regt zudem die Insulinproduktion an.

Eine Kur mit Sauerkrautsaft ist Diabetikern sehr zu empfehlen, dann begünstigen auch die Säfte von Sellerie, Knoblauch, Zwiebeln, Bohnenschalen oder Schwarzrettich (in sehr kleinen Portionen) den Zuckerstoffwechsel günstig.

Langsam, in Ruhe essen und gut kauen. Masshalten, keine zu grossen Mahlzeiten, lieber vier bis sechs kleinere Mahlzeiten auf den Tag verteilt geniessen.

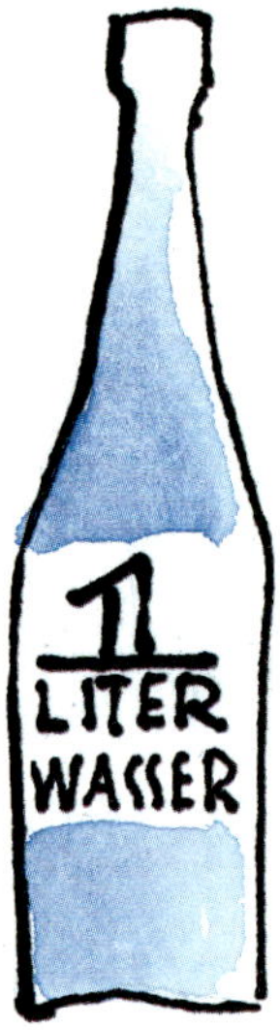

Verstopfung mit natürlichen Verdauungshilfen (siehe dort) wie z.B. mit Leinsamen bekämpfen. Übergewicht abbauen, Molke-, Reis- oder Fruchttage einschalten. Eventuell nahrungsergänzendes Aufbau- und Vitaminpräparat zur allgemeinen Gesundheitspflege einnehmen wie Vitamin-C-reiches, ungesüsstes Sanddornfruchtmark, Vitamin-B-haltige Bierhefe, Vitamin E in Form von Weizenkeimen, Magnesium.

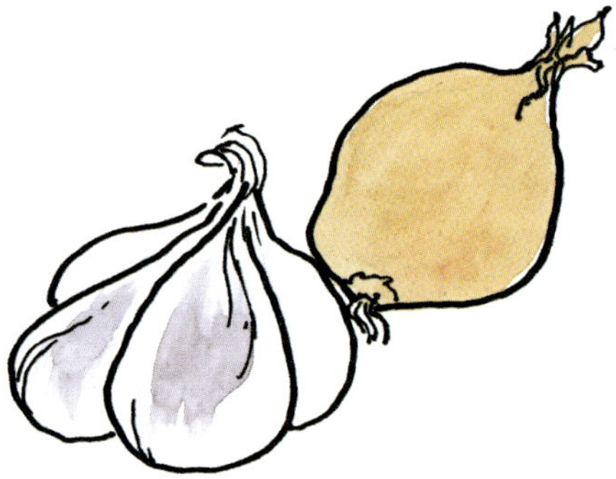

Meiden Sie unbedingt gehärtete Fette, Weissmehl, Zucker, Traubenzucker und alle Fertigprodukte. Beachten Sie versteckte Fette und Zucker. Reine Kohlenhydrate reizen die Bauchspeicheldrüse zu einer übermässigen Insulinabgabe und führen in der Folge zu starkem Hungergefühl, da der Blutzucker schnell absinkt. Dies verführt wieder zum Essen und schlussendlich zum leidigen Übergewicht – eine unerwünschte Kettenreaktion.

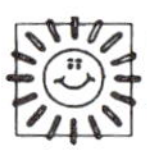
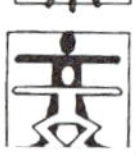

Regelmässige, tägliche Bewegung mit Atemübungen an frischer Luft, Wandern, Gymnastik, Velofahren sorgen für eine tiefe Atmung, verbessern die Sauerstoffaufnahme und den Sauerstofftransport in das Blut und in die Leber und lassen Zuckerstoffe besser verbrennen. Sorgen Sie für einen möglichst ausgeglichenen Lebensrhythmus ohne Hektik und ausreichend Schlaf. Stress beeinflusst den Zuckerstoffwechsel negativ. Nikotin und Alkohol meiden.

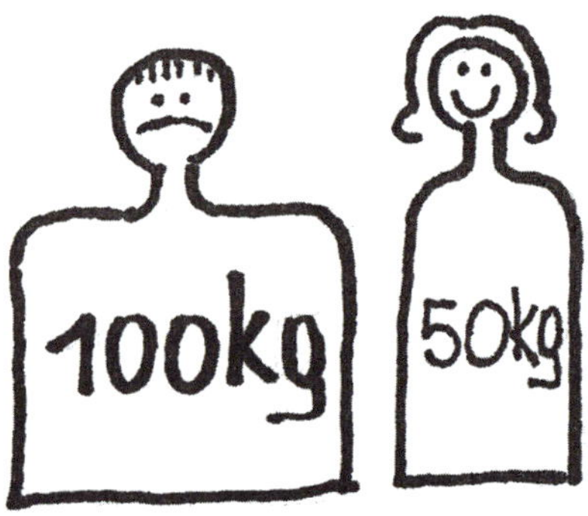

Normalgewicht bedeutet nicht nur eine höhere Lebenserwartung sondern insbesondere auch eine bessere Lebensqualität.

Schlusswort von Pfarrer Sebastian Kneipp

«Zum Schlusse möchte ich nun jedem Menschen an's Herz legen, dass man vielen Krankheiten vorbeugen, viele ganz von sich abwenden kann, wenn man in gesunden Tagen bedacht ist, ein geregeltes Leben zu führen, und das vermeidet, was immer als ein Nachtheil der Gesundheit erscheint.
Halte Mass in Allem, sei es, was es wolle, und du wirst dich gesund erhalten!»

Leben und Wirken von Pfarrer Sebastian Kneipp

1821	Geboren am 17. Mai 1821 in Stephansried bei Ottobeuren im bayrischen Allgäu als Sohn des Leinenwebers Xaver und seiner Frau Rosina. Er wächst mit vier Schwestern in armen Verhältnissen auf und erlebt eine karge und freudlose Jugend.
1827–1839	Besuch der Dorf- und Sonntagsschule in Stephansried. Schon als Schulkind arbeitet er täglich mehrere Stunden am Webstuhl und trägt zum Unterhalt der Familie bei. Später mutet er sich als Knecht, Maurer und Tagelöhner jahrelang schwerste körperliche Arbeit zu, um Geld zu sparen für das ersehnte Priesterstudium.
1842	An seinem 21. Geburtstag brennen in Stephansried 13 der 14 bestehenden Häuser nieder, auch sein Vaterhaus und damit alle seine Ersparnisse. Er hilft beim Wiederaufbau. Im Spätsommer kommt er zu Kaplan Merkle, Grönebach, der ihn auf das Studium vorbereitet. Den Lebensunterhalt verdient er als Knecht beim Ortsvorsteher Schmid.
1844	Mit 23 Jahren beginnt Kneipp das Gymnasium in Dillingen.
1845	Er erkrankt an Lungentuberkulose, an der er während der ganzen Gymnasialzeit leidet.
1848	ABITUR. Er beginnt in schlechter körperlicher Verfassung sein Theologiestudium in München.
1849–1851	Er ist todkrank. Die Ärzte geben ihn auf. In der Hofbibliothek findet er das Büchlein von J.S. Hahn «Von der Kraft und Wirkung des frischen Wassers». Mit letzter Hoffnung nimmt er zwei- bis dreimal wöchentlich in der winterlich kalten Donau kurze Tauchbäder. «Müde ging ich hinaus, neu aufgefrischt und gestärkt ging ich heim und gewann die Überzeugung, wenn es für mich ein Heilmittel gibt, so wird es das Wasser sein», sagte Sebastian Kneipp. Langsam besserte sich seine Gesundheit.
1852	PRIESTERWEIHE im Dom zu Augsburg und PRIMIZ in der Barockkirche in Ottobeuren, in der er getauft wurde. Seine erste Berufung bringt ihn als Kaplan nach Biberach.
1853	Kaplan und Pfarrvikar im Bauerndorf Boos bei Memmingen.
1854	Erste deutsche Industrieausstellung in München bringt die Cholera-Epidemie. 2000 Menschen sterben, auch sein Vater. Er behandelt erfolgreich die 42 Cholerakranken in Boos und erregt Aufsehen, erhält den Beinamen «Cholera-Kaplan». Erhalten ist eine erste handschriftliche Kurvorschrift.
1854	Dritter Stadtkaplan in der Kirche St. Georg in Augsburg.

1855 Versetzt in das Dominikanerinnenkloster Wörishofen als Beichtvater. Leitet die Landwirtschaft, schreibt dazu Fachbücher und das Bienenbüchlein, richtet im Kloster eine Kräuterapotheke ein und gründet im Nachbardorf eine Mädchenschule für Haus- und Landwirtschaft.
Der Ruf vom «Cholera-Kaplan» folgt ihm nach Wörishofen, viele Kranke suchen seinen Rat. Erfolge machen ihn weit über die Landesgrenze bekannt. Immer mehr Hilfesuchende kommen, auch berühmte Persönlichkeiten. Grosszügige Spenden fliessen in heute noch bestehende Stiftungen. Seine Erfolge schüren Neid. Überzeugte Ärzte widerlegen wissenschaftlich die Anzeigen gegen seine Heillehre.

1881 Kneipp wird Pfarrer in Wörishofen.

1884 Zusammenarbeit mit den Ärzten Dr. Bernhuber und Dr. Kleinschrod.

1886–1889 Er schreibt auf Drängen der Ärzte und Patienten die Bücher «Meine Wasserkur» und «So sollt ihr leben», die, in viele Sprachen übersetzt, Bucherfolge des Jahrhunderts werden.

1890 Gründung des Kneippvereins Wörishofen.

1891 Erste «Kneipp-Blätter» erscheinen.

1892 Verfasst «Ratgeber zur Kinderpflege». Beginn seiner Vortragsreisen durch ganz Europa. Sein Bittgesuch an den Prinzregenten Luitpold von Bayern, die Hydrotherapie an den Universitäten als Pflichtfach einzuführen, bleibt ohne Antwort. Zusammenarbeit mit Dr. Baumgarten und Prior Reile.

1893 Eröffnung des Kinderasyls, heute Kneipp-Kinderheilstätte. Mit dem Titel «Monsignore» ernennt Papst Leo XIII. Kneipp zum Päpstlichen Geheimkämmerer.

1894 Gründung des Kneipp-Ärztebundes, Kneipp ist Ehrenpräsident. Weltweit bestehen über 100 Kneipp-Kurhäuser. Kneipp behandelt in vier Privataudienzen Papst Leo XIII.

1895 Richtfest Kneippianum, Bauvollendung durch die Franziskanerinnen.

1896 Letzte Vortragsreise nach St.Gallen.

1897 Gründung des Internationalen Kneipp-Bundes (75 Vereine mit 10’000 Mitgliedern). Wörishofen wird zum Kneipp-Kurort mit ärztlich geleiteten Sanatorien.

1897 17. Juni, Todestag von Pfarrer Sebastian Kneipp. Er wird unter grosser Anteilnahme der Bevölkerung in Wörishofen beerdigt. Beileidsbezeugungen aus aller Welt.

Ich danke

Schwester Basilia, Peter Hugentobler und Claude Roggen für die Beratung in ihren Fachgebieten, Heidemarie Henschel für die sorgfältige Skriptkorrektur, Heiner Schmid für seinen Langmut im Gegenlesen, Grafiker Louis Jäger für die Illustration und Gestaltung und ebenso Direktor Armin Millhäusler vom «kneipp hof» für seine freundliche Unterstützung.

Resi Meier

Register von A–Z

Quellen, weiterführende Literatur:

Praktische Kneipp-Anwendungen, Schweizer Kneipp-Verband (R. Meier)

Monatliche Kneipp-Zeitschrift «Kneipp natürlich leben» Schweizer Kneipp-Verband

Liste von weiterführender Literatur über Sekretariat Schweizer Kneipp-Verband

Öffentliche Vorträge von Monsignore Sebastian Kneipp von 1894

Das grosse Kneippbuch von Monsignore Sebastian Kneipp, in dessen Auftrag herausgegeben von Bonifaz Reile

Bücherreihe von Dr. med. Ernst Schneider, Saatkorn-Verlag

Der kleine Doktor, Dr. A. Vogel

Für persönliche Notizen und Erfahrungen